本书受江苏省社会科学基金资助（项目编号18HQ024）、国家重点学科"中医医史文献"建设经费资助

黄帝内经

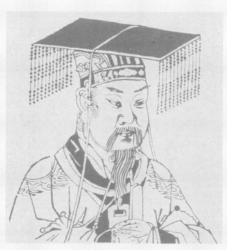

王进 / 著

《黄帝内经》
生命文化源流史论

中国社会科学出版社

图书在版编目（CIP）数据

《黄帝内经》生命文化源流史论／王进著．—北京：中国社会科学出版社，
2019. 12
ISBN 978 - 7 - 5203 - 4596 - 5

Ⅰ. ①黄…　Ⅱ. ①王…　Ⅲ. ①《内经》—文化研究　Ⅳ. ①R221. 09

中国版本图书馆 CIP 数据核字（2019）第 122357 号

出 版 人	赵剑英
责任编辑	赵　丽
责任校对	王秀珍
责任印制	王　超

出　　　版	中国社会科学出版社
社　　　址	北京鼓楼西大街甲 158 号
邮　　　编	100720
网　　　址	http://www.csspw.cn
发 行 部	010 - 84083685
门 市 部	010 - 84029450
经　　　销	新华书店及其他书店

印　　　刷	北京明恒达印务有限公司
装　　　订	廊坊市广阳区广增装订厂
版　　　次	2019 年 12 月第 1 版
印　　　次	2019 年 12 月第 1 次印刷

开　　　本	710×1000　1/16
印　　　张	19
字　　　数	296 千字
定　　　价	79. 00 元

目　　录

第一章 绪论

第一节 《黄帝内经》的成书源流与生命意涵

文化史与思想史上的溯源，旨在论辩中医文化的理论定位，明其脱胎于"巫"、"经验"，承先秦以来"天道"思想的伦理精神，杂糅乃至统合各地域理论养分，所开创"自然医学""辩证医学"的新医学气象。在进入《黄帝内经》论域所及的相关问题之前，本节拟先就一些考证问题作一番廓清，以求适然的态度来面对文本。

一 《黄帝内经》的书名

以《黄帝内经》为名一书最确切的出现时间在公元一世纪初，即《汉书·艺文志·方技略》载"《黄帝内经》十八卷"①。该书名可能由当时医学流派所传承，亦可能为向歆父子所命名。更早关于医经的记载当见于《史记》。《史记·扁鹊仓公列传》："长桑君……乃悉取其禁方书尽与扁鹊。"②

据《史记》对扁鹊年代的医书记载，悉以"禁方书"统称；既未见内、外经之别，医经亦未与"帝"名发生联系。到了仓公年代，医书的名目便有了较为清楚的条例。《史记·扁鹊仓公列传》："高后八年……庆有古先道，遗传黄帝、扁鹊之脉书，及五色诊病，知人生死，决嫌疑，定可治。及药论书甚精，……谒授其《脉书》《上下

---

① 班固：《汉书艺文志》，商务印书馆1955年版，第59页。
② 司马迁：《史记》，中州古籍出版社1996年版，第97页。

经》《五色诊》《奇咳术》《揆度》《阴阳外变》《药论》《石神》。"①

　　阳庆传仓公一批医书，该批医书中虽无《黄帝内经》一部，但已见医书使用"黄帝"来命名。事实上医书不仅与黄帝息息相关，甚至到后来在命名上还发展为"黄帝"独霸的局面。原本阳庆传仓公一批医书中有"黄帝、扁鹊的脉书"，医书在那时仍以黄帝、扁鹊之名而各有所托，到《汉书·艺文志·方技略》录医经家亦各托黄帝、扁鹊、白氏不等；今上述诸医书均已亡佚或不见史册，而独留《黄帝内经》一部。

　　医书会与"黄帝"出现关系，并以阴阳五行释物秩序论述医理，乃与两汉的特殊学术、政治环境有关。首先，汉初黄、老并称，窦太后、萧何、曹参、陆贾、贾谊等多崇奉黄老之学，于是有《淮南子·修务训》所言："世俗人多尊古而贱今，故为道者必托之于神农、黄帝而后能入说"②的风气出现。倘若《黄帝内经》在当时编纂成书，自不能不受其影响。再者，医书发展至《黄帝内经》，已大量使用阴阳五行学说。邹衍丰富和发展了阴阳五行思想，《史记·孟子荀卿列传》说邹衍："先序今以上至黄帝，学者所共述。"③邹衍于其学推崇黄帝，《黄帝内经》又大量使用阴阳五行学说论理，当然易于与"黄帝"有所关联。《黄帝内经》大致就在这样的学术背景下，或经官方的助力，由医学团体编汇当时所有的医书而来。

　　医学团体或学派自古即有，近人李伯聪提出"扁鹊学派是中国历史上第一个医学学派"④之论，认为扁鹊之名所以能横跨史册四五百年，盖以其所记载诸医者同为扁鹊学派之故，可资佐证。日本的山田庆儿教授亦提出"早期中国医学学派的存在"⑤，指出了首先兴起者为黄帝学派，继之为少师派，然后又有少俞派、岐伯派、伯高派超越了他们，终统归于黄帝学派名下。这与上述各有所托的医书多亡佚，

---

① 司马迁：《史记》，中州古籍出版社1996年版，第103页。
② 刘安：《淮南子》，中华书局2014年版，第134页。
③ 司马迁：《史记》，中州古籍出版社1996年版，第231页。
④ 李伯聪：《扁鹊和扁鹊学派研究》，陕西科学技术出版社1990年版，第57页。
⑤ ［日］山田庆儿：《古代东亚哲学与科技文化》，辽宁教育出版社1996年版，第6页。

最终仅剩《黄帝内经》的史实相符。实际上,《黄帝内经》所描述的以黄帝为中心的五师（岐伯、伯高、少师、少俞、鬼臾区）一徒（雷公）的成书结构亦是此说有力的佐证。黄帝与五师一徒的问对内容显示着某些差异,其中岐伯为诸理论之导师,擅于医理及内外各科;伯高精于解剖、生理、病理及各种食疗;少师论医理以阴阳学理论为核心,如以阴阳为准将人的体质分成"太阴之人、少阴之人、太阳之人、少阳之人、阴阳和平之人"五种,辨其同异,而与伯高用五行来划分二十五种不同人格的五行体系有别;少俞论医则富于精神、食物、病因病理等与个人先天禀赋互不关联的知识。以上四者兼能针灸,也能以药物进行治疗。鬼臾区只论天文地理,黄帝与雷公问对则无所不包。

我们可以作如下假设:《黄帝内经》的编汇者以记录黄帝与五师的问对方式来整理当时流行的各派之说,个别业师的言论即一派医理的论要,又假以黄帝教雷公来记录其与授业师之间的问答。整理《黄帝内经》的医学团体以这种方式来编纂此书,此医学团体有可能即是以仓公师徒为首的医学学派,并在王莽的支持鼓励下日益壮大。

史载王莽曾于元始四年:"网罗天下异能之士,至者前后千数,皆令说记廷中,将令正乖谬,壹异说云"①,又载:"莽便太医、尚方与巧屠共刳剥之,量度五脏,以竹筳导其脉,知所终始,云可以治病。"② 今本《灵枢·经水论》言:"其死可解剖而视之"③,及其所涉解剖知识的许多章节,也只有可能在这种环境下才产生得出来。王莽自称"黄帝之后","黄帝"之名、"黄帝学派"可能以此在医书的命名与内容的编纂上取得了绝对的优势,而有别于《汉书·艺文志·方技略》中医家各有所宗的局面。

综上所述,医书与"黄帝"出现关联,最后占主导地位,《黄帝内经》十八卷的成书原因大致如下:

汉初崇尚黄老,故有《淮南子·修务训》"世俗人多尊古而贱

---

① 司马光:《资治通鉴》,中华书局1956年版,第213页。
② 同上书,第215页。
③ 《黄帝内经灵枢译释》,南京中医学院译释,上海科学技术出版社1986年版,第21页。

今，故为道者必托之神农、黄帝而后能入说"① 的风气出现。医家继承以气、阴阳、五行释物秩序来演论医理，此与两汉尊崇黄老的政治因素、黄老学流行的学术因素有关。黄老本为道家所宗，阴阳五行思想因邹衍推本于"黄帝"，其名源自易学，而后随其学术观念进入医学论著的命名与理论核心。"黄帝"自秦汉以来始终被尊崇，王莽时自称其为"黄帝之后"，将《淮南子·修务训》中托言神农、黄帝立说的风气提到顶峰；王莽又对当时医书发展提供相当的助力，故托名"黄帝"的医经大书可乘势而出。

《黄帝内经》大概就是在这样一个学术文化背景与政权的推波助澜下由当时的医学团体（可能为"黄帝学派"）博采各家医经整理编汇而来。

二　《黄帝内经》与《素问》《灵枢》

《黄帝内经》包括《灵枢》《素问》两部的说法自西晋皇甫谧始，此种说法亦为王冰所宗，然此并非历代的共识，多有学者以为《黄帝内经》《素问》《灵枢》实为三书，《素问》九卷、《灵枢》九卷非即《汉书·艺文志》所录《黄帝内经》十八卷。如清代姚际恒《古今伪书考》即言："隋志始有《黄帝素问》九卷，唐王冰为之注。冰以汉志有《内经》十八卷，以为《素问》九卷、《灵枢》九卷当《内经》十八卷，实附会也。"②

近人吴考槃、范行准、廖育群亦持此观点，廖氏以为《汉书·艺文志》所载《黄帝内经》十八卷在篇幅上只能是今本《黄帝内经》一百六十二篇的九分之一，并推论今本《黄帝内经》中黄帝与五师一徒的问答，只有黄帝与其徒（雷公）的问对诸章最符合《汉书·艺文志》所载《黄帝内经》十八卷的题名。黄帝与雷公问对诸章中，论医理各方面无所不包，并自成一系；《素问》与《灵枢》只有这些篇章为黄帝讲述医理，由此最合于《汉书·艺文志》所载的题名；其余黄帝与五师的问对则为汇入《黄帝内经》各派医学理论

---

① 刘安：《淮南子》，中华书局2014年版，第87页。
② 姚际恒：《古今伪书考》，中华书局1985年版，第131页。

的遗迹。也就是说，今本《黄帝内经》极可能是在博采《汉书·艺文志》所录各种医经著作的基础上成书，所成书名分别为《灵枢》和《素问》。称此两部为《黄帝内经》只是皇甫谧的一种猜测，唐代王冰宗之，再由历代医家口笔传播至今。然而此种说法却未被历代书志所承认，历代正史书目中，《灵枢》（针经）与《素问》两书书名一直是被分开记载使用的。

　　《素问》一书的书名，最早见于张仲景《伤寒论·自序》："勤求古训，博采众方，撰用《素问》《九卷》《八十一难》《阴阳大论》《胎胪药论》并《平脉辨症》为《伤寒杂病论》十九卷。"①

　　此后一千七百多年便以《素问》《黄帝素问》等书名著录于历代书志，未有较大的变动。关于《素问》的书名含义，历代有多种说法。有以为"素问"即问"素"，托黄帝与岐伯（或五师一徒）讨论"质之始""五行之本"，如元代全元起、宋代林亿与高保衡、明代吴昆与张介宾等以为"素问"即"平素所讲问"，以其为笔记书性质故名。

　　《灵枢》一称，最早见于唐代王冰《黄帝内经素问·序》："班固《汉书·艺文志》曰：'《黄帝内经》十八卷。'"②《素问》即其经之九卷也，兼《灵枢》九卷，乃其数焉。王冰所谓《灵枢》九卷，实即张仲景所谓的《九卷》、皇甫谧所称的《针经》。按《灵枢》与《素问》内容中一再提及《针经》，可见在此书成书之前该有一部称为《针经》的著作，共为《素问》与《灵枢》成书的雏形。《灵枢》有可能便是在此书的基础上扩充而成。《后汉书》载《针经》出于涪翁："初，有父老不知何出，常渔钓于涪水，因号涪翁。乞食人间，见有疾者，时下针石，辄应时而效。乃著《针经》《脉诊法》传于世。弟子程高，寻求积年，翁乃授之。高亦隐迹不士，玉（郭玉）少事高，学方诊六微之技，阴阳隐测之术，和帝时为太医丞。"③

---

① 张仲景：《伤寒论》，中国医药科技出版社 2016 年版，第 42 页。
② 王冰：《黄帝内经素问》，广西科学技术出版社 2016 年版，第 75 页。
③ 范晔：《后汉书》，中华书局 1965 年版，第 81 页。

《灵枢》出于《针经》，或为《针经》别本，且两者有实质上或篇章上的差别。据《中兴馆阁书目》云："《黄帝灵枢》九卷，黄帝、岐伯、雷公、少俞、伯高问答之语，隋杨上善序，凡八十一篇。《针经》九卷，大抵同，亦八十一篇。《针经》以《九针十二原》为首，《灵枢》以《精气》为首，又间有详略。王冰以《针经》为《灵枢》，故席延赏云。《灵枢》之名，实最后出。"① 到北宋初年，高保衡、林亿等校正医书时，《针经》已佚，而只存有《灵枢》；实则《灵枢》本身也残破不全。迨宋哲宗元祐八年，高丽进献的一批医书中，有一部以《九针十二原》为首的《针经》，今本《灵枢》亦以《九针十二原》为首，正是当初高丽所献的《针经》。北宋初年的《灵枢》残本已佚。

关于《灵枢》的书名内涵，马莳解释曰："谓之曰《灵枢》者，正以枢为门厂阖辟所系，而灵乃至圣至玄之称。"② 张介宾以之为"神灵之枢要，是谓灵枢"③。或以为《灵枢》之名为王冰根据《隋书·经籍志》中的《九灵》，并与道家"玉枢""神枢"诸观念联系命名而来。

三 《黄帝内经》的成书年代的问题

今本《灵枢》是宋哲宗元祐八年高丽所献以《九针十二原》为首的《针经》，经史崧由九卷改编为二十四卷，改题为《灵枢》复刻。目前所能看到最早的《素问》是题为"启玄子注"的王冰注本。该本《素问》八十一篇已佚《刺法论七十二》《本病论七十三》两篇，存七十九篇；后又有此两篇的遗篇问世，虽托为王冰注，但后世多以其词理浅薄鄙陋而不取。此外《天元纪》《五运行》《六微旨》《气交变》《五常政》《六元正纪》《至真要》七篇大论于篇幅和内容行文与该书其他各篇明显不相称并自成一系，历代皆以其为王冰所补入。

① 陈骙：《中兴馆阁书目辑考》，北平图书馆 1933 年版，第 5 页。
② 马莳：《黄帝内经素问注证发微》，田代华校，人民卫生出版社 1998 年版，第 71 页。
③ 张介宾：《景岳全书》，中国中医药出版社 1994 年版，第 262 页。

成书年代的考证问题困难重重。《灵枢》与《素问》既为汉以前所有医经的总结，那么各篇章与论点便会有其各不相同的学术背景与归属年代。从文本传世的情况观之，《素问》至王冰时佚、补的状况已是如此，即使从较无争议的七十二篇来看，内容上不一致或重复的地方亦颇多见；可知该书诸篇不仅非一时之作，连编汇整理亦非成于一人之手。再者，典籍整理者在整理医经的过程中对原始资料进行有意识的段落重组、删削、改字、增字与别撰，都增加了我们对《黄帝内经》成书年代了解的困难度。

尽管《黄帝内经》成书年代问题于考证上困难重重，学者们仍试图从不同角度理出各篇成书的年代。如近人刘长林研究通过历代官职考定某些篇章的年代，傅维康、吴鸿洲等亦据《文选》引晋代傅玄的说法："魏司空陈群始立九品之制、置中正，评人才之高下，辈目，州置州官，而总其义。"① 而以《素问·灵兰秘典论》中所举"相傅之官""州都之官"为由，判应出于曹魏至隋代之间。龙伯坚亦分别以《素问》中文体、历法、阴阳、五行、治则等不同方向，分《素问》诸篇年代为前期、后期、个别后代的著作三部分。

前期著作：上不早于扁鹊，下不晚于仓公，时约公元前五世纪至前二世纪。包括除了"运气七篇"和《六节脏象论》第一段及个别后代作品外，皆属前期作品；这是根据《史记·扁鹊仓公列传》中所载病理、诊疗法则相对照比较，其中又分具阴阳五行调和色彩者与不具阴阳五行色彩者，以阴阳五行学说参揉的运用程度判断应出于邹衍年代左右。

后期著作：约公元二世纪。此时期的作品包括"运气七篇"和《六节脏象论》第一段。龙氏以其篇幅和内容与其他篇章明显相称、自成一系；再依时书《易纬·蛹卦验》《神农本草经》《史记·历书·历术甲子篇》及《淮南子》中所使用纪年方式的异同判定。

个别后代著作：列举《金匮真言论》《灵兰秘典论》《玉版论要》《玉机真藏论》四篇，其论要与傅、吴之说略同，并判此些篇章为公元三世纪以后的作品。

---

① 傅玄：《傅子评注》，天津古籍出版社 2010 年版，第 138 页。

考证等相关问题当然重要，有助于我们对文本中诸概念的明晰掌握。类似龙伯坚、傅维康、吴鸿洲先生等以各种不同角度去考证、推敲《黄帝内经》诸篇成书年代者，历代不可谓不多；这些研究成果的确也让我们在阅读《黄帝内经》时有更多历史的视域与文化脉络的方向感，并为厘清《黄帝内经》中偶有的理论杂陈现象提供进一步的线索。然从《黄帝内经》文本中所显现出来的资料缪杂不一，我们或可理解为"成书年代的统一性""医学理论的一贯性""触通性"等，并不是《黄帝内经》编撰者一开始即刻意去保存的。我们除了用缜密的小学工夫作为进入《黄帝内经》前的窥探外，更需要了解的是医家，其理论撰作的始点都是站在临床的经验及需求上，以身体为中心，借鉴诸文化或当时的科学语言，将整个自然观、身体观与可操作的医疗技法理论组构起来。

医学派别于《黄帝内经》行文中的遗迹、历史名词的杂然共存，正显示了《黄帝内经》编汇之初的目的，乃在兼容并蓄医学相关的各种论说。那么除了在概念转化与文字上考证诸先后外，我们似有另一种不错的立场更能掌握《黄帝内经》这一文本的编汇立意。亦可以"档案"的态度来看《黄帝内经》：如果我们能从"专书"的成见走出，将《内经》视为存放中国古代医疗技术、身体认识、身体与自然互动关系的"档案"，所谓《黄帝内经》《素问》《灵枢》云云，不过是此"档案"的总目或分类的标题。后世整理者自可对"档案资料"加以选析，分章命篇；而医者亦可从"档案"中择取临床辨证论治所需的知识。从思想研究者的立场而言，我们亦可以对"档案"进行主题式的阅读，以重新抽绎出相关的思想内容，重塑崭新的理论结构。

历史上进行上述"主题式的阅读""重新抽绎出相关的思想内容，重塑崭新的理论结构"的尝试并成功者，如张介宾的《类经》《类经图翼》。张氏认为《黄帝内经》"经文奥衍，研阅诚难"，本着"发隐就明，转难为易"之意，"尽易旧制，颠倒一番，从类分门，然后附意阐发"。张氏也曾推究《黄帝内经》成书的根源，能在应有的考证工夫之后跳出既有的成见，以独到的方法意识重构《黄帝内经》，终成其医学上的伟业。这个态度也是今辈在览观诸子的相关考证之后，觉得较为适切解决我们接下来的工作所需。

第二节　从身体观到生命观——生命文化的历史溯源

医源于巫。从文化史、思想史的角度来考察，医学从巫术医学进化到自然医学的过程，其实可以与思想史上充满神秘色彩的"上帝""天"等"至上神"观念，过渡到"天道""自然观"等思想相对照来看。

"至上神"的观念应系原始自然崇拜信仰内涵的演化。原始的信仰应属一种地域性且自发性的自然崇拜，此系出于原始人对自然神秘力量的种种感受，类比于自身人格特质的认识所生之"万物有灵"的自然观，由此观念发展出自然崇拜的信仰内涵。各地域的自然崇拜因不同的风土、民情而有不同的日、月、星、辰、山、水、雷、风等，部落间各种矛盾冲突与漫长岁月的磨合之后渐理出一个类比于人间统治秩序的最高权威，统管所有山河大地诸神、支配形形色色的自然现象，此即所云的"至上神"。

"至上神"的信仰由来已久，可推溯至五帝以前；殷人称其为"帝"，后称"上帝"，殷周之际又称为"天"。这个"帝"或"上帝"又为殷民族的宗祖神，是主宰一切之神，其能力除表现在政权的授受外，还特别表现在一切人力所不及诸事。除"至上神"的信仰之外，殷人又信鬼神，每事卜，尽皆取决于咒神。从出土的文物中我们发现，殷人保留了大量鬼神意志的记载，却在卜辞与史料之中鲜少述及理性思辨与人伦道德意识判准的决断。

周人少言"帝"而多言"天"，不以"帝"为"宗祖神"，而以"天"为"主宰神"。代殷之后，为符应新王朝缔生的合理性，对"至上神"的信仰内涵作了一番改造，尝试对天命的内涵与政权的转移作一番解释。《诗经·大雅·文王》曰："文王在上，于昭于天。周虽旧邦，其命维新。有周不显，帝命不时。文王陟降，在帝左右。殷之未丧师，克配上帝。宜鉴于殷，骏命不移。"[1]《尚书·康诰》亦

---

[1]　陈小辉：《诗经译注》，商务印书馆 2015 年版，第 52 页。

曰："惟乃丕显考文王，克明德慎罚，不敢侮鳏寡，庸庸、祇祇、威威、显民，用肇造我区夏，越我一二邦，以修我西土。……天乃大命文王，殪戎殷，诞受厥命。"①"德"的提出是周人对殷人"天帝"信仰的改造。天命归于"文王"，系乎文王之"德"；"德"成为先王符合天帝形象的理由，也是受命于天的理由。在政权的得失上周人虽然仍以天命为出发，但其强调尽人事、尚德的内涵已大不同于殷朝。《礼记·表记》云："殷人尊神，率民以事神，先鬼而后礼。周人尊礼尚施，事鬼敬神而远之，近人而忠焉。"②

从殷周鬼神的态度可以看出人文精神的渐渐萌发。殷人把鬼神、上帝看作以血缘或姻亲关系的必然性统治着人们的神秘威力，这种鬼神观一方面反映殷人处于素朴、蒙昧状态下的信仰内涵，反过来压抑殷人的理性，使得他们放弃许多人事上的自主活动及反省，周人则不然。周人把鬼神想象成维护人间秩序的政治和道德的立法者，只要能运用理性、德性来处理好人事，政治上务求敬德保民，如此便是服膺、顺遂了鬼神的意志。

周人开创了一条能以人的理性及实践为出发点的理路，遂展开此变革之前从未尝试关于一切经验的讨论，来寻求"天命""天道"的合理解释与正当性。武王时箕子便以"洪范九畴"论说天道内涵：其中第一、四、八项均属对自然现象及规律的总结，第二、六、九项乃从社会、人事伦理角度论人道之应然，第三、五、七项是谈论政治统治制度及管理方式；此时的天道内涵可说已是整体的自然、政治、社会之道了。其后尚有伯阳父以阴阳之气论天地之序；范蠡以阴阳论天体运行与时序变化的纲常。使得理性积极进入自身与生存境遇、终极关怀的认识中，人们对自身能力所能知与未知对象的态度上逐渐出现了一个分水岭。《左传·桓公十一年》斗廉曰："卜以决疑，不疑何卜？"③

从人面对自己的无知而疑惑，从诉诸神秘信仰到逐渐建构出一套天

① 马将伟：《尚书译注》，商务印书馆 2015 年版，第 91 页。
② 朱元弼：《礼记通注》，中华书局 1985 年版，第 103 页。
③ 杨华：《左传译注》，商务印书馆 2015 年版，第 179 页。

人分际的理论来解决问题；这个由蒙昧至理性的认识世界的过程，我们也可以类比作从殷商，甚至更早以来的巫术神秘世界的解构过程。

从医学文化史来考察，有关医疗的知识和资源在古代也是由巫师们掌管的。由于所知有限，巫医们对病源、病机的了解起初必然是掺杂着相当程度的神秘色彩，并由实践经验的累积而朝一定的方向进步。巫术医学在其尚未进入"自然医学"之前的有关医药或医疗方法的内涵是常被忽略的。如《素问·移精变气论》云："黄帝问曰：余闻古之治病，惟其移精变气，可祝由而已。"①"移精变气"谓转移病人的情志以达到自然治愈的效果。事实上，除此祝祷的方式之外，通过长期的经验累积，巫医们也渐能采用一些现代看起来实质有效的方式。如甲骨文中便记载了许多砭石、砭针、按摩、火熨、汤药、酒等单一或复合的治疗；《山海经》中明确述及有关健康或疾病的动植物达一百余种，近代出土的马王堆十四种医书中，如《五十二病方》《养生方》《杂疗方》和《胎产书》等也详述了种类多样的天然药物剂、食疗剂、药末剂、丸剂、水剂、酒剂。同时出土的其他几种医书亦多有医疗、养生、房中术等经验的提出，其中两本脉灸经中对经络的描绘也已稍具后世中医经络理论的雏形。凡此证明，巫医们对经验的吸收和整理渐朝着一套实质有效的方式进展。

然而经验累积愈多，对巫术神秘性的破坏就愈大，最后甚至"涨破"整个巫术体系。史上公推的首位名医"扁鹊"于此深具代表性。史载扁鹊从师长桑君，长桑君本身就是个巫医。《史记》中对长桑君仍保留了相当的神秘色彩，扁鹊从之学习，既受巫术熏陶，亦学得医术；唯其学成后尽舍医术中巫术成分，治病论理不涉神秘。扁氏在其"六不治"的原则中明白提出"信巫不信医，不治"的原则，标示着巫医渐为自然医学工作者所取代。值得注意的是，扁鹊所处的时代，医学从巫术神秘色彩的弥漫转向自然文化医学理论的建构，在文化史上被视为从自然哲学范畴的"天道"或"道"概念，转入形而上抽象概念的老子年代。自然文化医学理论的建构和跃进随着天道哲学的发展而深化，接踵而来的气论、阴阳学、五行说更被医经家引入来建

---

① 王冰：《黄帝内经素问》，广西科学技术出版社 2016 年版，第 31 页。

构医学理论。

医学的进化与人类理性发展的成果是分不开的，除了上述"医源于巫"的历史进化脉络关联之外，我们尚可从"医易同源"的学理角度去印证。中医传统有俗语曰："不知《易》，便不足以言太医。"明代医家张景岳亦云："阴阳虽备于《内经》，变化莫大乎《周易》。"① 从"易学"所欲传达的理趣来说，《庄子·天下》云："《易》以道阴阳。"②《素问·阴阳应象大论》亦云："阴阳者，天地之道也，万物之纲纪，变化之父母，生杀之本始，神明之府。"③ "医易同源"不仅表示中医理论与易理共同滥觞于"巫"，更在强调两者理论内涵的某种同质性。举凡中医阴阳五行学说、脏象学说、气化学说、运气学说、中医病机学等无不与周易阴阳辨证的理论思维息息相关，以此为理论根基的中医学更在历代医家辨证论治的理论与实践中丰富其摄生、医疗的内涵。

当然中医学的理论源头相当广泛，不论是天道哲学的伦理精神，或是汲泉于易学中阴阳辨证的理论养分，或更多来自地域性的学理、实践性的经验总结，皆是中医学脱胎于巫术医学的神秘色彩之后，以理性精神进行学理整合与效验要求的考验。此学系医家以临床经验为材料，立足于哲学思维的不断深化，以为建构医学理论的跳板；并以其特殊的"身体"关怀为基调所发展出一套有别于"心学"传统，而以"身体"为核心课题的天人之学。我们在此研究《黄帝内经》，就是站在对中医学的这种认知之上，意欲对此中或现存最早的经典医学典籍作哲学性的解读，并进行适切的学术反思。

第三节　秦汉之际黄老学风的文化绵展

本节拟从地域文化的发展与秦汉之际黄老学风的兴起作一简约的梳理，以期在进入气论哲学释物秩序之前掌握其当时的学术动向，了

① 张介宾：《景岳全书》，中国中医药出版社 1994 年版，第 169 页。
② 陈鼓应：《庄子今注今译》，商务印书馆 2016 年版，第 75 页。
③ 马莳：《黄帝内经素问注证发微》，田代华校，人民卫生出版社 1998 年版，第204 页。

解气化宇宙论思想汇聚前学术交流的梗概。

　　大凡人类活动因地域的阻绝而各有其不同的自然环境、生存条件甚至人文关怀，也因各个地域条件及其所衍生的生存需求不同而产生各自差异的民风与精神内涵的学术特色。如太公封于齐、伯禽封于鲁，因不同之生存条件与民风、太公与伯禽不同之治国理念，因而产生齐地重工商渔盐之利、鲁域重礼乐文治之功的差别；由是而有各自的地域特色、人文环境。盖学术发展的地域性自古已有，任继愈主编的《中国哲学发展史·先秦卷》中"依各地域受周礼约束程度不一、地理环境之殊异及远古文化的传承等因素"[①]。"邹鲁文化"对周之古制持肯定与维护的态度，故保有丰富的西周文物典籍与礼制；"葡楚文化"离中原较远，保有较多独特的风格，且对中原文化持批判态度，对自然事物则感受丰富、歌颂备至；"三晋文化"区处四战之地，受形势之迫，常权衡国际间交往之利害、变法强以求生存；"燕齐文化"则周礼传承不如邹鲁深、军功贵族亦不如三晋强，主张礼法并治，稷下学宫之后道家势力较大，另好神仙方术之说亦为其特色。蒙文通亦将古代地域文化三分，以"江汉""海岱""河洛"三系为源流，而形成"齐鲁""三晋"和"荆楚"三个文化区。此外，尚有劳思光依文化传统分地域为南北，谢松龄依地域环境、文化、学术特点将地域分"内陆文化"与"滨海—边区文化"。依谢氏的意见，代表"内陆文化"的，即以上述"人文意义"为核心的"周文"；代表"滨海—边区文化"的，即以"气""阴阳""五行"为主，诠释宇宙人生及其关系的"怪迂之论"。

　　代表"内陆文化区"的周文，其地域文化之特色，一言以蔽之，即"崇德务实，注重人事"。《尚书·康诰》曰："别求闻由古先哲王，用康保民，弘于天若。德裕乃身，不废在王命。"[②] 对周人而言，德的出发在"保享于民"，归宿则在"受天之命"。天命可以通过"保民"之德以自度，周文的建构实为一种文化体系。平王东迁之后，周文为鲁所承。《左传·昭公二年》记韩宣子语曰："周礼尽在

---

① 任继愈：《中国哲学发展史·先秦卷》，人民出版社 1998 年版，第 251 页。
② 马将伟：《尚书译注》，商务印书馆 2015 年版，第 158 页。

鲁矣，吾乃今知周公之德与周之所以王也。"① 出生鲁地的孔子，对"周礼"执意追随，《论语·八佾》谓："周监于二代，郁郁乎文哉，吾从周"②，所表现出来的"崇德务实，注重人事"的精神与周文几乎相一致。这种精神特别表现在"未能事人，焉能事鬼""不知生，焉知死""子不语：怪、力、乱、神"等对"超人事问题"探讨持保留或否定的态度上。或也因为如此，孔子及其"七十弟子"在《论语》中皆未有言及阴阳五行诸论者。

滨海—边区文化包括滨海的"齐文化区"及地处中原边陲的"楚文化区"。以地域特色及历史、文化、民族性格等观之，齐、楚的确更具有发展出在内涵上异于"内陆文化"的优越条件。就齐而言，齐处海滨丘陵地带，与内陆腹地相比，拥有更多彩多姿、瞬息万变的气象，且"通工商之业，便渔盐之利"，自太公以来向来国富兵强，又素有尊贤养士之风。是以战或以降，便发展成"海滨—边区文化"的商业、学术等中心，而为各地域文化所汇聚交流的重镇。就楚而言，楚境有崇山峻岭、平陆莽原、江湖纵谷，且"山中多漆""泽中多鹿""水中多珠"，又富金盐矿、渔米、丝麻……环境极其优越；在军政上长期与周王朝为主的中原处于敌对状态，文化上受"周文"影响最少，在思想内容上，任继愈说："偏重于探讨世界万物的构成、起源，人与自然的关系，人在自然界中的地位，对自然事物歌颂备至。"③ 是以在这个环境与传统上，楚人的艺术与文学，每每最充满令人惊异的想象空间与成就，也无怪乎被"内陆文化"的继承者言为"怪迂之论"了。

"海滨—边区文化"与"内陆文化"两者的民族性和世界观皆大异其趣，在精神指向上，前者既注重人间事物，也关心宇宙万物、探究"自然"的奥秘。对"天"的观念，包含了宇宙、自然、历史、人生；"天命"的表征是气象、物象等的符应。后者注重人间事务，以"崇德务实""保享于民"为其文化精神内涵；"天"表征着体验中的历史意志与社会命运；"天命"的表征是德行、民心等事。在历史观上，前者认为历史的底蕴是"五德终始"，所谓"五德转移，治各有宜，而符应若兹"；历史的运动有其自身的规律，不以人的意志为转移，而限定在"五德终始"的气运之中。后者则认为历史的底蕴是"皇天上帝，改阙元子"，强调人可以用德来"自度"天命，以自身努力的"德"来配天。在政治观上，前者任"法"崇"力"；后者尚"礼"崇"德"。在人生观方面，前者养身、经世并重；后者以齐家、治国、平天下为人生第一要务。前者有大九洲、大瀛海之说；后者则有"登东山而小鲁，登泰山而小天下"之说。两相比较之下，可以得出如下结论：春秋战国以前，气、阴阳、五行诸说必源自非周文化区，而流行于"海滨—边区"文化区；至少可以断定，"海滨—边区文化"将在上述两种文化区相遇时，提供更多关于气论、阴阳、五行等相关内涵。

周人代殷之后，以制礼作乐、分封诸侯等建立了一个以"人伦意义"为核心的人文制度，放诸四海，各诸侯国莫敢不从，周王朝以此间接促动了各地域文化的流行。到王室衰微，"周礼"不足以约束诸侯国间的利害关系与和平的维系，诸侯国便起而作全方面的竞赛，以求富国强兵；平王东迁之后，景况尤甚。诸侯国间的竞赛促使各地域间的交流频繁，世局亦因国与国间的兵戎相见而瞬息万变，各地诸侯为求竞争优势而"用人唯才"，知识分子遂以各地域之特色作出因时应局的思考。以此，富地域特色的学术文化才流行开来。而实际上，由时代脚步的催促，地域文化随着征战、工商与学术间的交流，纷纷在各地域相碰撞，应运迸出的第一道学术火花，便是所谓的"黄老学"。

《史记·老庄申韩列传》云："申子之学，本于黄老而主刑名"，说韩非"喜刑名法术之学，而其归本于黄老"[1]。《孟子·荀卿列传》"慎到，赵人。田骈、接子，齐人。环渊，楚人，皆学黄老道德之术。"[2] 由此可以说明"黄老"作为一个学术派别或风潮，在战国中期便已产生，并经由田骈、接子、环渊、慎到、韩非、申子、范蠡等

---

[1] 司马迁：《史记》，中州古籍出版社1996年版，第204页。
[2] 杨伯峻：《孟子译注》，中华书局2015年版，第79页。

中间人物的转承，传播盛行于秦汉之间。《史记·太史公自序·论六家要旨》中所称的"道家"，指的就是这个学派："道家，使人精神专一，动合无形，赡足万物。其为术也，因阴阳之大顺，采儒、墨之善，撮名、法之要，与时迁移，应物变化，立俗施事，无所不宜。道家，无为，又无不为。其实易行，其辞难知。其术以虚无为本，以因循为用。无成势，无常形，故能究万物之情；不为物先，不为物后，故能为万物主。"①

太史公所谓"道家"，指的就是"黄老学"。"黄老学"的内涵，据近人的研究，指的是战国中期以来，在立说上托黄帝、宗老子。这是应时代之需，由各地域、学派在各处相遭遇、讨论，渐趋接近得来的结果，而不是由任何一家，或某一派道家杂取各家学说而后形成的。

从战国的黄老学来看，有两个发源地，即上述"海滨—边区文化区"的两个重心：齐、楚。楚国黄老学，以《黄老帛书》开其端，庄子后学中的《天道》诸篇承其续，《鹖冠子》等扬其波，而形成南方黄老的系统。齐国黄老学统摄了田骈、接子为代表的道之"一术派"，慎到和《管子·法法》诸篇的"道法派"以及《管子·内业》等四篇的道之"整合派"，形成了北方黄老学系统。丁原明总结"黄老学"有如下共同的特点：一是以"道论"为出发，即"气化论"或"规律论"为学说的根本；二是"虚无为本，因循为用"的实用特性，通过无为、无欲、虚静、简约的工夫，达到国家治理、长寿养生等目的；三是在对待百家之学上"因阴阳之大顺，采儒、墨之善，撮名、法之要"，围绕着"道"的氛围解决诸难。

除以上相同点之外，南、北黄老学在风格上又稍有差异。南方黄老学的"道论"较倾向于"道"的规律发掘，以玄思为尚；北方黄老学的"道论"则偏重于"道"的实体建构，将"道"诠释为"精气"并以现实性、实用性为尚。如成书于西汉的《春秋繁露》和《淮南子》两部著作，分别代表着"儒"与"道"的两大传统与集成，从风格来看，虽然同是黄老学说的产物，但南北仍表现出相当的不同。《春秋繁露》显然是北方黄老的作品，《淮南子》显然是南方

---

① 司马迁：《史记》，中州古籍出版社1996年版，第438页。

之作。从其所涉猎者观之，广大悉备，而都是杂家；其学术风格所抱持的仍是同一个"虚无为本，因循为用"的"黄老学"传统，在释物的基本秩序上也是道（气）—阴阳—五行—万物。

"黄老学"的发展，经"稷下学宫"的整理发酵，到《吕氏春秋》，乃至《春秋繁露》和《淮南子》等集成已至顶峰。至西汉中期，儒学独尊，"黄老学"为主的学风也渐退出政治舞台，转入民间活动，并产生了相当广泛的影响。这一理论性格与释物体系，几乎成了全社会的普遍信仰，且主宰着西汉以后古代中国的形而上学发展方向。约作于同时期的《黄帝内经》亦以此通天人，《素问·五常政大论》曰："气始而生化，气散而有形，气布而蕃育，气终而象变，其致一也。"① 万物生化之根本在"气"，纲纪则在"五运""阴阳"，实则言五行系统与阴阳学。其所使用的语言及世界观，明显是"黄老学"一系的产物，在风格上偏向南方黄老的传统。《黄帝内经》的特别之处，在其掌握的物质材料为人的身体，将气、阴阳、五行之理放在以人为中心的问题上，并以中国古代特有的天人整体观，形构出一幅天人一体、相类相参的网络。

第四节　固本与筑梦——《黄帝内经》的医史观新论

一　问题意识

《黄帝内经》的医学史观可涵述中医经典文献延展的轴心轨迹，亦是中医发展历程中的关键基石。《黄帝内经》兼备多重特性且互为结构，是"神、心、体、技、觉"合一的学问，探索《黄帝内经》过程中无法忽视觉知与验证同时存在的事实，若枉然将文献的理论与历史一分为二，则会造成理解与实践上的障碍。本节以医者视角探讨《黄帝内经》"固本筑梦"现象于文化之外的实存价值，并探求现代中医的传承与教育可否脱离经典文献而被"现代化"教材所取代，

---

① 山东中医学院、河北医学院：《黄帝内经素问校释》，人民卫生出版社 1995 年版，第 429 页。

"固本与筑梦"的论述背后其实涵摄有医界内部高标准的规范与专业上的自我期许,"现代化"教材的人为框架更无法完全取代经典文献涵盖的广泛内容,唯有"厘清整合"的固本之基才是"实践创新"的筑梦之源。

医学基于人类的需求而诞生,为的是减轻或治愈人们的身心疾病。在时间与朝代的更迭中,无论是东方或西方、现在或过去,医学工作者都在学理与临床的涤荡潮流中试图找出更多的医学真理。因此在医学的教育、研究与实践中,"回溯"与"创新"一直以来就是无法分割的议题,而"医学史"这一环恰足以提供最佳的联结范例。在医师的培育过程中,有关"医学史"内容与相关文本的教研任务,正是为了提供必要的知识与思考训练,若一位医师对其专长的医学知识来源与沿革毫无所悉,就难以把握医学的当下动态和前沿趋势。

《黄帝内经》的特色在于本身具备了多重特性:既有历史时代意义与社会文化背景为基础,也蕴含着时人与医家的见解思维,同时更备载技术工具与临床应用准则。但对研究中医学的史学家来说,其关注重点往往不是医学理论与临床操练的技术,而是致力研析人物、事件、思维间的曲折转变。医师面对相同文献,在"纯医学"与"非医学"内容间的取舍与判读,显然会与史家有明显不同的特性。因此,中医医师在阅读众多医经医史已然呈现的内容时便会产生如下问题:《黄帝内经》所呈现的历史流变与文化沿革以何种眼界判读;阅读医史学家的研究成果该如何辨析与应用;医经医史的记录与相关研究只是展示道统谱系的建立联结还是隐性显现先人对生命与医学知识的特定规范与习作门槛。

上述问题牵涉面向甚广,故需医家与史家共同合作加以论证。"医史互证是基于医学史对医学发展过程和史学对人类社会延续活动的研究,辅以科技史、文化学等多种途径彼此融合、互相证实,形成一种贯穿古今的医史学研究方法。"① 笔者在文中仅通过两个议题加以讨论,尝试以医家的角度解析经史内容,借以重新看待史家的研究

---

① 杨奕望、陈丽云、吴鸿洲:《医史互证的研究思路与方法》,《中华中医药杂志》2014 年第 2 期。

成果。其一，针对经典文献的名实经常依托"圣人"之名而立的现象，究竟是如诸多史家认为其乃为了"建立学术谱系""强化内容传承力"与"区隔经典与其他文本"，还是另有医学上的专门意义？其二，以医学的临床实用特性而言，有关中医学的传承与教育是否可能脱离经典文本而以某种"现代化"的方式完全取代？

这是本节的问题意识，其中心思想是对"中医学教学研究、临床诊治与医经医史实有密不可分的关系"一事作出解析，同时也呈现医家"具备临床实践性"的科学史观。《黄帝内经》对医师的要求并非只是成为拥有医学知识或有能力诊断治疗的技术人员，这是一门"神、心、体、技、觉"合一的学问。在探讨中医文献中的医经医史时，不可忽略"厘清与整合"是"实践与创新"的基础，"历史"与"纯医学"始终紧密相连。

二 "固本与筑梦"的意义追寻

故事是记录历史的方式之一，传说则是其中最精彩而令人充满想象的部分。中国历代有医家无数，其中负有盛名而载于正史者仅一百余人，目前时代最早并最为人熟悉的应是《史记》当中的《扁鹊仓公列传》。众所周知，扁鹊与仓公能够成为史上名医的故事背景大体类似，皆因明师长期观察确认其品格后才授予"禁方"尔后得以成为大医，这是中医学传承的重要特色之一。而《黄帝内经》《秦越人八十一难经》《神农本草经》《华佗中藏经》《伤寒杂病论》《针灸甲乙经》等经典文本，不仅多以古圣人为书名，书中也随处可见通过诸圣贤人之间的问答而阐明要旨，类似的问答形式直至20世纪初叶仍可见于中医文本。针对上述《黄帝内经》在发展期间的特殊现象，可见古代医学通过授书仪式传授知识，书籍具有建立师徒关系、区别我群与他群的功能。古代医书的神圣性源自依托，依托意味着医家自身的历史知识，它既可用以追溯其技术的世系与亲源，同时也可用来形塑学术的传统。

若以《黄帝内经》具备多重功能的特性而言，它就不能只以医学史的角度考量并全然作出以医史为轴的推论。或许医家关注的面向偏好于医家见解、医学理论与技术工具，但这是诠释医经医史的另一种重要眼界。对医家来说，要能将历史文献的意义在临床上彻底发挥，了解文献的历史本源与文字背后的意义是两大不可或缺的转换桥梁，因为以临床为立基点，在分析文本时反而更能得出接近生命真相的结论。若能将医家与史家既独立又重叠的多面向观点合体审视，中医学的发展过程与核心特质便能逐一展现，古人著述的美意才可能得到诠释。研究医学史得以追索推论往昔并厘清未知，但借由医学的临床操练则在某个程度上更可能让"想象中的历史"重新再现。

欲从医家眼界探讨"固本与筑梦"现象背后的意义与想法，《素问·上古天真论》是个理想的范例。该篇内容阐述了如下重点："黄帝一词代表的上古完人，其生、弱、幼、长、成的成长阶段皆有异于常人的良好特质；上古之人与今时之人因饮食生活作息不同而产生差异甚大的生命现象变化；上古圣人遗留合于道的全德身心养护之法，能使人度百岁而动作不衰；描述了男女两性从发育到衰老的自然生理过程；阐释了真人、至人、圣人、贤人不同层次的生活方式与身心境界。"① 对于上述内容，医家的理解与史家截然不同。首先，古代医家的临床诊治过程并无如同现代医学可供使用的仪器与数据，从诊断到治疗，医师在整个医疗过程中唯一能依赖的就是自己。在医师一人扮演咨询者、检验者、判断者与治疗者等多重角色时，最重要的自我要求便是"高水准"的内在一致性。以医者的立场而言，无论面对任何病患，其专业表现的水准应该要稳定一致，具备高度的准确性与再现性，犹如随时完成校正归零的精密仪器。因此，《上古天真论》描述了黄帝的人格特质与上古之人的身心状态，正是揭示了要能成为医者必先具备"形与神俱"的基本条件，即应该重视日常生活作息及饮食起居的规律，并按天地四时的规律生活，"正其身心、凝神守一"才能提升自身的身心位阶。这种要求医者在精神与肉体层面皆须稳定与专注的思维贯穿了从诊断到治疗的整体过程，成为中医学独特的核心思维。

至于男女"天数"的提出，则隐含"知常达变"之意，古人以

---

① 山东中医学院、河北医学院：《黄帝内经素问校释》，人民卫生出版社 1995 年版，第 147 页。

常为"经"，亦名为"典要"，也即常规，而变是"权"，所以区分轻重。医家在研究病理之前，必先熟稔生理，方能有所本源依归，"知常达变，诊之要也"是为先贤教诲。由此角度理解，撰写本章并非仅仅是为了梳理养生的文献源流，更重要的是透露医家养成的第一要务：即在进入"纯医学"理论与技术层次之前，习医者尚有一"高水准门槛"须先设法跨越。

《素问·移精变气》曾提到这种身心条件对诊治成效的影响，"黄帝问曰：余闻古之治病，惟其移精变气，……所以小病必甚，大病必死，故祝由不能已也"①。然而随着人心嗜欲增加与生活方式的异常，在身心失稳程度加深后，对于病因的耐受度相对不足，需要更强烈加诸于身体的治疗方式才能扭转其失衡趋势。因此，从"祝由"演变到"毒药"与"针石"，展现的是时人因外在生活条件"进步"而导致身心从单纯退化到繁杂混乱的反差局面，医患双方都可能因此转变丧失"移精变气"的治疗痊愈能力。医学文本在此记录的并不只是历史或想象，而是先人对完美生命状态的追求与确认。

医家对于经典文本固然有识别群我、强化价值的心态，但文本存在的价值更重要的意义是为展现人在天地间如何安身立命的方法。《黄帝内经》对人的健康的定义是精神与肉体的和谐清静，也就是"平人"。医家诊疗前必须先进入该状态，才能在过程中影响患者，完成以不病察觉已病，以稳定诊治失衡。《素问·平人气象》指出了此先决条件："黄帝问曰：平人何如？岐伯对曰：人一呼脉再动，……故为病人平息以调之为法。"②《黄帝内经》倡导以人治人的学问，医者以自己建立起一致标准，随时灵敏而稳定地反映出病人异常，犹如投石入潭，随即激起涟漪，石沉入水后复归平静。然而，生命本来就存在变化与多样性，人的资质与个性不同，即使身为医者也会各有专长与偏性。除了在《上古天真论》中提及的医者共性之外，先贤也强调医者应顺应自性并发展专长，医道方能彰显。《灵枢·官能》中黄帝便认为，唯有

———
① 山东中医学院、河北医学院：《黄帝内经素问校释》，人民卫生出版社1995年版，第272页。
② 同上书，第304页。

"各得其人，任之其能"才能适切地做好医疗之事："明目者，可使视色；聪耳者，可使听音；捷疾辞语者，可使传论；……爪苦手毒，为事善伤者，可使按积抑痹。"① 依习医者的个性与专才分别给予适合的教育训练，使之各得其所，这才是医道传承中"得其人乃传，非其人勿言"的真正意义。黄帝、岐伯、雷公等名字所代表的不只是"因古而尊"，文本的命名也非只为以筑梦之名提高本身价值，"固本与筑梦"的背后其实深藏着医界内部成员高标准的规范与专业上的自我期许，在代际间不断传承与强化。

古代的中医认为，医者的知识范围应该是全方位的。医学因人的需要而生，故凡与人相关的一切知识都应尽力学习。《素问》曾经不止一次说明医道的原则乃"上知天文，下知地理，中知人事"。事实上，"天文"与"地理"只是代名词，分别代表了时间的变化与空间结构的组合，这是古代的世界观。由于人居其中，通过系统推理时间空间结构的组合变化，就能推理并描述人的各种生理病理现象。天地人虽为三才，但实为通过天与地的互动以说明人理。因此圣人重复提示，只有广泛地博学才能使医学的理论技术长久保存；再以此标准教导后人，学习上方不致产生疑惑；最后再将这些内容写成医学论著并传于后世，便能成为宝贵的资产。《灵枢·逆顺肥瘦》提到了相关的研究原则："圣人之为道者，上合于天，下合于地，中合于人事。……知用此者，固自然之物，易用之教，逆顺之常也。"②

古人早已设置明法度数传于后世，使学习者能在大道通则与各种原则下分辨学理。其核心法则是合于天与合于地，即研究与思考医学议题时必须同时涵盖时空与结构两大部分特性，如此面对"人"的生命多样性时只需掌握另外两部分的条件，将之联结于人身的变化，就能举一反三，变化无穷。这套思维方式的操作无需四通八达的交通信息，也不必依靠先进精密的仪器，相较于当代医学一味往细腻与分化的方向发展，务求其疾病的最细微单一因素的理念而言，古圣先贤面对繁复无穷的生命现象，深知"以有限探求无涯"的限制，反倒

① 河北医学院：《灵枢经校释》，人民卫生出版社1995年版，第312页。
② 同上书，第542页。

是体悟出"大道至简"的内涵，其以简御繁的智慧令人赞叹。

　　圣人对中医学的研究方法除了上述"合天地"的思维之外，在实务操作上还有两大途径：其一为"临床实践"，其二为"内证"。两者皆须依靠医者亲力而为。"临床实践"顾名思义就是将医道运用在临床上，为病患解决身心疾患，同时也对典籍的记录加以验证。其所必备的能力与知识在中医经典文本中随处可见，除了涵盖生理病理、诊断治疗之外，也包含医者应该具备的临诊规范与道德品行。这些都是后世一般学习者关注的焦点，也是历代文献里的主要内容。"内证"则是一种个人心灵层面的锻炼，是古人试图观察、探索与感受复杂现象及陌生事物的方法。通过特有方式的内证实践，逐渐解开感官与知觉的束缚，使复杂不解的未知领域逐渐清晰，如同"纯医学"的知识能通过临床诊疗的过程加以验证。要改变身心习气与俗世劣习，医者也需通过内证的重复锻炼，才能让身心不断洗涤，逐渐接近上古之人天真纯粹的状态，得以感受生命现象更深层次的真实变化。医者通过"临床实践"的"外证法"与"身心革新"的"内证法"彼此强化，架构起知识与察觉的良性互渗体验，逐渐成为"德术兼备、独立守神"的医家。至此，圣人心中合乎医道、认证合格的医师俨然成型。《庄子·大宗师》中颜回提到："堕肢体，黜聪明，离形去知，同于大通，此为坐忘。"[1]《素问·举痛论》中的"善言人者，必有厌于己"及《奇经八脉考》揭示的"内景隧道，唯返观者能照察之"，[2] 谈的同样都是经由内证可以提升自我与验证生命现象的事实。反观当下，现代中医教育缺乏思辨与内证的训练，齐头式的普及教学与文字游戏式的论治理论反而使古代中医所蕴含的专精愈加远离，样样通样样松的专业教育也使经典文献的内涵愈加难以全面呈现与验证。对现代中医师来说，形而下的医疗技术才是追求的重点，"固本筑梦"背后的意义与内容则如同史学家所论，仅仅被视为了时人的社会文化特征。

---

① 王先谦：《庄子集解》，中华书局 2004 年版，第 69 页。
② 李时珍：《奇经八脉考校注》，王罗珍、李鼎校注，上海科学技术出版社 1990 年版，第 30 页。

三 历史的固本与人类的筑梦——医史边界的现代追问

中医学发展的历史相当漫长，历代典籍文本可说是卷帙浩繁、汗牛充栋，即使长期研究，穷尽一生之力也难完全读遍，这对教育者及学习者双方而言都是相当大的负担。学习中医，到底该先读哪些书本？有学者曾分析近百位当代中国著名中医学者和名老中医的口述历史，研究结论认为熟读经典著作，触类旁通，这是贯彻始终的学问，舍此无径可循，以精纯之心治经典必有所成。面对同时具备历史记录与专业技术特性的经典文献，研习者经由熟读、思考、实证的过程逐步深化，熟稔历史与医学的联系之后，才能进入触类旁通的内化境界。观历代高明医者，研读经典都是最重要的工夫，它既是入门基础，也贯穿于整个行医人生。

究竟中医教育能否脱离经典文本而以"现代化"的各版教材完全取代？圣人之医道传承又是否能以现代编写者的眼光加以选择"有用"的部分重新呈现？经典文献里天人地的思维是否必须以现代研究方法加以限缩定义才称得上是创新？

要解析上述问题，必须先探讨经典文献的重要性与特殊性，而这又必须从传统"中国式"的思维论证谈起。古代国人的思维方式可被分为"指示性""肯定性"与"否定性"三大类。前两者通过"我"此一主体性的运作感知来确认统摄人与世界的联结，后者则通过否定式的论证反向推展"我"的正面意义，而这三种思维皆强调必须通过身心内外的联结方成运作脉络。

思维论证的具体进行是通过"隐喻性""紧凑性"及"反语性"三种方式加以表述，其中隐喻性的论证与表达方式是中国文化在思考与诠释上的最基本模式，后两种模式为其延伸。古代国人通过知觉的延伸与联结形成思考能力，然后不断在熟悉与陌生的两域经验间进行往返，使陌生的事物变为熟悉，而熟悉的事物再现新的意义。这种使用隐喻能力的论述过程重复操练着诸多感知与彼此间的联结以形成经验，"我"在"有"与"无"之间来回游移，并与之紧密互动，因感官觉察的能力决定其状态，进而成为思考与应变能力的根源。当经验与感知的再现性不断重复之后，此时道理与规则就会呈现，理论的成型也就水到渠成。因此，反复阅读《黄帝内经》，其目的在于通过阅读内文与古人对话，体会在隐喻性文字背后圣贤之人自身真实的意识与觉知，阅读者将尝试通过理解与验证使经典中的境界重新再现。这种历史想象具体重现的过程，各代有为的医家莫不如是。

因此，直接研读《黄帝内经》的重要性在于能触及古人思维与临证的第一手资料，这些资料是有所联系、可循脉络的，其中各种记录背后所建构的世界不仅呈现出身心体验变化的多重意义，也潜藏着时人的生活态度、文化思想、想象记忆和社会行为。通过追根溯源，从探寻事物发生发展的轨迹中可以发现其内在规律的踪迹。事实上，经典中处处留机关，首尾画教诲。很多篇章在谈看似与医学无关的东西，但这些却是能与医学真正联结的最大关键。文字之后与语意之外潜伏的细腻、包容，或许正是初读经典虽难咀嚼，但却值得再三玩味的主因。

有关思想、知识的历史研究似乎正在找寻而且发现越来越多不连贯的历史现象，然而正统史学本身却好像宁愿忽略事件的突兀性，以求取一稳定的历史架构。葛兆光先生也曾提出有关思想史上的"非连续性"现象："真相与知识理论的断层会导致不确定性产生，思想史的时间顺序其实并不完全与历法上的时间顺序吻合，研究思想史要去发掘这些叙述背后支持的系统与概念，以寻找不连贯与断裂之处。"①历史论述不应该是刻意地为联结而强行解释，而是应该尽可能完整呈现史料的事实。因此，部分学者主张中医教育应该保留有用部分，删除与医学无关内容的做法，实为限缩了中医学的发展边界，这必将造成更多知识断层的产生与发展。

忽略文字的时代演变与文献的上下文意皆易使研读者产生误解。中医学对疾病及症状的命名与分类，不仅使用了与现代医学不同的语言和逻辑概念，而且即使在自身文本中，对于同一字词所描述的意涵也往往在不同文本、篇章与段落中具有概念和意义上的差别，这肇因于医者个人化的感官经验、不同地区文化的方言差异以及从病因、症状、发病特点等不同角度描述临床疾病的现象。这种影响主体诠释性

① 葛兆光：《思想史的写法》，复旦大学 2004 年版，第 17 页。

与其命名差异的概念与文字运用特征既是中医学的特色之一，也成为学习者与研究者在阅读时主要的困扰。

以"疾病命名"为例，《黄帝内经》中描述的方式有四类基本要素："致病原因、主要症状、病变部位及病变机理"①，因为疾病的命名多数是将两个或两个以上的要素结合应用，在探讨时若忽略文字组合背后的多重意义，就可能会产生误解。古今语言训诂有异，医学演进风貌多有所不同，当代医师学者若将经典文本内容径以现代语汇意义及医学理论加以对照或解释，便极易产生误解。现代整理筛选后的中医学资料绝大多数源自经典，所以要完全以新编教材取代经典是不合理的。而筛选后的教材多半仅剩下纯医学理论与操作技术方面的内容，形而上的各种思维模式、研究方法、医者身心境界的要求与训练方式等重要内容常被视为与"纯医学"较无密切关系，不但甚少提及，在教学上也总被忽略。欲通过这种看似现代有效的教育改革栽培出适合于中医标准的医家，其实将愈加困难。

在研习中医学的过程中，每个学习者都应该熟读经典，同时在个人独特的体会下自行整理筛选资料，而非照单全收现代教材中的重点。《素问·八正神明论》曾提到"形"与"神"的含意，并说明医者具备神明条件对针刺治疗的重要性，"神"意指医者自身觉知的敏锐度与心灵体会的清明度，这与前文《上古天真论》所要求的身心条件是一致的，所有的临床诊治成效皆视医者本身具备的专业条件决定，医学理论与工具技术会因医者个人修为而产生不同程度的疗愈力量。因此在中医世界里，不单单面对病人疾患采用因人而异疗法，医者本身即呈现多元的个人化风格。纵使这种特色被现代思维质疑为"没有标准""不够科学"，但在中医经典规范下，医学传承本来就是精英教育，技术的操练与验方的传循固然人人可得，但纯正的医道只有贤人才能认清体悟同时加以落实。进一步说，现代学术要求的标准化流程与一致规格在中医学里同样具备，古人更重视如何不断重复特定的训练方法，提高操作者自身的身心能力，使各种流程规格、原则理论的使用能够跳出固有框架的束缚，不断扩展其运用的范围。

---

① 张登本：《内经的思考》，中国中医药出版社2006年版，第306页。

经典的重要性需要医学史协助呈现，经典的阅读也能通过医学史厘清疑惑，经典中的论述更可借由了解医学史加以验证。在中医学演变的历史及文本的形成过程中，医学史不但成为医学知识的一部分，医者的体会与经验、文化与思维，也都成为医学史的重要内容。然而，不同时代和地区的医家有不同体认，看法与理论必然随之产生差异性，此时的史学知识就显得相当重要。

例如"脉"的概念在中医学早期的发展阶段是多元的，包括脉的特性、数量、名称、循行路线、气血分布等都有不同的说法，也与现在临床使用的主流观点不尽相同，甚至同一本书或同一件出土文物对"脉"的描述与理解都存在差异。若借助历史角度分析，就可发现其实自战国以来"脉"的知识体系明显呈现出过渡时期的多源性，直到《灵枢·经脉》的完成才大致厘定。前述的各种差异很可能因为无法经由术数加以模组化而被认定为"杂说"，而在"经典"编纂的过程中被迫走入历史，尚存于今本经典中可见的内容，则可能是合于术数、便于推算记忆及具有临床代表性的主要内容。

人类对自己健康的关注行为数千年来不变，但不同的时代产生了不同的生活方式，继而形成不同的健康标准与医疗主张。健康定义与促进健康的方式随着时代的演变则有不同的理解与实践，当理论与实践的方法形成系统之后，便成为那个时代的医学风格。历代医家研究中医学固然多以古典时期的经典书籍作为基石，但魏晋之后的医家在针对同样的议题作论述时，其内容却可能因为各种现实条件的不同而有不等程度的差异。

外感病的诊治概念在历代有着不同的主流思维。东汉末年伤寒流行，张仲景依地理、气候、病性等条件作《伤寒杂病论》，时人多以辛温法治疗初期外感。魏晋至隋唐虽有众多医家提出新的医学理论，但离先秦两汉尚不太远。两宋时期被医家广泛传阅，在病因学及诊断用药上虽有创见，但用药仍多辛燥温补。追溯至金元时期，学术呈现创新风貌，有四大家影响后世：刘完素身处赵宋南渡后热性疾病广泛流行的时代，提出了"火热论"，主以辛凉寒治外感；张从正为纠正《局方》用药辛燥温补之偏，遂以汗、吐、下三法祛除病邪。稍晚元兵大举进犯中原，人民生活困难、精神恐惧、劳役饥饿，因此李东垣发展出内伤脾胃学说以补脾为治病要点。朱震亨因生活在元代的南方，所见多为富人的膏粱之体，纵酒造成精竭火炽，同时还有贫者因生活困苦郁火内生，因此朱氏将刘完素的火热论发展为内生火热，提出"阳常有余，阴常不足"的滋阴法则。明崇祯年间黄河流域诸省疫病流行，吴又可悟出疫病的病因非风非寒、非暑非湿，而是天地间特别的"异气"为患，故作《温疫论》。延续至清代，叶天士、薛生白、吴鞠通、王孟英四家确立了卫气营血和三焦为核心的理论体系，形成了温病学说，以辛凉解表治外感。

从上文回溯的历史可知，中医学的进路顺应着环境条件与时代特色，并经由医家以旧验新和与时俱进的临床验证后不断延展。因此在思考深耕中医学的内涵时，一定需明了因不同历史区段所产生的医学特色各有差异，才不至于混为一谈。由于这些特色受到各时代自然因素形成的框架区隔，成为在特定条件下"最适合"的医学理论。因此后人学习必须通过史料文本的分析，厘清这些不同条件与其适用时机，并经由体验、想象、记忆，重新理解还原当时的语境，犹如历代明医，在属于自己的时代里不断深耕知识以构建新的医学史实。

四　分进与合击

梁启超曾于20世纪初叶在南开大学的讲演中提出有关"专门史"的概念，他认为治专门史者不唯需有史学的素养，更需有各该专门学的素养。对医家而言，在研究医学史的专业上的确拥有某些先天优势，但这并非褒奖，而是责任与承担。医者应当体认出医学史一方面提供了过去的医学发展内容，另一方面也展现了历代医学思想的改革创新精神。其中的时代、思维、事件与人物将医学架构组织起来，也让与生命议题有关的论述、知识与技术逐渐完满联结。

经典在临床上的验证与疗效是《黄帝内经》能够传承至今的主要因素，也是医者研读经史时最值得重视的一环。对每一时代的医者来说，医学史研究的最终目的是要能协助医家了解生命现象、探掘疾病的成因及时人因应的对策，以此作为医家临床应用的依据。医者若期望能使自身的体悟与临床的实践持续养成，研读医学史是不可或缺的要旨。

中医学的创新应该先从回归经典文献起步。《灵枢·官能》曾言："法于往古，验于来今，观于窈冥，通于无穷。粗之所不见，良工之所贵。莫知其形，若神仿佛。"①《素问·八正神明论》则解释了这段引文，"法于往古，验于来今，观于窈冥，通于无穷"描述的是医者习古验今、阅读经典，从初学到熟练掌握知识，临床验证并通过自身精细感官诊察病患，最终其学识与事迹得以流传后世的过程。《黄帝内经》主要包含了理论与实践两大部分的内容，而经典之所以成为经典，一是原典在实践上的有效明确性，二是在于历代后人不断的诠释增减，赋予其新的意义。中医学在几千年的发展历程中，历代医家通过经典文献的基础拓展出自己的视野，让学术与知识不断地补充与修正。作为中医学术渊源的经典，在历代间从不同的角度被反复诠释，内容涉及注释、语译、校勘及临床应用等多个面向。历代医者对经典文献与其相关的历史作出诠释以及评价并在临床上不断验证的过程就是一种学科内部的创新，"阅读经典、重视历史、临床验证、锻炼身心、传承医道"是习医者应该遵循的途径，也是中医学的核心价值所在。

《黄帝内经》的医史观彰显出了生命知识本身存有完满的智慧，并非只是冰冷的技术与僵硬的理论。中医学本身就是一生命体，其理念与方法都能随主体（人）与客体（天、地）间的各种互动灵活变化，随时代的流变不断自生更迭。或许，我们应该重新审视一下中医教育与临床研究的发展方向。在倡导医学教育改革的同时，我们无形中也将不容于现代逻辑的珍贵思维与经典文献排拒门外。现代中医教育的设计有着西医教育的倾向，标准化、规范化与制度化的模组设计虽然有其特色，但同时也逐渐丧失了中医学原有的传统特色和优势。面对中医学特殊的多元融合现象，实乃仍需仰仗多学科、跨领域的专家学者共同合作，提供出更多面向的看法以作为教研与临床的参考。在固本与筑梦两者之间，史家赋予医学史完整无缺的躯体，医家则为它注入完满圆融的生命。

---

① 河北医学院：《灵枢经校释》，人民卫生出版社 1998 年版，第 542 页。

第二章 《黄帝内经》的生命文化基础

就生命哲学的内涵而言，凡是以个体的生命问题为研究核心的理论，或是以现象为生命活动的见解，都是生命哲学，这里有狭义和广义的差别。前者是一般哲学上所称生命哲学的内容，它划定研究问题的范围。后者是一种哲学见解，就是所谓的气化宇宙论、有机宇宙观。这种气化理论的形成，很可能就是把人的生命现象推展到整个世界的。把个体生命的原理推广到物质存在，使物质存在带有有机生命的色彩；或者自始即是纵观天地，以为天地万物都是有机生命，人类只是其中之一小部分；这些理论和观点都是生命哲学，也就是气化宇宙论。本章从"气化流行""形神相俱""阴阳五行""天人相应"等方面论述《内经·素问》的生命哲学与中国古典哲学渊源展延关系。

第一节 气化流行思想

本节主要论述《内经·素问》气化流行思想的概念、内涵、特质、动力、过程与形态，并从哲学和医学的角度诠释人体的气化状态。

气化是太和之气缓慢而不易觉察的运动变化。《正蒙·天道》曰："气化无形可见，然而贯通于万物之中。"① 《内经·素问》认为气不仅是物质性的，而且具有无限的生命力，因此，由气构成的整个自然界始终处于运动和变化状态。如《素问·六微旨大论》说："气之升

---

① 喻博文：《正蒙注译》，兰州大学出版社1990年版，第303页。

降，天地之更用也。"① 《素问·五常政大论》说："气始而生化，气散而有形，气布而蕃育，气终而象变，其致一也。"② 两篇文本指出无论动植物的生育繁衍、发展变更，或无生命体的生化聚散、生长收藏，都是由气的敷布和化散所造成的。而气在人体中，既是构成人体的基本物质，又可表现为人体的生命动力。《素问·六微旨大论》又说："出入废，则神机化灭；升降息，则气力孤危。故非出入，则无以生长壮老已；非升降，则无以生长化收藏，是以升降出入，无气不有。故气者生化之宇，气散则分之，生化息矣。"③

《内经·素问》气化理论的学术渊源有二：古人对宇宙自然的认识和"气"形成的宇宙观，即"以大观小"，从宇宙生成演化的基本规律模拟生命过程与现象。"气化流行"是古代哲学对宇宙万物发展变化的现象诠释，气化乃指"气聚为物，物散为气"，汉代王充说："人之生，其犹冰也，水凝而为冰，气积而为人，冰极一冬而释，人竟百岁而死。"④ 张载曰："气之聚散于太虚，犹冰凝释于水。"⑤

气化是生命哲学的基础展延。《淮南子·天文训》曰："道始于虚廓，虚廓生宇宙，宇宙生元气。元气有涯垠，清阳者薄靡而为天，重浊者凝滞而为地。……天地之袭精为阴阳，阴阳之专精为四时，四时之散精为万物。"⑥ 气化的内涵由此而蕴生。系辞曰"天地之大德曰生"乃是赞叹"气化流行"所缔造出的自然万物，亦是生命哲学气化理论的具体化。"气"字本身旨在表达一种生生不息的无时空界限所限制的存在物，"生生"一词亦是体现了古人对生命无限生化的永恒追求。

第二节　形神相俱思想

天地万物由气所化生，具体说来，是由在天之气（阳气）和在地

---

① 山东中医学院、河北医学院：《黄帝内经素问校释》，人民卫生出版社 1995 年版，第 436 页。

② 同上书，第 381 页。

③ 同上书，第 452 页。

④ 王充：《论衡》，上海古籍出版社 1990 年版，第 63 页。

⑤ 张载：《张载集》，中华书局 1978 年版，第 162 页。

⑥ 刘安：《淮南子》，中华书局 2014 年版，第 79 页。

之形（阴气）合和而成，对于人的身体而言则是形神合一。神是气之功能的极致表现，神本质上也是气。人的生命活动虽然以形体为依托，但终究以气为本质，气在生命存，气去生命亡。所以古人在生命观上重气轻形，最佳的生理状态应该是形气相得，在病理状态下则是气胜形则生，形胜气则死。因此，与重视人体生理解剖结构研究，从有形的物质存在着眼的现代医学不同，中医重视对无形的生命之气变化过程的研究。《内经·素问》认为，形是指存在于自然界中的一切有形实体。神的概念分为人与自然：从整个自然界来说，是指自然界物质运动变化的功能和规律，亦即运动变化着的阴阳两气。

一 形神关系

形神二元、形神可离的观点，代表中国古代形神思想的主流。汉代司马迁特别强调："凡人所生者神也，所托者形也，神大用则竭，形大劳则敝，形神离则死。死者不可复生，离者不可复反，故圣人重之。"[①] 由是观之，神者生之本也，形者生之具也。凡人所生者"神"，所托者"形"；神者"生之本"，形者"生之具"，形神相合，成就完足的"具体"，此乃传统思想对形神认知的共象。

先秦时代对于形神之说已有这种观点，如《庄子·知北游》曰："精神生于道，形本生于精，魂魄将往，乃身从之，乃大归乎。"[②] 荀子认为形神是同时俱在且密不可分的。《内经·素问》同时期的思想典籍，如《淮南子》《春秋繁露》亦承继了此形神观思想，并对形、神二元间的主从关联，存在大致相同的看法。如《春秋繁露·循天之道》："凡气从心。心，气之君也，何为而气不随也。是以天下之道者，皆言内心其本也。"[③]《淮南子·原道》："以神为主者，形从而利。以形为制者，神从而害。"皆认为神（心）于人体具有主导、主制之功能。又说："精气为人，是故精神者天之有也，而骨骸者地之有也，精神入其门而骨骸反其根……夫精神者所受于天也，而形体者

---

① 司马迁：《史记》，中州古籍出版社1996年版，第243页。

② 陈鼓应：《庄子今注今译》，商务印书馆2016年版，第81页。

③ 董仲舒：《春秋繁露》，中华书局1973年版，第48页。

所禀于地也。"①

二 形与神俱

《内经·素问》对"形"与"神"的界说甚为分明，故《素问·八正神明论》曰："形乎形，目冥冥，问其所病，索之于经，慧然在前，按之不得，不知其情，故曰形。""神乎神，耳不闻，目明心开而志先，慧然独悟，口弗能言，俱视独见，适若昏，昭然独明，若风吹云，故曰神。""血气者，人之神。"张志聪谓："形谓身形，神为神气，所谓神者，观其冥冥而知病之所在也。"②"形"是具体可见的人体生理部分，而"神"在《素问·八正神明论》中说："视之无形，尝之无味，故谓冥冥，若神彷佛。"

精通过气的气化功能转化成神，形与神俱是人之生命的基本，亦是最佳状态。心即为神也，乃指意识、思维、情感等。

《内经·素问》就生命现象的源始、跃动至寂灭，而将"根于中者"的动物与"根于外者"的矿、植物做了根本的区分。所谓"根于中"，指生命的根源藏于内，一旦"神"离其形而去，生化的机能也就停止，故称"神机"。至于"根于外"者，其体性颜色，则受外在环境造化之气的影响，所以称作"气立"，一旦外物去、生气离，生气之源绝止，其体性颜色去陈更新的机能便将停止。后者生成之本悉由外气所化，因此"气止则化绝"；而前者虽亦受外气牵引，但其生化之本，乃由内在"神机"所发，是以"神去则机息"。《素问·六微旨大论》明白阐释："出入废则神机化灭，升降息则气立孤危。故非出入，则无以生长壮老已；非升降，则无以生长化收藏。是以升降出入，无器不有。故器者生化之宇，器散则分之，生化息矣。故无不出入，无不升降。化有小大，期有近远，四者之有，而贵常守。反常则灾害至矣。故曰无形无患。此之谓也。"③

---

① 刘安：《淮南子》，中华书局 2014 年版，第 192 页。

② 郑林：《张志聪医学全书》，中国中医药出版社 1999 年版，第 832 页。

③ 山东中医学院、河北医学院：《黄帝内经素问校释》，人民卫生出版社 1995 年版，第 372 页。

所谓"器者生化之宇",如同《易·系辞上》"形乃谓之器"、《淮南子·精神训》"魂魄处其宅",所以才称形为"器"或"宇"或"宅",盖由身形受纳神灵、包藏腑脏而来。就"根于中"者言,"形""器"虽非生命根源,仍旧是生化的所在,一旦无此形器,则生化现象止息,自然也就告别现象世界诸患累。值得深究的是,天下万物的生命现象皆通过"形""器"而展现,然而就生命的动源而言,动物和植物、矿物之间又有根本的差异。正如王冰注解《六微旨大论》篇中"神机"与"气立"时所说:"出入,谓喘息也。升降,谓化气也。夫毛羽鳞介,及非走蚑行,皆生气根于身中,以神为动静之主,故曰神机也。"① 从生死存亡的交界,我们更可以发现,在古人认知中的身体结构,居止于形器中的"神",是生命现象的根源;构成形器之"气",则为人与万物同质的所在。人具神机,物由气立,是传统医家对于形神相俱的认识,在此同一时空背景中,也反映出部分哲学家的形神观念。

第三节　阴阳五行思想

《诗经·公刘》"相其阴阳"即是指向日光的地方为阳,背日光的地方为阴。阴阳概念源于古人的日常劳作和生活。《内经·素问》认为天地万物皆以阴阳为纲领,任何不同的事物或同一事物的内在均可分为阴阳两大类,而同一事物的阳或阴的部分又可再分阴阳;也就是说以阴阳为相对的两个属性,阳的事物因其内在属性的相异可以再分阴阳;同样地,阴的事物也可以再分阴阳。虽说任何事物皆以阴阳分类,但基本上阴阳是相互平衡发展;不论是阴消阳长或阳消阴长,皆以任何一方的存在为原则,因此阴阳的任何一方均不可缺。此外,在一定的条件之下,阴阳可以互相转换;阴可以转为阳,阳亦可以转成阴。故阴阳具有对立、统一、互根、转化等特性。五行则是"木、火、土、金、水"五种物质的运动,其五种物质显示万物相互间的制约、生克和乘侮的关系。五行将事物属性归类,并说明人与自然的协

---

① 王冰:《黄帝内经素问》,广西科学技术出版社2016年版,第92页。

调性及人体生理与心理的变化。五行之相生、相克、相乘、相侮的原则，解释人体脏腑组织、病理、诊断、治疗方法的现象。阴阳五行在应用过程中，论阴阳则需涉及五行；言五行又要与阴阳相系，乃彼此互为作用。以五行比类五脏，则五脏中任何一脏偏胜或衰，皆会影响他脏，因此将阴阳与五行相配合应用，方能具体地阐述人体生理病理的变化，以掌握疾病的本质。综观《内经·素问》内容是以阴阳为经，五行为纬，交错而成的医哲融合的理论。

一 阴阳概念及演变

阴阳一词在《易经》中没有语词表示，仅以阴爻"- -"，阳爻"—"符号示之。《国语》曰："夫天地之气，不失其序。若过其序，民乱之也。阳伏不能出，阴迫阳蒸，于是有地震。今三川地震，是阳失其所而镇阴也。阳失而在阴，川源必塞。源塞，国必亡。夫水土演而民用也，水土无所演，民乏财用，不亡何待？"①便出现"一阴一阳之谓道"之说。《庄子·知北游》的"天地者，形之大者也；阴阳者，气之大者也"与《庄子·则阳》中的"至阴肃肃，至阳赫赫。肃肃出乎天，赫赫发乎地，两者交通成和而万物生焉"皆认为宇宙天地之间阴阳二气充塞其间并化生万物。《管子》云："春夏秋冬，阴阳之更移也；时之短长，阴阳之利用也；日夜晚之易，阴阳之变化也。然则阴阳正矣，虽不正，有余不可损，不足不可益也，天地莫之能损益也。"②《淮南子》曰："道始于一，一而不生，故分为阴阳，阴阳合而万物生。"③ 上述皆认为各类物体的生灭都是阴阳二气相互作用的结果，并用阴阳二气理论说明宇宙万物的生成。《春秋繁露·同类相召》提出："天有阴阳，人亦有阴阳，天地之阴气起，而人之阴气应之而起。人之阴气起，而天地之阴气亦宜应之而起，其道一也。"④

阴阳思想从老子的《道德经》到董仲舒的《春秋繁露》，其哲学

① 左丘明：《国语》，上海古籍出版社2015年版，第192页。
② 黎翔凤：《管子校注》，中华书局2004年版，第397页。
③ 刘安：《淮南子》，中华书局2014年版，第53页。
④ 董仲舒：《春秋繁露》，中华书局1973年版，第125页。

思想发展是脉络相连的，阴阳五行从此成为中国哲学数千年的思想基础。

二 五行思想

《内经·素问》的五行思想乃是延袭先秦道家与阴阳家的五行学说作为阐述，并吸纳邹衍的五运终始说。如《素问·天元纪大论》曰："太虚廖廓，肇基化元，万物资始，五运终天。"① 又如《素问·五运行大论》曰："天地动静，五行迁复。"② 《素问·脏气法时论》亦曰："肝主春，心主夏，脾主长夏，肺主秋，肾主冬。"③ 此言五脏应乎四时，而治之者，必法时也，四时应五行，由此可见《内经·素问》的五行思想与先秦哲学、医学三者是同脉相连的。

五行虽论述木、火、土、金、水五种物质，但实质上已经超越了物质层次，在生命本质上具有更广泛的含义。如《素问·阴阳应象大论》曰："南方生热，热生火，火生苦，苦生心，心生血，血生脾，心主舌。其在天为热，在地为火，在体为脉，在脏为心，在色为赤，在音为征，在声为笑，在变动为忧，在窍为舌，在味为苦，在志为喜。喜伤心，恐胜喜，热伤气，寒胜热，苦伤气，咸胜苦。"④ 《内经·素问》将五行与自然界现象、人体生命活动紧密联系，联结内外在的环境而形成了五行系统。整理所述内容见表2-1。

表2-1　　　　　　　五行系统

自然界									五行	人类								
五谷	五臭	五音	五色	五味	五化	五气	五季	五方		五脏	五腑	五官	五体	五华	五液	五志	五神	五声	五变
麦	臊	角	青	酸	生	风	春	东	木	肝	胆	目	筋	爪	泪	怒	魂	呼	握
黍	焦	徵	赤	苦	长	暑	夏	南	火	心	小肠	舌	脉	面	汗	喜	神	笑	忧

① 山东中医学院、河北医学院：《黄帝内经素问校释》，人民卫生出版社1995年版，第217页。
② 同上书，第236页。
③ 同上书，第279页。
④ 同上书，第332页。

续表

自然界									五行	人类								
五谷	五臭	五音	五色	五味	五化	五气	五季	五方		五脏	五腑	五官	五体	五华	五液	五志	五神	五声	五变
稷	香	宫	黄	甘	化	湿	长夏	中	土	脾	胃	口	肉	唇	涎	思	意	歌	哕
稻	腥	商	白	辛	收	燥	秋	西	金	肺	大肠	鼻	皮	毛	涕	悲	魄	哭	咳
豆	腐	羽	黑	咸	藏	寒	冬	北	水	肾	膀胱	耳	骨	发	唾	恐	志	呻	栗

　　《内经·素问》以五行的相生相克协调事物之间的平衡。同时，另以五行的乘侮方式，推断平衡事物被破坏后的影响。古代哲学认为宇宙和人体是一个对应和谐的整体。《内经·素问》取法阴阳、因承五行，是联结天人之间的系统结构。以自然界的五方、五气与人体的五脏为基本框架，阐明人体生命活动的整体性及其与外界环境之间的统一性。

第四节　天人相应思想

　　本节以"天人相应"整体性思想为论述，以天人结构类似、天人规律相通和天人相互为用为论述。

一　天人规律转化

　　天人关系是自古以来中国哲学探讨的课题之一，对先秦时期的古代中国哲学而言，天人关系的探究重点多放在道德质量，不放在自然生命上；孔孟儒家以心性论为主，老庄道家则主张致虚守静、返璞归真。至汉代，知识分子偏重于宇宙论，儒学的心性论所涉及价值问题，转化为"天人相应"问题；道家对天人关系的主张也转化为黄老学说的旨趣。自战国末期以来，阴阳五行学说盛行，而阴阳五行都是"气"，于是就形成了"气化宇宙观"及"气的人生观"，在汉儒学说中转化为"天人相应"问题，"天人相应"转化的问题，一直以来仍旧是人们所探究不断的议题。

　　肉体虽是父母所生，但人类整体则是天地所生，天地为人类的父母，也是人类的生存场所，是人类之本。《素问·宝命全形论》曰：
"天覆地载，万物悉备，莫贵于人，人以天地之气生，四时之法成。"①
人与自然是统一整体中互相对立的两方，不断求得统一而维持着人的
生命运动，并循着生、长、壮、老、已的生命规律而发展。

二　天人互通互类

《内经·素问》认为人体就是天地的摹本，是小天地或小宇宙，
具体表现为人体形态结构与天地万物相类，人体生命运动规律与天地
气机变化相类。《内经·素问》对生命运动规律的认识是通过对外在
生命现象的观察，根据"天人相应"的原理，以自然运动的规律类
推所得。《内经·素问》认为，既然天人相应、天人合一，那么人体
生命运动的规律与自然运动的规律就是一致的，人体内发生着与自然
界同样的运动过程。《素问·六节藏象论》说："天食人以五气，地
食人以五味。"② 显然在《素问》看来，人是自然的产物也是自然的
一部分，自然与人的关系是本末关系，是一个生命整体，而不是二元
对立的两个世界，所以《素问》关于万物化生的学说是生成论哲学。
人体内进行着与自然界同一形式的新陈代谢过程。

天人合一的整体思维乃是指人体和自然的联系互通，人体的五脏
六腑、形体百骸，精、气、神是宇宙大自然的另类展现，自然与人体
同理可证、天人互应，人体生理功能的节律也是大自然的反射。

第五节　健全生命的历史哲学之径

健全生命是一种均衡且富于创造的身心状态，此一健全而有意义
的生命建构有三层含义：其一，从自身运动以及欲望之中兴起并实现
为各种表象与语言，此为表象性和语言性的生命意义建构；其二，通
过相互交谈并共同建构有意义的生命，此为对生命意义的社会共建；

---

①　山东中医学院、河北医学院：《黄帝内经素问校释》，人民卫生出版社1995年版，第62页。

②　同上书，第142页。

其三，健全的生命终须对"实在本身"开放，才能够在有意义的生命中引进自由的向度，此为生命意义的道德哲学重构。本节力求重新审视生命健全的学术张力和道德哲学智慧，冀盼为生命道德哲学的学理体系赋予时代性特征，亦将为国内学人进一步理解发掘中国特色的生命道德哲学提供科学的理论脉相。

一 健全生命的历史溯源

健全的生命历程往往以实践形式存在于自然源流之中，生命价值也依凭道德价值超越自然价值进而演化为德性价值的存在，生命与道德实为相附相生。生命的道德哲学研究生发于 19 世纪 70 年代，主要以哈特曼的意志主义、威廉海姆的生命本原论以及柏格森的生命冲动论为学术表征，这些学术理论试图克服实证主义与唯科学主义的弊端，旨在强调内心体验等人文科学研究领域的独立性和不可替代性。生命道德哲学于 20 世纪初引进中国，国内学者如张君劢、梁漱溟、熊十力、冯友兰、贺麟等都受其影响，与西方视精神（生命）与物质绝对对立不同，国内学者将生命的本体精神融入自然生态之中，运用形象思维从个体的现实生存境遇出发来关照生命的健全历程，以此夯实生命健全的固本之基。文章在吸取前人研究成果基础上力求重新审视生命健全的学术张力和道德哲学智慧，冀盼为生命道德哲学的学理化赋予时代性特征，以期推动道德哲学在人的生命本体论基础上更加科学完善地发展，亦将为国内学人进一步理解发掘中国特色的生命道德哲学提供科学的理论脉相。

二 意义建构：欲望转译成表象和语言

"人的生命结构是由人的若干生命力量有机组合而成的生命系统。"[1] 健全生命应是一种均衡且富于创造的身心状态，语言获取和交谈互动是此一状态的固本之基。一个人只有通过对话并潜移默化地不断向他人学习才能走上健全之道，所以，他者在语言交谈中的地位是十分重要的。返回健全生命之道有必要承认他者，并调整自身与他

---

① 陈秉公：《结构与选择机制下的人的生命本体》，《中国社会科学》2014 年第 3 期。

者的关系并使其融合于本然状态。身体的欲望接近表象，自身欲望的可表象性是步向意义生命的初始步骤，由于欲望能成为表象，因而为语言获取提供了可能性，人的欲望也呈现在身体的场域之中。因此，身体亦被视为迈向生命意义的首个场所。从现象学审视，身体可以视为是欲望借以呈现的现象学场域，梅洛庞蒂提倡的己身概念实质是每个人自己的身体或所谓的肉身。欲望同时通过身体的运动来进行表达，梅洛庞蒂并不认为无意识就是身体，他只是在表明身体是任何自身可以想见的存有模态。人的身体倾向于意义发展，这是在身体的亲密性和他异性两者对比的状态中表现出来的。就其亲密性而言，自身的身体就是自身，他异性则显示自身身体常有力不从心之感，甚至会抵抗自身意志。"我们的意志是唯一拥有从内部去同步地理解一切，在外显现其自身的事情的契机。"① 自身身体经常向着世界而开放，自身的欲望经常指向他人或他物，这也启动了一幅有意义的生命图景。因此，身体层面的生命对于有意义的生命而言并不完满，它还必须指向他人或他物。

身体运动是原初生命的存在方式，也是解决身体亲密性和他异性冲突的途径。在此种意义之下，身体运动是意义建构的源起，而欲望作为其原初因子，是沉浸并兴起于身体动力之中进而浮现于身体运动之上的。形式上的身体运动是我们迈向有意义生命和迈向健全生命的第一步。成为表象并取得表象是获取一种对于自身意识可理解的表白方式，而这一方式则成为将无意识欲望转变为有意识语言的中介基础。通过声音、图像、姿态等不同形式，生命便有了各种方式的特定化，从而演化成音乐、舞蹈、表演等行为。这些不同形式的艺术源起都是具有理解形式的身体运动，在此种意义之下的文化医疗则成为把个人带回健全生命的首要步骤。身体运动的欲望必将自己表白转变成为语言，身体层面的意义建构就在于语言的获取。语言兼具"表达"和"引发"作用，语言的表达功能本身已是诠释的结果。例如"苹果是红的"，它不只表达出对此一苹果的感觉，也用"红色"这个谓

---

① 杨玉昌：《论叔本华从自在之物到生命意志的转变及其人学意义》，《河北学刊》2016年第3期。

词赋予整个心理过程以明确的语言性诠释。语言的引发性透露着互为主体的心力运作，说出的话语不但用来表达思想情绪，同时还会引发某一身心状态。古希腊哲学的人名或物名并不只是表达"称呼"的行为，它同时也触及了该人或该物的本质。病人的语言在医疗过程中之所以有意义，主要在于它表达了某种心理状态，从此一角度来看，病人的语言越有自发性就越有益于他的病况治疗。然而，医者的语言之所以有意义却是就其语言的引发作用而言的，因为医者的语言会引发病人出现或进入某种身心状态，就此一角度而言，医者的语言应该经由技术的控制来产生引发作用。医者对于其所说言语应特别谨慎，因为其话语的目的是为了复原病人健全的生命，走向有意义的生命，尤其是通过语言来引发其欲望进而走向有意义的语言表达。

就意义建构的表象和语言层次而言，先由欲望变成表象进而发展到语言获取，一旦获取了语言功能，表达性和引发性的双重内涵便得以发显。语言的表达性功能可视为扩充自我的方式，语言的引发性功能可视为在他人当中的存有方式。意义的建构实为辩证的历程：人在向种种可能性开放的同时；也将这些可能性用于身体加以具体呈现。此一层次的意义建构仅仅完成于语言的获取，而语言是互为主体的，因此，意义建构的高峰应该在于互为主体的社会层面，此点将导向生命意义的共同建构层次。

三 共同建构：生命意义的社会层面

生命意义的社会建构并不只限于心理医疗的情景，因为病人的人格是在与他人的交谈互动中逐渐形成的，有些时候带着更多的爱和关怀，有些时候则是带着更多的自主性。社会层面对于生命意义的建构是至为重要的，每一种生命都有它所归属的种类，但殊途同归的事物其道理都是相同的。如果某件事的结果是自己所希望得到的，就要拉长时间去想得到了自己渴望的之外还会有什么不良的后果。例如，找到了一份待遇不错的工作，就要思考所付出的时间精力是否会影响家庭？要同时考虑利害得失才能凭依此据定出取舍。病人与医者之间的交谈也是一种社会互动，不过这只是一种封闭人为性的互动。诊所内的封闭交谈往往被刻意地孤立于社会之外，人为性和封闭性通常导致病人情感转移且常以一种扭曲的形式发生。因此，应把病人还原至他们原先所隶属的社会群体当中。医疗体系的本质功能在于保障医疗行为以促使病人返回他所隶属的群体，并且能够维持他在社会群体中的生命。从这一医疗典范看来，病人的公民权以及他作为社会成员的身份首先需要获得肯定，病人有必要回到他所隶属的"生命世界"并在其中进行人和人之间的互动交谈，这是后医学时代的医疗重点所在。

生命世界意指经由人的主体性与互为主体性的配合从而建构出的意义世界。主体的建构和互为主体的共同建构都是在时间的历程当中进行的，生命世界既是"自我的综合"，也是"我们的综合"，并借着两者而促成生命意义的共同建构。生命世界就是这个"我"与"我们"共同建构出的意义场域。换言之，当我们感觉到痛的时候，如果没有"痛"这个语词，那我们所感受到的只是身体某一部分受到撞击，仍然是模糊知觉，但是由于"痛"这个语词（已经是互为主体的语言）的介入，使我们明白了在身体中的某个部分所发生的现象。这个例子说明了语言介入知觉的过程，表示互为主体的意义建构早已介入了个体的知觉。"在多层次的生命面前，我们往往仅能认识一两个层面，我们也会因为局限的层面受挫就感到生命'一无所有'，使生命困顿"。① 健全的生命就是一个在与许多人相往来的群体当中共度的生命，一个人必须与其他人相互沟通，尤其是要与自己的重要他人相互沟通，以便达成意义的共同建构。诸如"权衡轻重"这一过程，其本质是指在动态变化中作出正确合宜的调整，在事态发展过程中考量利害双方的可能消长从而作出恰当的抉择。就像"指"与"腕"，在不能兼存的情况下，由于腕重于指，指轻于腕，故断指以存腕，较为有利；断指之事在单方面可视作一件有害之事，但是与断腕比较，则断指可以存腕就变成一件有利之事。

自身与别人谈话，尤其是与重要他人的谈话，诸如父母、兄弟、姐妹、朋友、师长等，由于这些人构成了我们有意义的存在核心，因

① 郑晓江：《生命困顿与生命教育》，《南昌大学学报（人文社会科学版）》2012 年第3 期。

此，有意义的谈话对恢复健全生命则有了社会层面的意涵，若能将这种有意义生命的社会建构加以扩充，犹如将仁爱扩充于社会，这便是自我生命在社会层面上得以完满的实现过程。例如"仁"的扩充实质上预设了广义的"外推"道路，仁爱的扩充正是一种用别人的语言、说别人的话来与别人交谈的过程。在与他人的交谈当中必须能够表达他人的语言，才能彰显出我们自身的存在，这是两相辩证的逻辑过程。因此，人们不必将社会规范和伦理向度视为对自身独特生命的束缚，更不必将它们视为是将自身导向异化的过程，相反，应将它们视为扩充和实现健全生命的必备要素。

四　解构：朝向生命实在本身的开放性

健全的生命不但要与他人进行有意义的对话，而且应该与自然（实在本身）交谈。人的语言和社会建构所成就的有意义生命至多只是一种"建构的实在"，它们都无法摆脱某种"建构性"，因而仍不是实在本身。人不但要建构有意义的生命，还须向实在本身开放，借以进入生命本身的发展过程。生命的开放只有达到足以解构人为建构的程度，才能使自己与实在本身沟通，此一要义可从阐释古典哲学意涵得到更深层次的理解。贵生是老子的重要思想，老子之道是宇宙的根本之道，也是治国之道，亦是深根固柢之道。从道家文化看来，当谈论健全生命时应当按照"道"的本身来看待生命。从字源上来讲，"道"由"首"和"辶"两个字根构成，两个字根汇融意味着一个人可以在既定道路上阔步前行。"道"的原初意思是有方向的道路，"道"同时还是自然的法则，甚或是活动本身。我们必须说出"道"这一词语才能表达道本身，然而一旦说了之后，所说者就变成了一个建构的实在，而不再是实在本身了。世间万物都与"道"有关，"道"是万物之理，个别的事物只是"道"的一个面向，只能展现"道"的一部分。因此，为了使身心向实在本身开放，人为的建构须加以解构才会出现"道可道，非常道"。

就道家哲学而言，所谓的创造是在"有"和"无"，"自由"和"约束"之间的对比辩证过程。"有"针对"无"具有某种程度的稀少性，"无"和"可能性"是丰盈的，然而"有"或"实在"则是稀少的。正因为"有"的稀少性，人才不必强加自己的主观意志于万物，身体的稀少性也并不意味着身体的优越性，此种在道德哲学层面对于生命的把握超越了以人类为中心的认知。"道"的根源性会影响生命历程的权衡，以下将以虚拟情境为例，比较荀子、韩非子、墨子在生命历程上的差异性。假若一艘船在大海上即将沉没，船上载有十二人，但只有一条容纳六人的救生艇，如果荀子、韩非子与墨子分别选择其中六个人可乘小艇逃生，将有不同的结果。这十二个人分别为：1. 自己（荀子、韩非子或墨子）；2. 传教士；3. 性工作者；4. 智障男孩；5. 患癌女孩；6. 船长；7. 青年模范工人；8. 懂航海技术的犯罪船员；9. 企业经理；10. 贪污的官吏；11. 耄耋之年的医者；12. 中年女性。荀子的选择可能是：1、5、6、7、9、12；韩非子的选择可能是：1、6、7、9、11、12；墨子的选择可能是：2、3、4、5、7、12。

　　荀子的选择是以人性中的好利、疾恶、耳目之欲为依据：首先选择自己逃生以满足自身基本的求生欲；选癌症女孩是因为从仁义的观点应该同情弱小；不选传教士是因为其身份本当牺牲奉献，他除了求生欲之外还有实现其生命价值之欲；因性工作者是社会上大多数人所排斥的，从是否符合礼义来看荀子不会选她；由于智障男孩的求生避死之心不会太强，所以也置于放弃之列；船长作为领导者，救生艇上的航程还有赖他的指挥，除非他为自己的职责放弃求生，要与船共存亡，不然一定要选择船长一起走；青年模范工人是在道德人格、体力能力上都被肯定者，因此也入挑选之列；企业经理也是一有能力的领导者，对于社会仍有较大的贡献；至于选择中年女性而不选耄耋之年的医者，缘由在于同情妇幼是仁爱表现；犯罪船员与贪污官吏是造成社会混乱失序的因素，因此排除在外。从以上的选择分析，可知荀子权衡生命的考量因素包括：自我优先、身份的职责、社会的礼义规范与同情弱者。

　　韩非子与荀子的选择有很大的重叠性：不选癌症女孩而选耄耋之年的医者，纯然是从自利功利的观点着眼，因为医者的专长有助于逃生过程，而女孩则不能发挥功效；他对于握有权力的管理者基本予以肯定，故选择船长及企业经理；对于有助于达成目标的相关因素也是接受的，故选择青年模范工人与中年女性；罪犯与贪官则予以排斥，其中罪犯的专长已有船长可取代，若船长不走，则懂得航海技术的罪犯船员就会优先被选择；至于自己，基于他对人性的主张理所应当是首选。因此韩非子权衡生命的考量因素包括：自我优先、功利取向、社会整体的法律秩序以及肯定强者。

墨子的选择跟前述有所不同：首先会放弃自己的逃生机会，兼爱的精神包含着牺牲之爱，牺牲自己以成全他人，故要顺从天志，谋求最大多数人的最大幸福；选传教士是因其逃生的过程中可给予同行者精神上的安慰；3、4、5、12 代表社会上弱势族群，亦是墨家所关怀的对象；选青年模范工人则是从道德与实用的观点考量，其能力有助于大家逃生成功；至于船长必须负起他的责任，经理、医者已经是享受社会资源的上层阶级，应该把机会留给其他人；贪官、罪犯是违背天意者，因故放弃。因此墨子权衡生命的考量因素包括：天命的公义、大多数人的幸福、效益价值与弱势优先。

基于对荀子、韩非子及墨子的生命权衡分析可以把握如下的健全生命原则：生存原则、自我优先原则、功利原则、德性原则及公平原则。生命并非孤独的存在者，它是生存在天地之间、人与人之间的一种追求意义的存有模态。庄子有成为一只蝴蝶的梦想，对他而言，蝴蝶是美丽自由的存在，逍遥于自然之中，这象征着人的存在与自然相结合。于生命的道德哲学层面而言，无须区分庄周和蝴蝶，自由美丽的存有模态超越了事物区分，达到了与道合而为一的境界。庖丁为文惠君解牛已然达到艺术的境界，此处的"牛"意谓着复杂的生命体，也指称着生命的复杂性。经由生命实践达至艺术的境界方可以掌握生命的复杂性，此种生命的实践是在身体的运动和韵律当中体现的，亦故，身体是发挥生命实践的艺术场域，身体亦是道呈现的场所，万物由道所生，道和万物之间的关系就如同母和子的关系，而子子之间皆为平等。道通为一，道穿透了万物并且贯通其间，身体皆为道的体现，此种道德哲学论题将使身体达到一种开放的心境，彻底的身心开放亦将足以复健出健全的生命。

综上观之，健全的生命是一完整且有意义的生命，身体的医疗实为通过细心照料恢复健全生命之道的历程。倘若要达到完满有意义的阶段，我们便须将欲望的动力加以整体促动，首先，在表象和语言的层面建构意义，然后经由互为主体性在生命世界之中共同建构生命的意义，再次将意义建构和共同建构纳入一个解构过程，以便朝向生命实在本身开放。健全的生命并不仅只是身心或社会意义建构的过程而已，它是一种生命实践的过程，而此一生命实践的向度将会对意义建构与共同建构的活动进行转化升华。人都是在实践意义、产出意义的过程之中才认识到自身是能够拥有健全生命的，总得说来，人们在自由脉络中畅游继而学习到生命实践的艺术，这样的生命实践历程才能够延绵出完满的健全生命。

第三章 《黄帝内经》身体文化观探解

医学研究和关怀的对象不外乎是"人",而身体乃是建构"人"的有机体。研究古代的身体观,不可避免地运用"现代"的语汇来揣摩古代思维的意蕴。"身体"一词在《内经·素问》中所涵括的范围极为广泛,但在当今的思考与生活情境中,"身体"与"灵魂"、"健身"与"修心",似乎是彼此鲜少交集的命题。

在《内经·素问》所代表的传统医学典籍中,"身体"一词不局限于具象、可触的形躯,其对身体机能的运作与生命现象的理解,也不纯粹以功能主义式的拆解与拼凑来理解。《素问·疏五过论》曰:"身体日减,气虚无精,病深无气,洒洒然时惊,病深者,以其外耗于卫,内夺于营。"① 显然"身体"日减的实质内容,包括了精、气、卫气、荣气等的耗、夺、虚、无;且说"时惊","惊"乃属于情志层面上的反应。

对《内经·素问》身体观进行探讨之前,有必要从认知、作用与工夫实践等层面,厘清在中国古典意涵中对"身体"的普遍理解。借此可以更清楚并掌握传统医学观念与哲学思想间相互渗透的关系。本章主要论述《内经·素问》身心平衡的渊源、十二经络与脏腑的作用以及精、气、神的生命机能。

第一节 身体平衡的渊源与意义

《内经·素问》所呈现的气、阴阳、五行、经络的身体,体现了天人

---

① 山东中医学院、河北医学院:《黄帝内经素问校释》,人民卫生出版社 1995 年版,第 64 页。

合一、形神相因的身体观特征，这一特征与《内经·素问》产生时代的学术思潮有直接的关系，尤其是当代的"全身"观念，形、神、志、气的身体构成要素以及心。先秦时期形、神、志、气被认为是人体的组成要素。《淮南子·原道训》也认为人的身体构成即是形神志气四要素。形体与精神是不可分割的整体，形与神亦是互用互制的统一体。

身心平衡即是阴平阳秘、五行相生的整体动态平衡观，人体形态结构与天地万物相类。《内经·素问》认为人体就是天地的摹本，是小天地或小宇宙，具体表现为人体形态结构与天地万物相类，人体生命运动规律与天地气机变化相类。《内经·素问》对生命运动规律的认识是通过对外在生命现象的观察，根据"天人相应"的原理以自然运动规律来类推。《内经·素问》认为既然天人相应、天人合一，那么人体生命运动的规律与自然运动的规律就是一致的，人体内发生着与自然界同样的运动过程。保持身体的完整不仅是对肉身的妥善保护，且涵盖了人格尊严。因此身体问题被提升到哲学的讨论范畴。《内经·素问》所呈现的气、阴阳、五行、经络的身体，体现了天人合一、形神相俱的全身概念。

第二节 脏腑与身体结构的机理

承前身体概念所言，脏腑与经络乃是驱使身体平和运转的舵手。《内经·素问》认为：人体五脏与自然界的四时五行遵循着同样的规律。《素问·刺禁论》曰："肝生于左，肺藏于右，心部于表，肾治于里，脾为之使，胃为之市。"①

一 脏腑的功能

藏象的形成和概念的确定经历了漫长的过程。五脏乃指肝、心、脾、肺、肾，六腑乃为胆、胃、小肠、大肠、膀胱、三焦，其脏腑互为表里，亦可以母子关系相称，本节论述乃以脏腑形上功能为主述，

---

① 山东中医学院、河北医学院：《黄帝内经素问校释》，人民卫生出版社1995年版，第92页。

非以器官的物质性功能而论，故《素问·灵兰秘典论》说："黄帝问曰：愿闻十二藏之相使，贵贱何如？岐伯对曰：悉乎哉问也！请遂言之：心者，君主之官也，神明出焉。肺者，相传之官，治节出焉。肝者，将军之官，谋虑出焉。胆者，中正之官，决断出焉。中者，臣使之官，喜乐出焉。脾胃者，仓廪之官，五味出焉。大肠者，传道之官，变化出焉。小肠者，受盛之官，化物出焉。肾者，作强之官，伎巧出焉。三焦者，决渎之官，水道出焉。膀胱者，州都之官，津液藏焉，气化则能出矣。凡此十二官者，不得相失也。故主明则下安，以此养生则寿，殁世不殆，以为天下则大昌；主不明则十二官危，使道闭塞而不通，形乃大伤，以此养生则殃，以为天下者，其宗大危。戒之戒之！"①

对于"心"被视为"君主之官"的理由，则只说："神明出焉。"王冰注云："清净栖灵，故曰神明出焉。"其中"栖灵"二字，即强调"心"为神灵寓居的所在。《灵枢·邪客》亦云："心者，五藏六府之大主也，精神之所舍也。"② 由上述可知，"心"成为君主之官、五脏六腑之大主，具有思虑功能的重要作用，非是掌司血脉的"具象之心"，而是处于该空间位置的"神"。无形之"神"寓居于有形之"心"，乃使心成为全身之主。说明了寓"神"之"心"明与不明，对于人体的影响是全面且巨大的，可广及所有脏腑和行气之道。简单地说，就是"心"可安"形"亦可伤"形"。

根据《内经·素问》五神脏的理论，人体的神总统于"心"而分藏于五脏，如《素问·宣明五气论》曰："心藏神，肺藏魄，肝藏魂，脾藏意，肾藏志。"③ 因此心神是生命活动的最高主宰。

二 经络与奇经八脉

十二经络的每一条经脉均可与五脏六腑一一对应，就是十二条

① 山东中医学院、河北医学院：《黄帝内经素问校释》，人民卫生出版社1995年版，第347页。

② 河北医学院：《灵枢经校释》，人民卫生出版社1995年版，第259页。

③ 山东中医学院、河北医学院：《黄帝内经素问校释》，人民卫生出版社1995年版，第381页。

"通道"与此"经"把脏腑联系起来的，且十二正经俱有表里关系，分为六阴六阳，以纵横交错形态分布于人体周身上下。经络犹如一棵生命之树的气脉，有了气脉的运行方能促使五脏六腑正常运作，经脉与经络就是气流动的路线和通道，既是无形又可显现有形。人就像一棵生命树，因为有"气""经脉""经络"，才有生命力。经络通畅，人体就健康，反之则衰亡。

（一）经络功能与作用

1. 手太阴肺经

主治：咳、咳血、喉痛、喘、手臂内侧前缘酸痛。

主穴：尺泽、孔最、列缺、太渊。

2. 手阳明大肠经

主治：头面五官疾患、热病、皮肤病、肠胃病、神志病。

主穴：合谷、曲池、手三里、迎香、肩髃。

3. 手厥阴心包经

主治：心痛、胸闷、心跳过速、心烦、癫狂、精神病、腋窝淋巴结肿大、掌心发热。

主穴：内关、大陵、曲泽、郄门、中冲、劳宫、间使。

4. 手少阳脾经

主治：热病、头血五官病症、头痛、耳聋、耳鸣、目赤肿痛、面肿、水肿、小便不利、遗尿以及肩臂外侧疼痛等。

主穴：支沟、肩髎、翳风、耳门、阳池、外关、中渚、天牖。

5. 手少阴心经

主治：心痛、心悸、失眠、咽干、口渴、上肢内侧后缘疼痛。

主穴：极泉、神门、通里、少海。

6. 手太阳小肠经

主治：头项五官疾病、颈项痛、肩臂痛、耳聋、目黄、咽喉肿痛、癫狂、肩臂外侧后缘痛。

主穴：后溪、小海、肩贞、天宗、少泽、养老、支正、听宫。

7. 足阳明胃经

主治：胃经属于胃络于脾，所以它和胃的关系最为密切，同时也与脾有关，因此胃经主治肠等消化系统疾病。另外对神经系统、呼吸系统、循环系统和经脉循行路线所经过的部位也有较好的疗效。如肠鸣腹胀、腹泻、胃痛、呕吐、善饥易渴、厌食、鼻出血、牙痛、口角歪斜、咽喉肿痛、胸部等本经循行部位的疼痛、热病等。

主穴：厉兑、足三里、丰隆、梁丘、天枢、人迎、四白。

8．足少阴胆经

主治：肝胆等病症。如头痛、目眩、烦躁易怒、胁肋部疼痛、口苦、失眠、神经衰弱、面色灰暗、皮肤干燥、下肢外侧疼痛等。

主穴：风市、肩井、阳陵泉。

9．足太阳膀胱经

主治：本经腧穴主治头项、眼、背、腰、下肢部病症以及神志病症，背部的穴位，主治与其相关的腑脏病症和有关的组织器官的病症。

主穴：脾俞、承山、膈俞、委中、至阳、天柱、攒竹、申脉、睛明。

10．足厥阴肝经

主治：腰痛、疝气、遗尿、小便不利、月经不调、子宫出血、性功能减退、烦躁易怒、失眠、视力减退、头晕眼花、易疲劳、口咽干燥、皮肤枯黄、面色暗晦等病症。

主穴：大敦、行间、太冲、中封、曲泉、蠡沟、期门。

11．足少阳肾经

主治：泌尿生殖系统疾病。如月经不调、水肿、遗精、阳痿、带下异常、哮喘、泄泻及下肢疼痛麻木等病症。

主穴：涌泉、太溪。

12．足太阴三焦经

主治：脾、胃等消化系统病症及经脉循行路线上的其他病症。如胃痛、恶心、呕吐、打嗝、腹胀、腹泻、黄疸、身体沉重无力、舌根强痛及膝关节、大腿内侧肿胀、冷痛等。

主穴：太白、公孙、三阴交、血海。

（二）奇经八脉

奇经八脉乃指十二经脉以外的八条经脉。即指督脉、任脉、冲脉、带脉、阳跷脉、阴跷脉、阳维脉和阴维脉。奇经与十二正经不同，既不直属脏腑，也无表里关系，"别道奇行"故称为"奇经"。奇经八脉最早散见于《黄帝内经》，集于《难经·二十七难》，提出奇经八脉之名并详载其分布路线和病候，并提出"凡此八脉者，皆不拘于经，故曰奇经八脉也"①。奇经八脉具有内不联属脏腑，外无本经输穴（任、督两脉除外）和无表里相配的特点，错综于十二经脉之间，具有调节溢蓄正经脉气的作用。奇经八脉中的任脉和督脉，因有其所属的腧穴，故与十二经脉合称为"十四经"。

奇经八脉交错地循行分布于十二经之间，其作用主要体现于两方面：督脉与六阳经有密切联系，称为"阳脉之海"，具有调节全身阳经经气的作用；任脉与六阴经有密切联系，称为"阴脉之海"，具有调节全身诸阴经经气的作用；冲脉与任、督脉，足阳明、足少阴等经均有联系，故有"十二经之海""血海"之称，具有涵蓄十二经气血的作用；带脉约束联系了纵行躯干部的诸条足经；阴维脉和阳维脉联系阴经与阳经，分别掌管一身的表里。阴阳跷脉主持阳动阴静，共司下肢运动与寤寐。

奇经八脉对十二经气血有蓄积和渗灌的调节作用：当十二经脉及脏腑气血旺盛时，奇经八脉能加以蓄积，当人体功能活动需要时，奇经八脉又能渗灌供应。

1. 任脉

主治：小腹、脐腹、胃脘、胸、颈、咽喉、头面等局部病症及相应的内脏病症，部分腧穴亦可治疗神志病。

上焦：胸闷、气喘、咳嗽、胸痛、呃逆。

中焦：腹胀、腹痛、肠鸣、腹泻、胃脘痛、呕吐、纳呆、水肿。

下焦：小腹胀满、疼痛、二便不通、遗精、月经不调、痛经。

主穴：关元、神阙、膻中。

2. 督脉

主治：神志病、热病、腰骶、背、头项等局部病症及相应的内脏病症。

神志病：不寐、痫症、癫狂、昏迷、惊风。

① 南京中医学校：《难经校释》，人民卫生出版社1979年版，第106页。

热病：中暑、高热、疟疾、感冒。

外经病：脱肛、腰骶痛、项背痛。

主穴：命门、百会、大椎、水沟、至阴。

第三节 精、气、神的生命机理

生命物质起源于精；生命能量有赖于气；生命活力表现为神。

一 精之内涵

分为"先天之精"与"后天之精"。"先天之精"别称"元精"，乃是与生俱来，禀受于父母，藏于肾，是人类生殖繁衍的基本物质。"精"存在先后天之别，两者同时并存于两肾之中而形成"肾精"。

心、肝、肺、脾、肾五脏之精，产生了神、魂、魄、意、志五脏的神，包括一切气化的精神活动。总而言之，精就是营养物质，人体依赖营养物质的供应，才能发挥作用，这就是后天养先天的说法。所以特别指出了精气不可失守，失守则阴虚，阴虚则无气，无气则亡。

二 气之内涵

中国哲学认为气是宇宙的本源，也是构成万物的元素。《内经·素问》中气的含义，是基于先秦汉初的哲学"气"的内涵。《素问·脉要精微论》说："夫脉者，血之府也，长则气治，短则气病，数则烦心，大则病进。"[1] 气含括范围甚广，兹将气归纳为真气、宗气、营气、卫气简述之。

真气能推动、调节脏腑、经络等组织器官的生理活动。宗气又名"大气"，是聚于胸中之气，为人体后天的根本之气。《素问·痹论》："卫者，水谷之悍气也。"卫气由水谷精微化生，运行于脉外。《灵枢·营卫生会》说："人受气于谷，谷入于胃，以传于肺，五脏六腑，皆以受气。其清者为营，浊者为卫，营行脉中，卫行脉外，营周不休，

---

① 山东中医学院、河北医学院：《黄帝内经素问校释》，人民卫生出版社 1995 年版，第 237 页。

五十而复大会，阴阳相贯，如环无端。"

人的生长、发展与壮盛乃是脏气的逐渐盛实，而其衰老，是脏气（肝气、心气、脾气、肾气）由盛转衰，由实转虚的过程，至于死亡，则是脏气整个的消失，仅留下一个没有气的形躯。生理的身体，因其有了"气"这个物质身体，才成为具有生命现象、机能运作的活体，一旦气衰竭殆尽，则"生理的身体"不过是一具死尸，及"五脏皆虚，神气皆去，形骸独居而终矣"，人不只是禀气而生气聚成形，气亦是维持人生命活动的根本要素，而人的生命活动现象实质上就是人体气的运动变化，我们的呼吸、饮食亦不过是在养气以维持运动的不停息，使人之生理功能与心理活动得以运作和展现。

笔者认为气乃是维持生命的最重要元素，胃为水谷之海，脾升胃降，纳运相得。

三 神之内涵

在传统养生理论中，"神"是生命的核心要义。

中医形成"形神兼养，养神为先"的养生概念。中医不强调解剖学，因此中医对神经的作用与分布，只能作出概略性的说明与推测。总之，"精""气"是生命活动的物质基础，而神则被视为生命活动的外在表现。

身体除了含括精气神之外尚应包含脏腑与经络，细审古籍中的心、形之间普遍呈现的紧密关联，我们便能理解这种说"身"含"心"的语言习惯与认知观念的形成。如《国语·周语》记述晋将有乱，单子得以预先知晓，非以天道占之、以人事知之，而是建立在"观其容而知其心"的认识法则上。单子说：夫君子目以定体，足以从之，是以观其容而知其心矣。目以处义，足以步目，今晋侯视远而足高，目不在体，而足不步目，其心必异矣。目体不相从，何以能久？由眼睛、手足，得以窥见其"心"，可见"形躯"与"心意"间的连续性，这还只是心与行之间的互动。

综上所述，可知将心归属于"身体"义界中，乃为中国古代身体观的共识；且不只是医家探讨身体的理论基础，更具有在知识价值取向上的深刻寓意。汉代司马迁在综论六家要旨的结语中，便特别强调：凡人所生者神也，所托者形也。神大用则竭，形大劳则敝，形神离则死。死者不可复生，离者不可复反，故圣人重之。由是观之，神者生之本也，形者生之具也。不先定其神形，而曰"我有以治天下"，何由哉？表面上司马迁似乎是从道家的立场出发，批评空言治天下者，未能真正理解到神、形作为构成生命的"本""具"，才应该是思想关怀的重点。但司马迁以"圣人"对生命的重视为关注的焦点，实与《内经·素问》理论的价值取向遥相互应。凡人所生者"神"，所托者"形"；神者"生之本"，形者"生之具"，形神相合，成就完足的"具体"，此乃传统思想对身体认知的共象。

第四节 《黄帝内经》"风"文化的疾病源流探解

本节力求探源中医经典文献里"风"可能涵盖的病理意义，并着重延伸探讨社会文化与医学典籍对"风"的描述理解以及衍生出的病证与治疗观念。在历代知识与经验不断扩充的同时，"风"的意涵逐渐脱离气候变化的界域，时人也期冀通过掌握"风"的变化规则与特性为身体境遇找出更多的合理性存在。经典文献视"风"为重要议题，从直观自然界的风气变化逐渐将"风"的质性现象加以建构成群组理念并与疾病相贯通，由此"风邪"概念便不只是异常的空气流动现象，而是包含实际可感受的气象变化以及与风相类似的隐喻位阶，中国医学的精粹也就在此种原型概念与跨域整合交互浸润的过程之中逐渐堆叠出理论与实践相应的和谐图景。

一 文意与隐喻

中医学对疾病及症状的命名分类使用了与现代医学不同的语言逻辑概念，自身内部对于同一字词所描述的意涵在不同文本中也往往有概念和意义上的差别。先秦两汉是中医学重要的奠基时期，医家的个人感官经验、地区文化与方言差异以及从病因、症状、发病特点等不同角度描述临床疾病与现象都会影响主体的诠释性与其命名差异。这种文字运用的概念与特征既是中医学的特色之一，也是学习研究者在研读时遇到的困扰与争议所在。

中医文献对疾病的命名不止是单纯的病名意义，以《黄帝内经》为例，其单一病名与相关描述经常涉及现代多种临床症状，书中对疾病命名的基本要素主要有四类："致病原因、主要症状、病变部位及病变机理。"① 因为疾病的命名多数是将两个或两个以上的要素结合应用，在探讨时若忽略文字组合背后的多重意义有可能导致误解，加上古今语言训诂有异，医学演进风貌也有所不同，不少病名可能有所转变或已不再沿用，致使当代医师对相关名称较为生疏甚至误解，此为理解医籍所遇障碍的缘由之一。

另一中医经典文献的研读症候来自文字的矛盾与隐喻。忽略文字的时代演变与文献的上下文意皆容易使学习者产生误解。而隐喻性的论证与表达方式一直是中国文化在思考诠释上的基本模式之一，古代中国人通过各种知觉的延伸与联结形成思考能力，同时不断在熟悉与陌生的两域经验间进行往返，使未知的事物变为熟悉，而熟悉的事物再现新的意义。因此，古人各种记录背后所建构的世界不仅呈现出语言文字的多重意义，也潜藏着时人的生活态度、文化思想、记忆想象和社会行为。

上述因存在多重概念而造成的诸种研读误解现象可称为"操作型定义的偏差"，意指习医者在不熟悉语言文字的意涵或忽略文本特性、历史背景、时人思维、社会文化等因素影响下，贸然解读与实证中医文献时所造成的误解与断层。文章将力求减少此类缺失，利用"大风"及"疠"这两类与"风"相关的病名与"麻风"间的交错联结，凸显在理解经典文献文词意义与其使用边界时应注重的基本概念；在重新诠释"大风"与"疠"延展性意义的同时，将以《内经》为主体详述社会文化范畴里有关"风"与人的关系，并着重延伸探讨医学典籍对"风"的描述理解以及衍生出的病证与治疗观念。

二　命名与范畴

古代"大风"与"疠"两类病名各具特定的临床症状，《素问·

---

① 张登本：《内经的思考》，中国中医药出版社 2006 年版，第 353 页。

长刺节论》提到："病大风，骨节重，须眉堕，名曰大风。"① 同书《风论》记载："疠者，有荣气热胕，其气不清，故使其鼻柱坏而色败，皮肤疡溃。风寒客于脉而不去，名曰疠风，或名曰寒热。"② "大风"主要的症状是骨节沉重与面部毛发脱落；"疠"则因风寒之邪入脉，与荣气合而为热，产生血液性感染，进而使血脉腐坏、脉气不清，形成鼻梁损伤、皮肤疮疡与黏膜溃烂。

有关现代医史研究对"大风"与"疠"的考证，多数学者皆以病患外症特征为根据从而判断此两类疾病或症状等同于现代的麻风病。但古代"大风"与"疠"应该是一个复杂的病类，包含今人所知的麻风及其他具有类似外症的疾病，从疾病分类概念的变化看来，事实上无法将这三种病名直接画上等号。《素问》与《灵枢》中的"大风"与"疠"除了在《长刺节论》与《风论》里为单纯的病理症状之外，书中其他篇章提及两名词的论点多数意指"气候变化对环境的影响以及间接引起各种脏腑运作失序而导致病症的记录"。因此，若以相对薄弱的论述为根据即做出"大风"与"疠"两类名词等同于麻风病的论述，在医史文献视域层面可能过于草率。

《素问》和《灵枢》引用"大风"二字主要有两类核心意义：第一是泛指某类病因及其特殊的影响力；第二是强调年岁节气不以正常时序交替转变时对环境气象产生不合规律的变化，并连带引发对人体生理功能的负面影响及后续各种类型病症的出现。至于"疠"字在两书中虽然有较少记录，但其隐含有"因风致病"的想法以及时人对"天人合一"观点在医学上的特别关注现象。因此，"大风"与"疠"的命名在当时并非单纯是一个"病名"，而是涵盖了病因、环境与人体的各种变化特征及其病理现象，而且在不同讨论主题下被赋予了不同的意义。习医者顺理成章地将两类病名与麻风病相联结，实则遮蔽了症状归纳的不对等性、文字意义的差异性以及赋予病名概念上的错觉性。此乃文字背后隐藏的丰富语境，也是字词意义所指，习医者必须身入其境才能据其内涵与大医对话。"命名"乃为了表达一

---

① 郭霭春：《黄帝内经素问校注》，人民卫生出版社 1992 年版，第 53 页。
② 同上书，第 193 页。

个或一群特定的概念，而该名称会因为创作者加入的潜在概念因素而改变其隐性范畴，理解范畴设定的界限将有助于后人较贴近古人的思维。因此，对习医者来说，若能探索中医经典文献里的诸种命名并分辨其范畴，其学术理解的面向与诠释程度便能产生质的跃升。

三　人在风中——"风"的经典意涵解构

"风"是自然界的现象，与人类的生活息息相关。在中国历史上很早就有人与风互动的相关记载。《尚书》曾提到利用观察星辰与太阳运行的变化定出仲春、仲夏、仲秋和仲冬四个节气，从中确认季节、年岁、气候、物候等自然现象变化的方法；商朝进入农业时代，时人工作生活与气象变化紧密相关，商代卦辞以"凤"示"风"已经显现"风"的概念与文字，内容包含不同强度、方位与时间季节产生的风，并从观察风的现象中表现出对未知力量的崇敬；殷人对历法气象、宇宙空间、宗教观与农耕生产的思想都可在与风有关的认识中找到端倪。

周官设有"保章氏"一职，负责观测天文星宿、封界、太岁、气象及风气的变异。《周礼·春官宗伯》提到保章氏观测风气："以十有二风，察天地之和，命乖别之妖祥。"① 周朝"十二风"概念可视为"十二辰之气"，即在地表上人所能感应的风来自十二个不同方向，分别对应十二个月的月朔时太阳所在的位置；同时"风"亦被视为"气"的流动变化，并通过"音律"标准的制定确认其方向，这套沿袭自夏商两代而来的思维将"风"的方位变化视为影响环境或经济生产的因素，也将隐喻的"风"视为社会风气与纪律是否移易、音乐风俗是否展现的依据。先秦时人不仅认为风犹如大自然的呼吸，是天地生命的气息，对"风"产生的意象也已逐渐扩展到人身对应与社会文化活动之中。

大约从公元前6世纪开始，气候环境对人体身心产生影响的想法已融入医学意识并汇入理论之中。秦国名医医和主张的病因概念来自各种自然现象变化过度时对人体所造成的疾病，彼时的病性并没有明

① 《周礼》，黄公渚注，商务印书馆1936年版，第71页。

确的内外之分，天地与人体之间的关系虽仍暧昧不明但已紧密结合。春秋时代仍延续着天人相应的理念，并且逐渐增加了从气象衍生而来的自然与人文分类，同时持续强化环境与身体的连接关系。简而言之，自然界的特性能再现于人体，故人能在同构型的对应中寻求趋吉避凶之道。

众多相似的见解与记录散见于《素问》与《灵枢》，特别是对于"风"的论述，呈现了从自然现象逐渐渗透成为医学意识的过程，对中医基础理论的奠基与扩展实有突破性的意义。两书中多次重复提及一个重要观点：一切疾病之起，皆与风有关；因之变化而成其他疾病者，根源仍由风引起。对人体来说，原本中性的"风"只是前述"六气"当中的一种自然变化，但由于"风"独具变化无常的特性，当其流动方位、程度时序异于平常时，就可能在刚柔邪正、虚实阴阳的特质中迅速转换，从而影响人体原来正常的生理运作并引发各种疾病。

"经统计，'风'字在《内经》全书中达到三百次以上"①，从该书特色乃非一人一时一地完成的著作加以考虑，"风"在先秦医学的发展中的确具有意义，在病因谱系里成为不可取代的重要角色。整理相关内容后亦发现，不仅以"风"命名或因"风"引起的疾病数量在《内经》中居各疾病之首，其特征与分类也相当多元，在病因学中具有重要地位。"风"的概念在《内经》中呈现如下：风是无孔不入的，能滞留于人身各组织部位；不同时间、不同方位的风能依其特质影响相应的脏腑；因"风"引起、或与"风"相关的病症名称大量出现；环境气象的各种变化能与风结合从而引发疾病。因此，"风"的概念在进入医学范畴后有了多样化的运用，除了仍保留"风"所属的各种自然特性意象之外，最重要的是强调了"风"对人体可能产生负面影响。"风"在文字上的意义已然扩大，除了包含各种病因、症状、部位、病理意义之外，因风成邪的外因思维成为中国医学在病因病机发展上的一大进展，"风"也成为外在环境致病因素的统称，在医家的眼中，"风"已不再只是自然界的空气流动现象而已。《说文解字》释"风"："从虫，凡声。风动虫生，故虫八日而化。"古代汉语的虫字有动物或生命之意，"风主虫"即表示风是有生命的东西，能化生万物；进一步延伸解释，若气候与环境条件俱足，生物就得以大量繁衍。

以此推论，"风"应有双重意涵：其一是指环境气象的变化，特别是在呈现流动性与方向性层面；其二是具有致病性的生物，特别是其生命周期与气象环境条件相符的物种。当此两种条件俱足时，"风"转化为"邪"，除了气候发生异常变化，也使人体容易感染特定病原进而引发疾病。《素问·风论》所言的"风者，善行而数变"指的正是因"风邪"引发的病理特征，时人取类比象，依自然环境中风气忽然而来、悄然而止、迅疾飘忽而变化不定的特点，将临床上各种具有"发病迅速、传变快"特征的病症归纳为风邪引起。至于外感疾病形态的复杂化与相关医学理论的深化，则从"风者，百病之始也""是故风者，百病之长"等经典论述中展现；风邪为外感六淫当中最常见的一类，其他五淫（寒、暑、湿、燥、火）经常依附于风邪而侵袭人体。中医外感医学的核心概念不断延续堆叠千年，清代的医家仍有类似论述"盖六气之中，惟风能全兼五气，……。由此观之，病之因乎风而起者自多也"。寒、暑、湿、燥、火皆是气候环境的变因，过度异常时同样可以独立致病，但唯有"风"可与各种变因组合，形成气象的多样性，也同时诱发了各种不同微生物的活性与繁殖力导致各种相关疾病。上述推论与现代环境生物学及医学微生物学中所涉及的微生物繁殖与环境条件的关系以及各种微生物在相应环境下如何引发人体疾病的观点是一脉相承的。

再次回顾经典文献的内容，在公元前5世纪末期之后，中国医学以"风邪"为中心逐渐形成一套外感疾病观。该谱系分为两大脉络，一是以"风"为主轴，探讨的内容涉及"风"的特性、方位与季节时令，并论述"风"在各种异常变化下如何对人体造成不同伤害，此乃夏商两代以来的观念延伸，"风"已成为医学上泛指各类外感疾病最重要的主体；另一脉络则以"人"为主轴，涉及分辨各类"风邪"所处的身体部位、产生的病理机转和临床症状，同时亦关涉到与其他内外病邪的互动关系及其相关命名，此部分在春秋战国之后发展成为方技之学内容中最具特色与影响力的项目之一。

不管因"风邪"影响产生何种病症,人与"风"的接触总是从皮毛开始,外邪侵犯人体除了依循由外而内、由浅而深的规律之外,在流动转换的过程中,每个阶段都可能因不同结构特性而产生独特的病症。医家将抵御外邪之术分为内、外二法:外以"避"与"顺"为原则,躲避病原便能截断其传播途径,顺应天时地利则能不掠其锋;内则以维系身心平衡与确保良好的身体特质为要,使身体防御机制能正常发挥功能。通过这种内外双修的概念,时人得以在社会里摸索出安身立命的方法。《素问·上古天真论》对上述概念有整合式的论述:"夫上古圣人之教下也,皆谓之虚邪贼风,避之有时,恬淡虚无,真气从之,精神内守,病安从来。"① 人体身心特质会影响对风邪的耐受度,特别是当饮食、生活起居、情志喜怒产生不当从而失去其健康恒定的状态时,就会引起各种功能的失序。《灵枢·顺气一日分为四时》指出:"夫百病之所始生者,必起于燥温、寒暑、风雨、阴阳、喜怒、饮食、居处,气合而有形,得脏而有名。"② 此一时期对于形成疾病的原因已考虑了环境与人体的双重影响。另一"环境影响身体"的医学理论亦须留意,《素问·金匮真言论》言:"日夜阴阳、四时气候、五行生克与五藏功能间的多重对应"③则体现出人体虽能因环境八风四时的异常而致病,但在自身精气已伤而不藏时,外邪更容易趁虚而入;同时,若季节出现"四时之胜"的情况,疾病则特别易于相应的内脏发生。从医学史的角度分析,术数方技代表的实用文化构成了《内经》的文化底色,《金匮真言论》的完成则代表了先秦以来病因病机突破性的进展,是经验理论化的重要过程:由于在医学范畴里引用了五行作为分类的依据,借由五种力量消长与其互动特质的关系,不仅使复杂的变因容易区别与联结,也让医学理论生发出规律进而可供推算的术数风貌。

---

① 山东中医学院、河北医学院:《黄帝内经素问校释》,人民卫生出版社1995年版,第328页。

② 河北医学院:《灵枢经校释》,人民卫生出版社1995年版,第163页。

③ 山东中医学院、河北医学院:《黄帝内经素问校释》,人民卫生出版社1995年版,第275页。

　　若要对前述诸段落所论的先秦至两汉间外在环境诱发疾病的概念及"风邪"与人身关系作提纲挈领的回顾，《灵枢·岁露》则为必读的前提经典文献。书中提到如下重要观念：正常的四时八风能因季节寒暑变化的不同而伤人；部分风邪悖离四时八节之规律，借人体皮腠开泄时趁虚而入；人体皮腠开泄的程度不同，发病的形态、部位与程度也会不同；正常情况下人体皮腠开合受气血多寡的规律影响，该规律取决于日月潮汐的变化；风雨无常的年岁若未及时令人发病则形成伏邪，待时机适当能与新邪结合共同引发疾病；不符合时令的反常气候会诱发各种异常风邪引起疾病。这些观点不但与前述诸段落的考证分析彼此吻合，通过这些文献亦可尝试探析出时人对于"风"概念的流变过程及其被引入医学经典之后的运用。从早期指涉方位、时空、气象、季节时序变化的自然流动现象，到对国运、社会环境、经济生产与众人的对应影响，再借由"异常的风"能造成疾病的观察经验从而将整套"风"的内涵延续到医学理论之中，由此可以清楚看到"风"的现象与特质于先秦以来在历史、文化中流动的轨迹及其重要的医学地位。

四　文之腠理与疗风之道

　　《内经》中的"风"所代表的意象有气象、病因、病机、外证、内证等概念，若四时气候变化失常、风气太过不及或非其时而有其气，皆可侵入人体而成外感病证。"谨候虚风而避之"是避免受风邪外感伤害的第一要务，即视躲避病原以此阻断疾病的传播途径为预防一般外感疾病的首要原则；但若人体身心不稳导致无法处于清静慎养的状态，则正气无力卫外、腠理不坚，便不可免于"虚风伤人"的侵害；当遇上气候剧烈变化的"大风"或具有高度传染力的"疫疠"时，即使身心尚属健康或避之有时，亦会难逃受感染的命运。中医经典文献虽视"恬淡虚无"与"治未病"为医学最高境界，但人毕竟是血肉之躯，不免俗务缠身、愁潘病沈，时医面对已罹患疾病的患者时仍须不断探求各种因应之道。

　　根据病性、病位、时间、正邪关系等因素，选择最短的途径驱邪外出，如此可以缩短病程、使病患伤害减到最少。《素问·风谕》曾言："风气藏于皮肤之间，内不得通，外不得泄。风者，善行而数变，腠理开则洒然寒，闭则热而闷。"① 临床上外感病患出现恶寒或发热的症状，其实视皮腠特质与其对外感刺激的反应而定，而治疗概念则十分明确：依病症选择不同的温热性疗法，通过发汗或出血等途径将风寒之邪驱离人体。《素问·调经论》云："风雨之伤人也，先客于皮肤，传入于孙脉，孙脉满则传入于络脉，络脉满则输于大经脉，血气与邪并客于分腠之间，其脉坚大，故曰实。"② 风邪外感入侵人体之后，因卫气奋起抗邪，使气血与风邪并聚于体表与分肉腠理间，因此在治疗时须把握时机使风邪由表反出，不待继续入里。《素问·至真要大论》全篇谈论六气变化所引起的证候与诊治方法，在探讨"风邪"伤及人身时提到，无论诸气司天或在泉，只要是"风邪"致病，处方的原则皆以具"辛味之品"散之，再依六气彼此间的关条与病性不同，配合凉热苦甘之品共治。"散"与"行"为辛味物质特性，而"润"为其对身体产生的功效。以外感而言，针对风邪与卫气管血对峙凝聚于体表腠理的外感初起现象，辛味能发散、行气、行血，能够开腠走气，畅通郁滞，使气血能通、外邪得除。此外，辛入肺，走气，能开通玄府；肺主皮毛，通过辛味药能发动肺阳、让毛孔扩张，驱邪外出的同时亦使气血能正常宣发肃降、灌流全身，达到"润泽"的目的。

现代医学理论认为，外感初期常有局部黏膜充血浸润、发热、肿胀的发炎反应，并伴随各种免疫细胞的移动增生及化学调节物质的分泌，实验证实带有解表功能的辛味中药常含挥发油，其功用为解热、抗菌、抗病毒及协助发汗，对多种炎症能产生抗炎效果，机转则与拮抗炎症因子、干扰物质代谢、清除自由基和影响介质等环节密切相关，是以多种途径的综合功能而取效。对罹患风邪的身体而言，辛味药的"散"能散表邪与气血壅结，"行"加强了气血运行的流畅性，"润"则疏通了气血津液运行之道、蒸化水液以浸润周身。

---

① 山东中医学院、河北医学院：《黄帝内经素问校释》，人民卫生出版社 1995 年版，第 403 页。

② 同上书，第 409 页。

治疗风邪的另一种工具为针刺，其治疗概念与上述药物不完全雷同，《素问·骨空论》对此有提纲性的解说："黄帝问曰：余闻风者百病之始也，……不足则补，有余则泻。"[1] 引文涵摄如下重点：外感风邪的常见症状、针刺部位及治疗原则。风邪从外而入，影响人体的卫气运行，因其不能发挥温煦作用而使人战栗恶寒；风为阳邪，同气相求而袭阳位，头为诸阳之会、阳气最盛，故造成头痛；而风性开泄使腠理疏松造成易汗。风府为督脉上的穴位，位于项部正中线后发际上一寸，当枕骨粗隆直下与两侧斜方肌之间凹陷处。针刺风府能治风疾，其机转就是借疏通气机、调理阴阳，祛除风邪而使人体重新回到经脉内外营卫气血调和通畅的平衡状态。但治疗须留意的是，正常情况下虽因风邪属实而采泻法驱之，但若正气不足的虚人则不宜强泻，需采"先补正后驱邪"之法或待正气回复则身体自行驱风复原。

若症状未依病理趋势变化，有时针药并用也是治疗风邪的必要方技之一，最佳范例应该是如下条文："太阳病，初服桂枝汤，反烦不解者，先刺风池风府，却与桂枝汤则愈。"桂枝汤乃仲景群方之首，为解肌发汗、调和营卫的第一方，专治太阳病的外感中风。但若服汤后外热不解反烦，此乃外感之风邪重，内之阳气亦重耳。必须先刺风池、风府二穴，疏通来路以出其邪，再给汤药即能治愈。细读《金匮要略·藏府经络先后病脉证第一》的部分条文，或可视其为中医经典对"风邪伤人"防治方法的总结："若人能养慎，不令邪风干忤经络……服食节其冷、热、苦、酸、辛、甘，不遗形体有衰，病则无由入其腠理。"[2] 预防风邪，首重养慎，通过气候、环境、饮食、工作、生活习惯等条件加以防范以求内培正气、外避风邪。如不慎受邪则必须及早诊治，视病位深浅、病势轻重选择不同治疗媒介，通过提升正气、促进气血通畅、通经脉及开腠理的方式，使风邪造成的病理失调现象重新达至平衡。

---

① 山东中医学院、河北医学院：《黄帝内经素问校释》，人民卫生出版社1995年版，第347页。

② 刘渡舟：《金匮要略诠解》，天津科学技术出版社1984年版，第293页。

五 "遇风"与"御风"

先秦时期的人们对"风"的好奇、探索、关注与崇敬由来已久，一方面对相关自然变化的起因与作用长期观察从而逐渐形成文化与信仰的内涵；另一方面则因农业社会需求将累积数代观测候风的经验转录成为日用知识。"风"的诸多意识被总结为包含政治、经济、天文、气象、农耕、医学等丰富的架构体系。战国至秦汉时期之后，"风"的应用知识演化成为两条脉络：一则成为国家制度中历律之学的主体准则，另一则走向兵占与医占之学中判定主客吉凶、刚柔虚实的依据。在知识与经验不断扩大化与复杂化的同时，"风"的意涵除了逐渐脱离单纯气候变化的现象，时人也企图通过掌握"风"的变化规则与特性为国族与个人生存条件找出更多的存在合理性。

中医经典文献视"风"为极其重要的议题，从直观自然界各种方位、季节、气候、地理等条件产生的风气变化开始记录，再逐渐将"风"的质性与现象建构成为群组概念并与疾病相联结。医者脑中的"风邪"概念不再只是异常的空气流动现象，而是包含实际可感受的气象变化及与"风"相似的隐喻对比观点，中医学的基本理论体系也就在这种原型概念与跨域整合交互浸润的过程中逐渐堆叠出理论与应用的范畴。古人向来强调的"听天由命、顺应自然"，看似消极认命，但在遭遇"风邪"时采取的对策却是以"治未病"为最高目标。对外感疾病首重预防，依据自然环境、四时气候的变化发展相应的养生方法，内容包含个人生活习惯、心理状态、气候变迁原则及居住环境选择；此一成为圣人"善治"与"行道"的依据。若预防失当而罹患风邪时则转为实时治疗，对医者而言，"治未病"的观念不仅在于养生守神，还应延伸至早期的诊断治疗以控制疾病的恶性发展。

无论在中国传统医学还是社会文化上，古人最早因"遇风"而开始探索其奥妙并逐渐理解天地间的相关变化，尔后还试图进一步"御风"以掌握运用其变化规律以趋吉避凶，积极与风和平共存。流动于大气中的风，与人体内外的气血运作紧密联结，人体处在自然界六气的动态变化中，生理、病理无不受其影响；风为外感六淫之首，有关诸风病因病机的种种论述，成为医学上风病证治和诊断用药原则的基础。"与气相合"是中医学的保身之道，气的奥妙来自风的各种移动方式，"风"犹如大自然的呼吸，是一种生命气息的表现；生命因风而起源，疾病则借风流行，面对风的挑战，古人选择的是合宜的进退与顺势的共存，是在天地一体的架构中独立运作、共同生存；风之于人的互动影响或可视为人类从古至今上下求索并力图实现身体与自然和谐图景的一种辩证历程。

第四章 《黄帝内经》气论释物的生命观

第一节 《黄帝内经》生命之气的原始形构

甲骨文、金文中未见"气",而有"气"。首对甲骨文、金文中的"气"字提出解释的,始于于省吾的《殷契骈枝》。据于氏之说,甲骨文中的"彡",即今日我们所使用的"气"字。其与作为数字"三"的差别在于,"气"字的甲骨文描画为"彡",中间一划短;而"三"字的甲骨文形构则为"三",三划等长。后来或因其与"三"字易混,故字形"彡"变为"二",再变为"乀"。

据近人的研究成果,"气"在甲骨文中约有以下意涵:庚申卜今日气雨《殷契粹编》、气至五日丁酉允有来艰《殷墟书契菁华》、之日气有来艰《殷墟书契前编》。"气雨"作"乞雨"解,"气"作"乞求"的意义使用。"气至"作"到了……时候"之意,"气"作"迄至"的意义使用。"之日气有来艰"译作"到那天终于炎难降","气"字在"迄至"的引申义上作"终讫"的意义解。

《说文·气部》谓:"乀,云气也,象形,今隶作乞。"①"气"作"乞""迄至""终讫"的意义,与其形构所带给我们如焯气、蒸汽、云气、气息等不同形式之气的意象有一段落差。一般认为,作为"乞求""迄至"等义的气字概由作为"烟气""蒸汽"等气的原始意涵所引申出。如"气"为"乞求",可能就与古人多用积柴焚烧人

---

① 许慎:《说文解字》,中华书局1985年版,第65页。

牲，以"烟气"为"祈祷"的媒材，向天神求祈之宗教祭祀方面的活动有关。

关于气的原始形构，甲骨文中尚有许多相关字形可供我们参考："ㄅ"，甲骨文字形：ㄟ、ㄑ、ㄅ、ㄆ，从人从戈。《说文》"ㄅ，气欲舒出ㄅ上，碍于一也。"① 《说文》："ㄅ，里也，象人曲形，有所包裹也。"②ㄅ，象人荷戈曲身，气欲舒展而不可得之意。

"乃"，甲骨文字形：ㄋ、ㄋ、ㄟ，字象气曲屈之形。《说文》："乃，曳词之难也，象气之出难。ㄋ古文乃。"③

"亏"，甲骨文字形：ㄒ、ㄒ、ㄌ、ㄌ，从ㄍ或从ㄅ，象气之流动。《说文》："亏，于也。象气之舒亏，从ㄅ从一，一者其气平。"④

"兮"，甲骨文字形：ㄓ、ㄓ、ㄓ，从ㄌ从ㄒ，象气出暂停之形。《说文》："兮，语所稽也。从ㄅ从ㄌ，象气之越亏也。"⑤

"乎"，甲骨文字形：ㄓ、ㄓ、一，从ㄌ从ㄒ，象气出阻、上扬发声之形。《说文》："乎，语之余也。从兮，象声上越扬之形。"⑥

"欠"，甲骨文字形：ㄅ、ㄅ、ㄅ，古文作ㄞ，象一跪坐之人张口气出。《说文》："欠，张口气悟也，象气从人上出之形。"⑦

"乃"字象气曲屈之形，《说文》谓："象气之难出，其古文之形构'ㄋ'即象气之曲屈难出。"⑧"ㄅ"字象人荷戈，因负重物而有气难舒。"亏"字则从"ㄅ"从"一"，象其气之舒平之意。从其甲骨文形构观之，从"ㄍ"从"ㄅ"，象荷戈之人其气得以舒缓，唯其气曲屈仍不甚畅快。"兮"字则从"ㄌ"从"ㄒ"，或从"ㄌ"从"ㄒ"，《说文》谓之"象气之越ㄒ也"，形容兮字其气之舒畅更甚于"亏"字。又"乎"字从"ㄌ"从"ㄒ"，象气无阻上扬且能发声；其舒发之气又甚于"兮"。

---

① 许慎：《说文解字》，中华书局 1985 年版，第 67 页。
② 同上书，第 69 页。
③ 同上书，第 72 页。
④ 同上书，第 74 页。
⑤ 同上。
⑥ 同上书，第 76 页。
⑦ 同上。
⑧ 同上书，第 80 页。

从文字形构观之，代表"气"的意符于亏、兮、乎等字中各有微异，"乛"描画了"亏"字中其气得舒，其气平之意；"丷"或"乚"描画了"兮"字中其气得舒，更甚于"亏"；"乎"字所描画之气意符为"灬"，其气舒缓无阻更甚于对"兮"之描画。又如上引哈欠之"欠"字，像一跪坐之人张口气出，因其气多故以三划示之。由此足见甲骨文中"气"字的形构，及其形构之衍文对气意符描画之细腻及多样性：横直者谓气平，弯曲者谓气曲，一横者象气少，二横者象气多，三横者则是对气更多的一种表示。由此来看，"气"字的原始形构"三"，显然是对"气多"的一种描画。《说文》谓："气，云气也，象形"，又云："云，山川气也"，盖"云"是诸气之所归，从感官认识来说，烟气、蒸汽蒸腾向上、化而无形，"云"便是其直接之归所。古人造字可能以其气多之故、并像其形而描画为"二"；然而"气"不必为"云气"，或以"云"之气多像"气"字耳。

在现今出土的甲骨文中，尚不见有上述动词、副词之外独作为名词之用的"气"字，与"三"的形构所带给我们如烟气、蒸汽、云气等不同形式之气的意象相符合，由是殷以前是否有作为名词使用的"气"概念便为学者所争论。这个问题关涉着古人是否有意识地掌握或思考作为认识对象之"气"的实质内涵。然而即使从现今出土的文字资料成果来看，我们仍难断言"氵"的字形便无所谓"气息""烟气""蒸汽""云气"等作为感官认识之名词的气的意涵。

从上述所引诸多的形构中，我们看见古人对气之曲直扬平，人的"气息"舒抑、多寡之描画等，很难想像古人在造字、用字的过程中对其所描画之诸多样态背后的"气"没有一定的认识与掌握。再者，从简单的文字学知识来说，我们亦可从作为动词的"乞求"，与作为副词、虚字的"终讫""迄至"推知有一作为该意义系列所衍伸之源头的名词之"气"，如上文提及名词意义的"气"与转化为动词的"乞求"一般。

作为名词的"气"虽不见诸于现今出土的甲骨文，然于金文中却有一行"立则畜，畜则神，神则下，下则定"。该文刻于出土剑柲之上，据推证为战国初期之齐器。内文记载行气养生之事。"行气"概与《孟子·公孙丑》篇所言及之"养气"义同，或为孟说之先躯。

"气"字由"气"的意符与"火"的意符组成，记述养生之深义，倘若春秋或春秋以前无相关之名词"气"的概念，则不能于养生旨趣中发展"气"的思想。此又为春秋以前或甲骨文中有名词"气"字的有力佐证。

综上所述，从"乞求""迄至""终讫"等引申义中，我们推测得出，作为名词意义的"气"存在于春秋以前的文化中是较可能的预设。这个预设的意义不仅在告诉我们古人是有意识地掌握作为认识对象之"气"的实质内涵，且在说明这样一种对气的掌握或认识是出现在诸引申义形成之前。从其形构及上述"兮""乃""乎"等相关诸字形来说，古人对气的认识，或曰其掌握到关于气的意象，与人之"气息"的意义休戚相关。而对我们所习以为"蒸汽""云气"等自然界运动的"气"，或许也以"自然界的气息"作拟人的类比联想与掌握。

第二节　《黄帝内经》以气释物的论域

本节从四个面向勾勒秦汉以前"气"范畴的发展：物象之气、形上之气、生理之气与伦理之气。按此四者原属不同理域之范畴，古人却能以统一的"气"的概念予以理论概括，并在气论释物的深化处展现出从物象到形而上的超升、从生理到伦理道德精神的转化。本节勾勒此一发展之态势，正欲显示不同理域的气化思想，试从现象的底蕴处作理论体系的联结，气论的释物也因此不断地深掘出形物世界深处不可得见之理域。

一　从物象到形而上的超升

"气"的本义是云气，或曰焊气、蒸汽；我们生存之大自然气象之变化，本给予着丰富的意象。从文化史上来考察，原始人在用火炊事时，也必认识到水沸腾蒸发而上为蒸汽；钻卜凿龟时，也同时有蒸腾的烟气。蒸发升腾，其象如云；不久消失，又为无形：从水化来，凝又成露，从火灼来，落而为尘。即使平时沥土之地，经太阳暴晒，或水寒成冰，遇春融解等，均可见蕴之气。当民智渐开，人们逐渐离开集体表象之后，这些现象的神秘性遂逐渐被一个统一的抽象观念"气"所涵摄。此"气"概念的抽象乃至意义发展的脉络中，实际上是在人类的营生实践和理性认识的过程中逐步丰富其含义的。

从现象的循环变化中，古人逐步认识到气之构成万物，以"气"用来引申表述其氤氲聚散、化生万物。于此基础上，又抽象出"天成天地人物"的基质，从而解释万化之机制。如《左传》《庄子》有"六气"之说；《国语》论阴、阳两气。《左传·昭公元年》医和答晋天有六气，降为五味，发为五色，为五声，淫生六疾。六气：阴、阳、风、雨、晦、明也。分为四时，序为五节，过则为眚。阴淫寒疾、阳淫热疾、风淫末疾、雨淫腹疾、晦淫或疾、明淫心疾……

医和总括天有阴、阳、风、雨、晦、明六气，此六气纲蕴运作，而有五味、五色、四时、五节等作用；六气之纲蕴与作用分别用来解释、指涉不同物象，及其过与不及的影响。"气"不只在自然界上解释万殊之发陈，《左传》中还用它来解释人伦范畴的思想、情志，甚至作为政令、制度、理法因而衍生之基础。"民有好、恶、喜、怒、哀、乐，生于六气。是故审其宜类，以制六志。哀有哭泣、乐有歌舞、喜有施舍、怒有战斗；喜生于好，怒生于恶；是故审行信令，祸福赏罚，以制死生。则天之明，因地之性，生其六气，用其五行。气为五味，发为五色，章为五声，淫则昏乱，民失其性；是故以礼奉之。"①

《左传》用"六气"之说来掌握自然、社会、人事，甚至人本身的情志，也是以"气"之发用来推演人和生存境域间的联系。其理论运用的范域，关乎所有问题之探讨。

相较于《左传》诸论，《国语》对"气"范畴的掌握似乎有更高一层次的概括，表现在广泛以阴、阳两气解释整个宇宙运动的规律，并试做动态的分析。如宣王即位，虢文公对时令的描写："阳气具蒸，土膏其动。弗震弗渝，其满清，谷乃不殖一。阴阳分布，震雷出滞。"②

---

① 杨华：《左传译注》，商务印书馆 2015 年版，第 53 页。
② 左丘明：《国语》，上海古籍出版社 2015 年版，第 80 页。

又如周幽王二年，对于国中频传之地震，伯阳父解释并预言曰："夫天地之气，不失其序，若过其序，民乱之也。阳伏而不能出，阴迫而不能蒸，于是有地震。今三川实震，是阳失其所而镇阴也。阳失而在阴，川源必塞；源塞，国必亡。"①

《国语》于"阴阳之气"的理论发挥显然较《左传》"六气"说更具动态的、辩证的伦理精神。在理论应用的广度上，"气"概念的论域一如《左传》遍及整体的天人，亦涉论生理及心性修养等问题："气无滞阴，亦无散阳，阴阳序次，风雨时至，嘉生繁祉，人民和利，物备而乐成，上下不罢，故曰乐正。口内味而耳内声，声味生气。气在口为言，在目为明。言以信名，明以时动。名以成政，动以殖生。政以生殖，乐之至也。若视听不和，而有震眩，则味入不精，不精则气佚，气佚则不和；于是乎有狂悖之言，有眩惑之明，有转易之名，有过慝之度。"②

此言"气"的和、佚，阴、阳的序次等关涉宇宙、自然之气象变动，乃至人事、心性等社会现象与人之内在本质问题。气论广涉天地人事诸论，透显出周以来天人感应、互渗的思想，其引入阴、阳两气的论述模式，使气论具足了阴阳间对立交感，相互依存，以平和为期的基本内涵和理论旨趣。

综上所述，物象之存在，形物间的递嬗，人事、心性等人之本质问题，被理解为"六气""阴阳两气""天地之气"的发用，反映出时人对万殊之物象、内在实质的认识，基本上是建立在对物象构成的底基——"气"的认识上。

如果说《左传》和《国语》广泛运用"天地之气""阴阳之气"的秩序来铺陈宇宙天人的整体观念与实然之秩序，其实是以"气"概念为底蕴进行对"殊多"的理解。先秦思想家们也不乏反其道的将万殊之不均带回"一气"的思考者。"一气"的思考是关乎形物世界背后的内在统一性之探索，是"物理之后"，或曰"形而上"层次的问题。

① 左丘明：《国语》，上海古籍出版社2015年版，第87页。
② 同上书，第102页。

如《老子》以阴阳冲气铺陈"道—物"开显的历程；《庄子》从天人之际的微妙玄通处论"通天下一气耳"；《易传》以阴阳意符推演阴阳两气刚柔相摩、八卦相所继之成之、寂然不动的太极理体。凡此皆从宇宙论、本体论等不同论域提出了不同层次的思考面向。

《老子》从宇宙生成的立场讲"道—物"开显的历程："道生一，一生二，二生三，三生万物。万物负阴而抱阳，冲气以为和。"①

万物之生，有其历程，自"一"以降，其要也皆"气"之中所含两股对立、消长之阴阳势能，涌摇相和于虚空之中所生；此是对宇宙开显、万物生成情况的高度概括。无论此中"一""三"所指为何，《四十二章》清楚地为我们指出"道—物"间由简而繁的开显历程。《庄子》外篇引申其义："是故天地者，形之大者也；阴阳者，气之大者也。道者为之公。至阴肃肃，至阳赫赫，肃肃出乎天，赫赫发乎地；两者交通成和而物生焉。"② 阴、阳二者是未有形质前的"气"、内在于物中的两股势能，阴阳两气交通和合而后形物生成，此说大致与《老子·四十二章》所欲表达者同。于此宇宙论思维的基础之上，《庄子》更在阴阳两气冲合涌摇、化生万物的理论中抽象出"一气"的观念。《庄子·大宗师》言："彼方且与造物者为人，而游乎天地之一气。彼以生者为附赘悬疣，以死为决疣溃痈。夫若然者，又恶知死生先后之所在？"③

这段话在《知北游》中发展为："生也死之徒，死也生之始，孰知其纪？人之生，气之聚也；聚则为生，散则为死。若死生为徒，吾又何患？故万物一也。是其所美者为神奇，其所恶者为臭腐；臭腐复化为神奇，神奇复化为臭腐。故曰：通天下。气耳。圣人故贵一方生方死，相与为徒，人之生死交替轮转，物之美丑交相幻变，究其实乃一气聚散之所化。"④

"一气"思想的明确提出概由此始。春秋时并无"一气"之概念，后论者如《淮南子·本经训》云："天地之合和，阴阳之陶化，

---

① 陈鼓应：《老子今注今译》，商务印书馆 2003 年版，第 125 页。
② 陈鼓应：《庄子今注今译》，商务印书馆 2016 年版，第 78 页。
③ 同上书，第 81 页。
④ 同上书，第 97 页。

万物皆乘一气者也。"① 《素问·五常政大论》所云:"气始而生化。气散而有形,气布而蕃育,气终而象变,其致一也。"② 皆此"一气"思想之继承。"通天下一气耳",意指万殊之不均皆此一气之所化。

"化"是由一而多,由多而一,由一气而万物,由万物复归于一气之可推可逆的中间环节。孔颖达在《周易正义》云所谓"变化",谓:"变,谓后来改前,已渐移改,谓之变也。化,谓一有一无,忽然而改,谓之为化。"③ 在气论的思维中,"化"的具体内容就是"一气之聚散"。

从这里我们可以体会何以"气"自古以来即被视为构成万物的精微粒子,为万物存在之共同的物质底基,理解何以万物之流转,被目为一气之聚散。从此"一气"之观点来对万物进行整体的通观,"气"概念的意涵除了在说明构成万物的基本质素相同之外,亦在说明物质世界为一连续统一的整体;而形物间变化的实质,乃此实体之不同历程、聚散之显象。

《老子》以"气之涌摇相和于虚空之中"为万物开显历程之始端,此是以"气"的存在及其内在阴阳势能之运作,言有形的万物、形器世界生成的原始情状。由是可知,在《老子》的思想中对"气"之意蕴的掌握,乃从"有"探"无"、由"物"反"道",即表现为从"形而下"过渡到"形而上"的一个重要环节。《庄子》亦提到:在人世间的迷乱中欲体证大道之奥义者,需借由"气"来入手,也是对"虚"的认知状态之体现。《庄子》云:"回曰:敢问心斋?仲尼曰:若一志。无听之以耳,而听之以心;无听之以心,而听之以气。听止于耳,心止于符。气也者,虚而待物者也。唯道集虚。虚者,心斋也。瞻彼阕者,虚室生白,吉祥止止。夫且不止,是之谓坐驰。夫徇耳目内通而外于心知,鬼神将来舍,而况人乎!"④ 耳与心,感官与心知,其于形下世界之符应是皆具形质之"物",有形有象,

---

① 刘安:《淮南子》,中华书局 2014 年版,第 158 页。
② 山东中医学院、河北医学院:《黄帝内经素问校释》,人民卫生出版社 1995 年版,第 303 页。
③ 孔颖达:《周易正义》,中华书局 1987 年版,第 467 页。
④ 陈鼓应:《庄子今注今译》,商务印书馆 2016 年版,第 236 页。

因而也有其限度；唯"气"不具形质之框限，"杂乎芒芴之间"，而为一切形质之所出。以"气"之无形象，类比于心灵、意识则是无欲无念、无有成心、超乎感官心知之囿限，顺气之流行以遇万物之流转，使认知主体在与物相遇而应的过程中得以"虚空""虚静"之自然澄明的认知状态朗现万物之本然情状；此即大道在认知主体的虚静状态中自然朗现万物之本然情状。由此心之虚静，"塞其见、闭其门"，认知主体于意识虚空之中自现光明，于此光明中吉祥降临。

以上所述，古人从现象的循环变化，逐步认识到"气"之纲蕴聚散，构成万物；在此基础上，进一步抽象出"六气""天地之气""阴阳之气"，从上述循序渐进的秩序探讨，从而解释万化之机制。《老子》论道与物的开显历程，以万物皆"气"之中本具两股对立消长的阴阳势能、作用于虚空之中而生；《庄子》更在阴阳两气冲和而化生万物的理论中抽象出"一气"的观念。"一气"概念的提出除了说明构成万物底基的一体通贯处之外（小一），亦指出形物世界为一连续统一的整体（大一），而形物间变化的实质，系此通而为一之基质的不同历程、聚散之显像。老庄至此已将"气"的探讨推向形物背后的本体范域，将"六气""天地之气""阴阳之气"的纲蕴聚散指向构成万物底基的一体通贯处的深度，也透显出其学以"气"为从"有"探"无"、由"物"反"道"、从"形而下"渡到"形而上"的方法学意涵。

二 从生理到伦理学精神的转化

在寒冷的北方与低温的清晨，人的嘘吸气息会产生如烟气般的效果，故"气"自然也有这一层生理学意义的内涵。从其形构及上节引述"兮""乃""乎"等相关诸字形来说，古人对气的认识，或曰其掌握了关于气的意象，与人之"气息"意义休戚相关。而对作为"蒸汽""云气"等自然界运动的"气"，或许也以着"自然界的气息"作拟人的联想与掌握。生理学意义的"气"与另一个生命有机体的重要特征——"血"相结合，于是有了对"血气"的认识：血与气同在人体内循环运作，成为生命有机体的基础和本质。

古人每以"血气"论人身之壮否。如《国语·鲁语上》："鲁大夫展禽以为夏父弗祭，必有殃，于是答待者若有殃焉在？问曰：若血气固强，将寿宠得；虽寿而，不为无殃。"①《左传·襄公二十一年》亦有："楚子使薳子冯为令尹——楚子使医视之，复曰：瘠则甚矣，而血气未动。乃使子南为令尹。"② 血气固强，其寿将顺其天年而殁；血气若不因环境、体貌有所紊乱，虽视之瘦弱甚矣，楚子仍可使子南为令尹，赋予重任。"血气"虚实的情状，对生理状况具有总体的指标意义。超乎上述生理范域，古人对生理之气的认知更及于生命体的身心成熟。如《论语·季氏》云："君子有三戒；少之时，血气未定，戒之在色；及其壮也，血气方刚，戒之在斗；及其老也，血气既衰，戒之在得。"③

人因血气的生熟强弱，而有其所需警惕戒慎的事宜。气大抵就是在这样一种思考下，由身体过渡到精神、道德范畴。这个意义下的"气"已不只是饮食、导引、长养身体之气，更关乎精神层次的治气养心与道德修为。如《孟子·公孙丑》云养气："夫志，气之帅也；气，体之充也。夫志至焉，气次焉。"故曰："持其志，勿暴其气。志壹则动气，气壹则动志，今夫蹶者趋者，是气也，而反动其心。吾善养吾浩然之气……。其为气也，至大至刚，以直养而无害，则塞于天地之间。其为气也，配义与道。无是，馁也。"④

志、气有别，其间关系可谓互为主体，儒家德性伦理学则要求以志驭气，以心帅气，使之成为充塞天地、配义与道、至大至刚之大丈夫气魄。于此，养心治气变成不可离巽的一环，这是古人讲求性命双修的发端。

系统地将"气"与道德理论作完整的结合者，应属稷下道家。《管子·内业》云："凡物之精，此则为生，下生五谷，上为列星，流于天地之间，谓之鬼神，藏于胸中，谓之圣人。是故此气也，不可止以力，而可安以德，不可呼以声，而可迎以音。能正能静，然后能定。定心在中，耳目聪明，四肢坚固，可以为精舍。精也者，气之精

① 左丘明：《国语》，上海古籍出版社2015年版，第94页。
② 杨华：《左传译注》，商务印书馆2015年版，第63页。
③ 杨伯峻：《论语译注》，中华书局2006年版，第149页。
④ 杨伯峻：《孟子译注》，中华书局1960年版，第236页。

者也。气，道乃生，生乃思，思乃知，知乃止矣。"①

在《管子》四篇的精气思想中，道、精、气、神、性等字几可互用，"精气"在此不仅被视为万物同一的形构基础，亦为万物生命存续、精神状态等神秘现象的决定性要素。此具神秘、精微诸义的"精气"流行于宇宙之间，人能得之，便是圣人。此气在人体内的"馆舍"是"心"，使"精气"入人体内便是"得道"，而使心适合于精气留驻便是稷下道家的修养论。

气论从"血气"升华到道德层面的治气养心，有此一定的脉络可循。《管子·中匡》云："公曰：请问为身？对曰：道血气以求长年、长生、长德，此为身也。"② 是故为身非一曲之事，而是关乎寿命、心性、道德的全体大用。

从以上数个面向来看秦汉以前气范畴的发展，物象之气、形上之气、生理之气与伦理之气等，原属不同之理域，古人却试着用统一的"气"概念予以理论概括，使其气论思维几乎超越天地人间的一切论题之上，由此可知"气"概念在中国哲学中所扮演角色之特殊。而从物象到形而上的超升、从生理到伦理道德精神的转化，我们观察出不同领域的气论思想正是从现象的底蕴处作理论体系的联结，气论的思维也因以不断地深化。气范畴至战国虽仍未发展成一个完整的理论体系，但其对于中国哲学的重要性已豁然彰显。以下我们将从其理论深化的脉络，探讨中国哲学以"气"释物、论域联结的诸种形式。

第三节　《黄帝内经》的气论内涵

《内经》中有关"气"的记载非常丰富，全书一百六十二篇中"气"字出现了三千余次，几乎每一篇都涉及"气"的论述。

《内经》对气的认识，虽是继承了先秦哲学思维的气论思想，然而《内经》的气范畴具有其自身特定的性质和作用。《内经》的"气"意涵主要是指客观存在于人体中的气；《内经》以气来阐释人

---

① 黎翔凤：《管子校注》，中华书局 2004 年版，第 173 页。
② 同上书，第 52 页。

体生命的本质，认为气是构成人体及维持生命活动的基本元素，具有气化、运动、防御、固摄、营养等功能。《内经》根据临床经验，区分了不同种类的人体之气：一是先天精气，是人体的生命之源，源于父母先天之精血所化之气；二是后天精气，源于脾胃化生的水谷之气；三是源于肺脏吸入的自然之气。《内经》根据人体气分布于体内不同部位，而形成不同名称的气，如元气、宗气、营气、卫气、脏腑之气、经络之气，等等。

检视《内经》的整体理论架构，气范畴的应用无疑是《内经》气化宇宙论的重要内涵；或者说，气论是《内经》整体理论架构的基石。如上所述，《内经》的气范畴具有其自身特定的性质和作用，其理论建构经历了长时间的演变与发展过程。因此，借历史的线索以考察其理论的形成过程，对于把握《内经》气论思想的内涵，是一条可行且有效的途径。

一 《内经》气论思想的渊源

"气"概念的形成与演变，虽然可溯至远古时期，但就《内经》的气论思想内涵而言，其渊源应是老子的"道"。老子的思想以"道"为最高范畴，老子云："道生一，一生二，二生三，三生万物。万物负阴而抱阳，冲气以为和。"[①] 老子意谓万物在阴阳两气交感运动中，依循道—气—物的发生顺序而生；在这里"道"是本原的概念，万物为"道"所派生。同时，老子认为道是事物运动变化的普遍规律；其云："反者道之动，弱者道之用。上士闻道，勤而行之；中士闻道，若存若亡；下士闻道，大笑之，不笑不足以为道。故建言有之：明道若昧，进道若退，夷道若纇，上德若谷，大白若辱，广德若不足，建德若偷，质真若渝，大方无隅，大器晚成，大音希声，大象无形。"[②]

以上引文展现了老子的辩证思维，将常人视为肯定理解的事物，指出其中所包含的否定面向；强调事物肯定与否定双方都朝其相反方

---

① 陈鼓应：《老子今注今译》，商务印书馆 2003 年版，第 9 页。
② 同上书，第 15 页。

向转化，这正是"道"所展示的普遍法则，也正是自然万物所必须依循发展的运动变化规律。

始于战国、盛行于汉初的黄老学，是对老子的"道"思想之改造与发展，并吸取了各家思想。其学说见于帛书《黄帝四经》、帛书《伊尹·九主》《尹文子》《慎子》残简、《鹖冠子》《文子》，亦散见于《庄子》外杂篇、《管子》的《心术》等四篇以及《吕氏春秋》等文献。黄老学在宇宙生成思想上，主要是建构了道与气、道与天地万物的关系体系。在道与气的关系上，老子认为道产生气，道与气是本原和派生的关系；黄老学则将气与道视为同一，看作宇宙生成的本原和构成万物的元素。对于天地与道的关系，老子认为天地与万物皆是道的派生物，而黄老学却把二者的位置倒转过来，认为道在天地之间，道是充斥于天地之间的一种质素。黄老学对气的特性和作用阐述，如《管子·内业》云："凡物之精，化则为生，下生五谷，上为列星。流于天地之间，谓之鬼神；藏于胸中，谓之圣人；是故民（此）气，杲乎如登于天，杳乎如入于渊，淖乎如在于海，卒乎如于在己。"①

《管子》指出，精就是气，是气之精微者。精气可以化生成生命体，精气在地可化生五谷，在天可化生日月星辰，流动在天地之间就成为鬼神，蕴藏在人的心胸就成为圣人。此即谓精气是充塞于天地之间的无形质素，可以化生出自然万物。又如《管子·心术上》云："天之道，虚其无形。虚则不屈，无形则无所低迕，无所低迕，故偏流万物而不变。"②《管子·白心》亦云："道之大如天，其广如地，其重如石，其轻如羽，民之所以知者寡，故曰何道之近，而莫之与能服也。"③

以上《管子》的两段引文说明天道虚而无形，虚则不竭尽，无形则无所抵触；因与万物无所抵触，故能永恒周流于万物之间。同时，道与人同存在于天地之间，紧密相连，但百姓却很少能了解道之

---

① 黎翔凤：《管子校注》，中华书局2004年版，第351页。
② 同上书，第58页。
③ 同上书，第104页。

存在。道之大如天地，故说道重而广；又道无所不在，得之甚易，故说道是轻如羽毛。除了《管子》之外，黄老学对于道的表述可见于《黄帝四经》等文献，如《黄帝四经·道原》云：“恒先之初，迥同太虚。虚同为一，恒一而止。湿湿梦梦，未有明晦，神微周盈，精静不熙……天弗能復（履），地弗能载。小以成小，大以成大。盈四海之内，又包其外盈四海之内，又包其外。在阴不腐，在阳不焦。一度不变，能适规（蚑）侥（蛲）。鸟得而飞，鱼得而流（游），善得而走。万物得之以生，百事得之以成。”①

这里的道同于太虚，是混沌未分的初始状态；但又与气一样，能够直接化生万物。举凡大至天地，小至鱼鸟昆虫，宇宙间万事万物无不由道化生而成。又如《黄帝四经·经法》云：“有物始生，建于地而洫（溢）于天，莫见亓（其）刑（形），大盈终天地之间而莫知其名。”② 由以上《管子》及《黄帝四经》引文对于道的论述可发现，其所言之“道”即是指天地之间的“道”，也就是“天地之道”。黄老学对于“道在天地之间”的认识，表明道作为宇宙本原的地位已经转移到天地；其认为天地是万物的父母、天地是清静无为的、天地动静有一定的规律等。《内经》吸收了黄老学的道与气、道与天地之思维，用气来解释天、地、人的构成和运动变化，如《素问·阴阳应象大论》云：“阴阳者，天地之道也，万物之纲纪，变化之父母，生杀之本始。”③ 阴阳在此指气的两种属性；道则是指阴阳之理。天生于动，地生于静，故阴阳为天地之道。又万物由阴阳之所生，故谓之“父母”“本始”。又《素问·五运行大论》云：“丹天之气经于牛女戊分；黔天之气经于心尾己分……所谓戊己分者，奎壁角轸则天地之门户也。夫候之所始，道之所生，不可不通也。”④ 即言气候变化是根据客观自然天象而来。这里所说的牛、女、心、尾等是天体的恒星名称，它们分布的位置正当

① 余明光：《黄帝四经》，岳麓书社2006年版，第78页。
② 同上书，第112页。
③ 山东中医学院、河北医学院：《黄帝内经素问校释》，人民卫生出版社1995年版，第202页。
④ 同上书，第325页。

日、月、五星运行的黄道。这里"道"就规律而言，旨在说明自然
变化的规律完全是从自然界中的各种现象总结出来的。经以上探讨
得知，《内经》的气论思想渊源远则是老子的道—气—物之宇宙发
生顺序思想，近则是承袭了黄老学的道、气思想，加上本身在医疗
临床经验的实践基础，终而建构了具有自身特点的气论思想。

二　《内经》中气范畴的性质与作用

对于《内经》中气范畴的性质，各家看法不一，但综合其观点大
致不外乎以下四类。

其一，宇宙本原之气。《内经》承袭了黄老学思想，认为
"气"是构成世界的本原，将"气"视为比天地更底基的质素，这
种"气"又可分为既对立又统一的阴阳二气，阴阳二气互相作用
而化生自然万物。《内经》认为宇宙之生成是依据气——天地——
万物的顺序，《素问·天元纪大论》指出："在天为气，在地成形，
形气相感而万物化生矣。"[1] 并引《太始天元册》的论点来阐述宇
宙万物的化生情形，宇宙始初之时无限辽阔，唯有气充塞流布其
间，由于气化作用而产生了阴阳消长、刚柔差异的现象，也因而产
生寒暑季节交替，促成自然界万物生、长、化、收、藏的生命
现象。

《天元纪大论》此段论述是《内经》宇宙生成理论的总纲，旨
在说明宇宙的运行是天地万物生成及发展变化的根源，而气化作用
又是万物生化的基础。《素问·阴阳应象大论》云："清阳为天，
浊阴为地。"[2] 《内经》将气分成阳气和阴气两种，阳气清轻、主
热、主燥、主动，所以上升形成天空；阴气浊重、主寒、主湿、主
静，因而凝聚生成大地。《内经》认为气不仅能够生成天地，还通
过天地生成自然万物。《素问·阴阳应象大论》云："天有精，地
有形，天有八纪，地有五里，故能为万物之父母。"[3] "八纪"指立

---

① 山东中医学院、河北医学院：《黄帝内经素问校释》，人民卫生出版社1995年版，
第57页。
② 同上书，第180页。
③ 同上书，第264页。

春、春分、立夏、夏至、立秋、秋分、立冬、冬至这太阴历的八个节气；"五里"指东、西、南、北、中五个方位各异的地形、气候及物候。八纪、五里皆是气化的结果，在不同节气、地理状况影响下，产生了繁多的自然万物。《内经》认为自然万物都是天地合气而生成，人当然也不例外，形体与精神也都是由气所构成，即谓"人生于地，悬命于天，天地合气，命之曰人"。笔者以为，《内经》在论述气生成万物之时，总是与天地相系结，这是由于《内经》认为气存在于天地之间；亦即，《内经》的生成万物之气实则是指"天地之气"，此观点明显是对黄老学的"天地之道"思维的承袭。

其二，四时之气。《内经》将"气"视为四时之气的用法，可分为诸多类别，其中如《素问·四气调神大论》《素问·四时刺逆从论》等篇所言的春气、夏气、秋气、冬气的四时之气，也有如《素问》运气七篇大论所指的木、火、土、金、水五运之气和风、寒、暑、湿、燥、热六气。另外，在《内经》中尚有天气、地气、雨气、雷气、谷气、水气以及五行（五色）之气等名称，又一岁分为二十四节气，亦简称为"气"，如《素问·六节藏象论》云："五日谓之候，三候谓之气，六气谓之时，四时谓之岁。"① 凡此种种都是四时之气的模式。《内经》认为，四时之气与人体五脏相应调和即称为正气，反之逆乱时则称为邪气，如《灵枢·刺节真邪》云："正气者，正风也，从一方来，非实风，又非虚风也。邪气者，虚风之贼伤人也。"② 正气者谓正风也，从一方而来，如春之东风、夏之南风、秋之西风、冬之北风等；正风以其风气之来柔和，中人也浅，不能胜人真气之故。邪气则属虚风（虚风是指不按季节时令所吹的风）而伤人者，《素问·至真要大论》云："百病之生也，皆生于风寒暑湿燥火，以之化之变也。"③ 人体百病之始生，皆外感于不按季节主令的风、寒、暑、湿、

---

① 山东中医学院、河北医学院：《黄帝内经素问校释》，人民卫生出版社 1995 年版，第 57 页。

② 河北医学院：《灵枢经校释》，人民卫生出版社 1995 年版，第 49 页。

③ 山东中医学院、河北医学院：《黄帝内经素问校释》，人民卫生出版社 1995 年版，第 71 页。

燥、火等邪气而为病，从而表明自然四时之气与人体健康的密切关系。

其三，人体之气。《内经》对人体之气的认识，是其气论的特点所在。《内经》对于人体之气的生成、分类、功能、运行以及气的生理、病理变化等，有着十分周详的阐述。《内经》认为，人体之气是由先、后天之精所化生之气与肺脏吸入的自然之气共同组成，是构成人体和维持人体生命活动的基本质素。如《素问·六节藏象论》云："天食人以五气，地食人以五味。五气入鼻，藏于心肺，上使五色修明，音声能彰。五味入口，藏于肠胃，味有所藏，以养五气，气和而生，津液相成，神乃自生。"①

天供给人以五气，地供给人以五味；天的五气由鼻吸入，藏于心肺，气上升使脸部的五色明润，并使声音嘹亮。地的五味由口食入，藏于肠胃，五味之精华可滋养五脏之气，五脏之气经运化作用就产生了津液，人体生命活动遂得以正常进行。同时，《内经》认为，人体之气根据其分布部位及功能不同，又可区分为精气、元气、真气、宗气、营气、卫气、脏腑之气、经脉之气等。如《素问·离合真邪论》中的真气便为经气。

《内经》所谓"精"不仅是指男女交媾之精，更是指人与生俱来的精气；此精气是天地之气内化于人体中而形成的精微元素，《素问·金匮真言论》谓"夫精者，身之本也"②；《灵枢·经脉》亦谓："人始生，先成精，精成而脑髓生，骨为干，脉为营，筋为刚，肉为墙，皮肤坚而毛发长，谷入于胃，脉道以通，血气乃行。"③

即言精是人体之本原，人在初生之时，精气先身体而生，有了精气后才形成人体的脑髓、血脉、骨骼、筋肉、皮肤、毛发及五脏六腑等。《内经》认为，人的健康、病变皆是精气强弱所造成的结果，《素问·金匮真言论》谓五脏者，藏精气而不泻也，人体五脏六腑形成之后，精气便藏于其间，称为"五脏六腑之精"。体内精气旺盛，

---

① 山东中医学院、河北医学院：《黄帝内经素问校释》，人民卫生出版社1995年版，第152页。

② 同上书，第364页。

③ 河北医学院：《灵枢经校释》，人民卫生出版社1995年版，第302页。

人体便健康而活力充沛；体内精气衰弱，人体便生病而精力衰退。

《内经》认为人体之气与天地、四时之气相应，而产生节律的变化，如《素问·诊要经终论》云："正月、二月，天气始方，地气始发，人气在肝。三月、四月，天气正方，地气定发，人气在脾。五月、六月，天气盛，地气高，人气在头。七月、八月，阴气始杀，人气在肺。九月、十月，阴气始冰，地气始闭，人气在心。十一月、十二月，冰覆，地气合，人气在肾。"①

人体之气依循天地、四时之气而变化，并随四时在人体的各个部位、脏腑表现出来。人体之气虽然随四时而变化，却是可以被认识与掌握的，故谓"通于人气之变化者，人事也"；人只要认识天地、四时之气的变化规律，便可以达到预防、诊治疾病及养生之目的。另外，《内经》指出，人的情志也会对人体之气的运动变化产生影响，《素问·举痛论》云："百病生于气也，怒则气上，喜则气缓，悲则气消，恐则气下，寒则气收，炅则气泄，惊则气乱，劳则气耗，思则气结。"② 这里表明，人的喜、怒、忧、思、悲、恐、惊七情及身体过劳，均与寒热等外邪相同会损伤体内之气，而致使病变发生。

《内经》把正常运作的人体之气也称为"正气"（《内经》把与人体相应调和的四时之气称为"正气"），此"正气"具有抵抗外邪的作用，如《素问·评热病论》谓邪之所凑，其气必虚，即言人体是否受到外邪侵害而致病，其关键即在正气能否内守。相对于正气之作用者为"病邪之气"，此"病邪之气"即人体之外能导致疾病的"外感邪气"，也就是上文所谓的虚风；《素问·痹论》谓"风气胜者为行痹，寒气胜者为痛痹，湿气胜者为着痹"③，各种外感邪气胜过身体之正气，即会导致不同的病变。《内经》认为，外感邪气固可致病，体内之气（如精气、营气、卫气、脏腑之气等），若失调紊乱，亦可致病，表现为厥气、逆气、乱气、虐气、痹气、淫气、暴气等病候。这些病候的形成原因，是体内之气在升降、出入的运作时发生逆乱情形，导致

---

① 山东中医学院、河北医学院：《黄帝内经素问校释》，人民卫生出版社 1995 年版，第 213 页。

② 同上书，第 473 页。

③ 同上书，第 551 页。

正气受伤，无法正常执行抵抗外邪的任务，各种病变也因此而生。

《内经》中对于"四时之气"的论述，实质上是将气安置在时间背景上所作的铺陈，它是依阴阳、五行之理而行气交变化总体表现的律则；这个律则旨在指导人体生理、病理的辨证论治及养生方面，故《素问·四气调神大论》云："夫四时阴阳者，万物之根本也。是以圣人春夏养阳，秋冬养阴，以从其根；故与万物沉浮于生长之门。逆其根，则伐其本，坏其真矣。故阴阳四时者，万物之终始也，死生之本也。"①

这里是说，四时阴阳是万物生长变化的依据，故圣人在春、夏之季蓄养阳气，秋、冬之季则蓄养阴气，唯有依循四时阴阳的自然规律，才得以与自然万物共同生长发展；若违反此自然规律，人体正气就会失调而导致病变，甚而生命受到戕害。

其四，药食之气。《内经》认为，食物、药物其性味各有不同，其气也各有差异，如《素问·阴阳应象大论》谓气厚者为阳、薄为阳之阴；气薄则发泄，厚则发热。《素问·腹中论》亦谓芳草之气美，石药之气悍，二者其气急疾坚劲。即言药物之气，厚者属阳使人体发热，薄者属阴使人体发泄；草药、石药之气虽然不相同，但两者之气却都具有急疾坚劲的特性。

《内经》认为饮食之气（水谷之气）与五脏之间有密切关系，如《素问·调经论》谓形气衰少，谷气不盛，又《素问·太阴阳明论》谓四肢不得禀水谷气。二者均在说明饮食之气不当而导致体弱及病变的情形。另外，《内经》强调，在疾病的诊治上必须根据药物所具有的寒热温凉特性，如《素问·五常政大论》云："气寒气凉，治以寒凉，行水渍之；气温气热，治以温热，强其内守。必同其气，可使平也，假者反之。"② 即言气候寒凉之地，人体腠理紧密，易生内热，宜用寒凉之药物，并用汤液浸渍的方法治疗；气候温热之地，腠理疏松，阳气易泄，多生内寒，宜用温热之药物，并使阳气固守于体内的

---

① 山东中医学院、河北医学院：《黄帝内经素问校释》，人民卫生出版社 1995 年版，第 594 页。

② 同上书，第 525 页。

方法治疗；亦即，治法必须与该地域的气候相配合，才能达到良好的治疗效果。

第四节 《黄帝内经》气论释物的现代意义

检视历史，继承与创新是推进人类文明的主要动力，中医学两千余年的发展史，就是一部在不断总结和继承前人成果基础上，逐步充实和发展自己的历程。推动中医学现代化，就是要使中医学的发展能够更好地与现代社会发展同步、与现代科技相结合，并与现代文明相辉映，既保持其本质特性，又体现时代特征。有鉴于此，中西方学界针对《内经》的理论体系，开展了多学科研究。迄今为止，这些研究虽已取得一定的成果，但整体而言仍是不足的。本节首先将检视《内经》的现代研究成果及其困难所在，以作为未来发展的借鉴。

当前，中医学理论及治疗方法已经受到当代东西方学界、医界的重视，而中医学又离不开《内经》的气化宇宙论这个底基理论。数百年来，科学在人类社会中独领风骚；西风东渐之后，中国传统医学受到极大的冲击。然而，事实证明，西方主流医疗在面对现代人的身心方面综合、多样的疾病时，往往出现力有不逮之处。因此，学界、医界开始认真探索西方主流医疗之外的医疗体系；对于世界上各民族的传统医疗方法的研究，是此项探索的一部分，中医学则以其临床疗效被加以青睐。经过前章的反思与批评，直观、素朴的《内经》气化宇宙论固然存在缺陷与不足之处，但以主客二分思想为基础的西医学不足之处，正是强调整体思维的中医学之所长，中、西两种医学体系明显具有互补的作用。因此，《内经》气化宇宙论的整体观在现代医学上所具有的价值是肯定的。

另则，人类拜科学之赐，特别是经过二十世纪日新月异的进步，人类的物质文明达到高峰。然而，与此同时，能源枯竭、环境污染与生态破坏等问题日趋严重，引起世人的忧虑和关注。值此之际，如何正确面对并处理人与自然的关系，已成为当前人类生存、发展的重要课题。于是，珍视人类的生存环境，向大自然回归的呼声日益高涨，西方国家陆续发展出环境伦理学、生态伦理学、生态文化学、生态文明学等新兴学科。从这些西方世界方兴未艾的新兴学科理论内涵不难发现，其重视人类与生存环境的关系，此与《内经》的整体思维有相通之处。因此说，《内经》气化宇宙论所展现的现代意义实不止于医学的层面而已。在本节中将检视《内经》气化宇宙论对于现代医学的意义，以及《内经》整体思维对于现代生态维护的意义。

一 《内经》气化宇宙论的现代研究

20世纪后半期以来，中西方学界针对《内经》的理论体系，开展了多学科研究，企望这些研究有助于中医学与现代科学理论的会通，并有助于中医理论的发展。目前，这些研究已取得相当的成果，例如对于《内经》藏象学说的研究，是以系统方法来整理《内经》藏象理论体系的规律和原理，为现代研究提供良好的切入途径，并为临床辨证论治的标准化提供科学的理论基础。其研究方法是运用文献学、史学、文字学、哲学、社会学、自然科学等综合方法，针对《内经》理论内涵的形成与演变，作出客观而真实的诠释。其研究内容包括以下三个面向，一是探研《内经》藏象学说的发生因素，包含解剖形态、气论、阴阳五行学说、象数理论、医学模式、医疗实践等方面。二是探研《内经》藏象学说的建构方法，包含观察、系统、数学、逻辑等思维方法。三是探研《内经》藏象学说的演进过程，包括解剖形态的生成作用、实体与功能的演化，以及藏象学说的确立等。另外，对于《内经》经络学说的现代研究，主要集中在两大方面；一是经络存在的客观性研究，从循经感传到感传特性及感传的记录，目前已获得较大的成果，使经络的客观存在成为中外医学界的共识。二是在经络客观存在的基础上，对经络进行实质的研究，是近年来经络研究的主要内容。

（一）《内经》气论思想的现代研究

《内经》把气在人体的运动变化归纳为升、降、出、入四种形式，表明人体的生命活动，就是气的运动变化过程。《内经》依此原理提出了气化论的生命观、人体观、疾病观以及诊治观。由于用气的概念来解释人体的生命现象是《内经》理论的重要特点，故近数十年来中、西方学者从各种学术途径探讨《内经》之气的内涵、功能等，并获得相当程度的进展。同时，为了探讨气的临床实用面向，医学科技界经过长期大量的科学实验，特别是20世纪80年代以来，运用电场、电磁效应、辐射场和信息控制等理论，并从分子生物学、生物化学和分子免疫学等角度切入，对人体的脏气、正气、元气、卫气、营气等进行研究，以探索气在人体的生理、病理之作用。在《内经》气论的现代研究当中，已发现气与人体的免疫功能有密切关系，获得最多的共识。虽然在中医古籍中"免疫"一词首见于明代的《免疫类方》一书，但是养生的免疫概念早在《内经》中就多有论述。《内经》认为，邪气入侵人体是致病之因，人体本身具有抗御邪气的正气，即所谓"正气存内，邪不可干"；人体之所以生病，则是因为正气虚弱，而邪气趁虚入侵，即所谓"邪之所凑，其气必虚"。疾病的发展取决于正邪气的消长，此正是人体免疫力的反应情形。抗御外邪入侵的正气称为"卫气"，卫气流动于皮肤、腠理之间，产生防堵外邪的屏障作用，《灵枢·营卫生会》云："人受气于谷，谷入于谓，以传与肺，五脏三腑，皆以受气。其清者为营，浊者为卫，营在脉中，卫在脉外，营周不休，五十而复大会。阴阳相贯，如环无端。"①

人体是从饮食中吸收精微之气，食物入胃消化，经脾吸收，精微之气传注到肺，从而五脏六腑都能接受精气。"营气"运行于经脉之内，"卫气"则运行于经脉之外，周流不息，运行到五十周次而后大会，阴阳相互贯通，终而复始。营气在内，其功能为运送全身之气血，是人体养分的运输系统；卫气在外，其功能为捍卫身体外表，是人体的防御系统。又如《素问·疟论》谓卫气之所在，与邪气相合则病作，是说卫气行至邪气所在之处，与邪气相合而病作，亦即，若外邪侵入皮肤、腠理之间，卫气即行至邪气所在之处，为防止外邪深入扩散，则局部形成痈疡。《灵枢·痈疽》亦谓寒邪客于经络之中则血泣，血泣则不通，不通则卫气归之，不得复反，故痈肿。这说明寒邪滞留在经络之中，则血涩不通，卫气进入身体内里后，即不能顺利回到体表，故痈疽乃生。根据《内经》对于卫气的论述，可以认识到卫气的捍卫功能与现代生理学的白血球、淋巴细胞等有极为类似之

---

① 河北医学院：《灵枢经校释》，人民卫生出版社1995年版，第272页。

处。另则，《灵枢·卫气行》云："故卫气之行，一日一夜五十周于身，昼日行于阳二十五周，夜行于阴二十五周，周于五脏。是故平旦阴尽，阳气出于目，目张则气上行于头，循项下足太阳，循背下至小指之端……。其至于足也，入足心，出内踝下，行阴分，复合于目，故为一周。"①

卫气的运行，一日一夜循行全身五十周次，白天、夜间各行于阴、阳经二十五周次，并周流于五脏之间。卫气白天行于阳经，夜晚行于阴经，到了黎明平旦之时，卫气在阴分已行尽二十五周次，当眼睛张开时，卫气开始从目内眦的睛明穴上行到头部，并沿颈项后的足太阳经下行，再顺着背部下行到足小趾外侧。可见，卫气不仅作用于体表的皮肤、腠理，还充斥在全身各部位的组织器官中，任何部位遭遇病邪侵袭，卫气即与之进行抗争，依正邪胜负决定人体是否致病。

《内经》认为，人体的"正气"虚弱是致病的主要原因，故有"虚者补之""损者益之"的治则，即用补气之药使正气强旺的方法。目前对于《内经》之气的现代研究有从免疫学角度切入者，发现补气药具有调节或提高人体免疫功能的作用，从而证明正气是人体免疫系统的物质基础。就补气之药——黄芪的研究来说，其研究结果发现：黄芪能增强网状内皮系统的功能，作用强度与卡介苗相似，在动物和人体均有诱发干扰素的作用，用黄芪液滴鼻或服用，有减少感冒发病概率及缩短病程的防治作用。其次，黄芪能提高健康人的淋巴细胞转化率，使气管炎患者鼻分泌液中免疫球蛋白 IgA、IgG 的含量增多。再则，黄芪可影响身体内环核苷酸数量，而环核苷酸对免疫活性细胞的诱导或麻痹有决定作用。其他补气药物如党参、白术、茯苓等的药理研究均表明它们有增强人体对有害刺激物的适应力、抵抗力，增加淋巴细胞数量，而提高人体免疫功能的作用；天冬、麦冬、何首乌、百合、山药、菟丝子、黄精等可促使抗体形成；玄参、鳖甲等可延长抗体存在时间；甘草具有调节体内环磷酸腺甘（cAMP）的作用，而 cAMP 能调节人体免疫功能。

除了上述对于卫气的现代研究外，综观现代学者对于《内经》气

① 河北医学院：《灵枢经校释》，人民卫生出版社 1995 年版，第 63 页。

论的认识，较重要的有如下观点：其一，认为气是生物能量，气为提供人体活动的能量。执此观点者以为，阳气产生体温，其形式是热能，脾气主四肢运动是机械能，腐熟水谷的胃气是化学能，刺激感知的经脉气则是电能。气是来源于各种食物营养所转化而来的化学能，贮存于化学链中的能量处于静止状态，只有受到体内电流（神经传导）激发而处于活化状态时才能被利用。当受到电流激发时，贮存于化学链中的能量从静止状态转为活化状态。其二，认为气相当于三磷酸腺苷（ATP）。就生物能学的观点说，人体各种形式的生理活动（如肌肉运动、脑组织思维和肺部呼吸等）所需要的能源，都是由ATP通过各自组织器官转换而成的，故ATP的生物功能与气的功能（心气、胃气、脾气、肺气等）都是具有专一性的。其三，认为气是整体系统脏腑功能。从现代医学观点把中医的脏腑理解为各功能系统，如肺是呼吸系统，肾是激素系统，论述了气是整体的、广泛的系统相互作用的功能。除此之外，还有场论说，"场"相当于气的概念。对元气的认识，有认为人体的元气本质是基因DNA，其主体为在下丘脑等中枢的整合下，中枢交感活动增强或减弱的效应。对宗气的认识，有认为相当于现代西医学所指的"胸内压"。虽不能说宗气就是胸内压的同义语，但古人所谓宗气的功能应包括胸内压的功能。

综观以上有关《内经》气论的现代研究，已经从文献研究转入了应用科学技术方法的实验阶段，为气的研究开启了历史的新页。虽然大部分研究或在初步阶段，或仍未有确切的证据，但是，推动中医学现代化，使中医学的发展能够与现代科技相结合，就大方向来说是正确的。

（二）《内经》阴阳思想的现代研究

阴阳学说在《内经》理论的建构中，具有十分重要的宇宙论与方法论意义，也是中医理论体系临床与辨证施治的具体原理原则。因此，对《内经》阴阳理论的现代研究相当普遍，其研究的途径也呈现多元的趋势，包括哲学、数学、系统科学、物理学、心理学等各种不同面向。

从哲学角度研究者，主要针对《内经》阴阳平衡与稳态思维的认识。《内经》中有"阴平阳秘"的观点，如《素问·生气通天论》云："阴者藏精而起亟也……即谓阴气是内藏体内的五脏精气，而为阳气的根本；阳气则固守身体外表，使阴气不受损伤。圣人调养之法度是使阴阳调和、平衡而后能升降出入，正如四时循序平和。如两者不调和，阳气不能固密于外，阴气就衰竭于内；阴气平和，阳气固密，精气神才得以调养。"①《内经》的"阴平阳秘"观点是指人体在生命活动上达到调和稳定，体现了整体和局部的统一思维。然而，这种情况并非绝对平衡，是属于哲学的概括论述，而不是科学的量化概念。此外，有从方法论的观点进行研究者，如张其成先生认为与西医的物质模型相对而言，中医采用思维模型来建构生命形态和运动规律。中医思维模型就是以阴阳五行为代表的"二体三用"模型，因而不能用实验、实证方法来衡量、验证。张氏点出中西医思维的根本不同之处，表明西医是二元对立的思维模型，而中医则是三元圆通的思维模型，实验、实证是西医的主要方法，却不能用于对中医的藏象、经络之验证。

事实上，《内经》的思维以近似程度去反映客体，却无法反映客体的全部属性。孙广仁先生则从古代哲学"气分阴阳"思维对《内经》的影响进行研究。他指出，"气分阴阳"是以阴阳的相对概念对宇宙本原之气的两种属性的标示，它对中医气学理论以及藏象理论的产生和发展，具有方法学的重要意义。中医学将人体中的各种气，包括一身之气、元气、宗气、营气、卫气以及脏腑之气，也分为阴阳两个部分，以表明气的两类不同作用，阐释机体的脏腑功能和生命过程。孙氏在其论述中表明，作为哲学观和方法论的阴阳概念被《内经》引入后，贯穿于其理论体系的各个方面。同时，《内经》还发展了阴阳概念，建构了具有自身特色的三阴三阳、脏腑阴阳及四时五脏等理论，以阐释人体生命活动的阴阳作用情形。另则，陈利国先生比较了《内经》与《周易》阴阳理论，认为二者都强调阴阳是自然界普遍规律，阴阳的和谐、平衡是维持事物正常发展的最佳状态，其中阳处于主导地位，当平衡被打破时，要积极促进平衡的出现。阴阳的本质是一种关系说明，阴阳概念并无医学与哲学之分。陈氏还认为，

---

① 山东中医学院、河北医学院：《黄帝内经素问校释》，人民卫生出版社 1995 年版，第 182 页。

《内经》与《周易》对阴阳升降的认识不同，前者为"阴升阳降"，后者为"阳升阴降"，同时，《内经》发展了阴阳相对性的认识，完成了阴阳与五行的结合。《内经》对于阴阳的掌握和运用与《周易》有其相同处，又有其特殊之处。就阴阳进一步的分析上，《周易》采取一分为二的方式，由阴阳而四象、而八卦。《内经》则采取一分为三的方式，由阴阳分出三阴三阳，以气的盛衰来区分三阴三阳。《周易》以二为基数的阴阳划分法较适合于阐释自然规律，而《内经》以三为基数的阴阳划分法则更适于表达人的生命活动。同时，《内经》是用五行思维来补充阴阳思维，以说明宇宙万物气化之间的生化制约情况，亦即以五行思维来解释更复杂的宇宙万物生化变动情形。

从科学角度研究《内经》阴阳理论者，主要采取数学和系统科学等方法论。方晓阳先生等人借助系统科学方法，以人体脏象系统为例，建立阴阳平衡的微分方程组，并在此基础上对一些病理进行初步的解释。《内经》阴阳思想关于人体正常生命现象的描述，包括节奏律（阴阳消长）、稳定律（阴阳平衡）、演化律（阳生阴长、阳杀阴藏）三个规律。关于人体病理现象的描述，则有病变四律：失衡律（阴胜则阳病、阳胜则阴病）、衰减律（阴损及阳、阳损及阴）、假象律、突变律。《内经》的阴阳思想，表明阴阳二气的消长变化呈现出时间的节律变化，故阴阳消长与生物节律关系为现代研究所重视。现代医学也已证明，几乎人体的全部生理机能都具有以二十四小时为周期的节律变动，如人的体温、睡眠、血中皮质醇、促甲状腺激素数值等，都符合《内经》的昼夜阴阳消长节律。同时，人体生理机能的长周期变化亦与月节律、年节律等阴阳消长呈现大致相互对应的关系。

此外，还有从心理学角度对《内经》阴阳思想进行研究者。如王米渠先生就人类心理的认知、情感、意志三方面，探讨《内经》中关于太阳、少阳、阴阳和平、少阴、太阴五态之人的论述。王氏认为，《内经》的五态之人所表现的特质是：阳形之人知觉的速度快而粗糙，阴形之人则相反，表现出能思而藏。意志行为特征，从阳到阴的基本规律是：由动态到静态，由明快到迟缓，由外露到内藏。上述研究显示，人体的阴阳比例不同对人的思想、行为模式产生影响。

《内经》中提出阴阳五态之人的观点，可说是中国最早的一种人格系统理论。经现代研究发现，阴阳五态之人的特质与心理学的行为特征的描述有着相当吻合之处，可见，《内经》阴阳思想也具有心理学的重要意涵。

（三）《内经》五行思想的现代研究

五行学说是中国传统思想中影响广泛的重要学说之一，它以符号思维模型的方式，诠释宇宙的秩序（事物之间的相互关联）。在中国古代社会中，甚至于当今之世，这一学说皆具有相当程度的影响力。五行学说在《内经》理论体系建构中更是担任着重要角色，并成为《内经》理论体系中不可或缺的组成部分。随着中医学受到关注，学术界亦以现代科学方法，从多个面向对《内经》五行思想进行研究。

首先，是从系统论的角度来研究《内经》五行思想。《内经》五行思想旨在揭示人体五脏系统在生理功能之间的联系关系，并从整体上来把握人体生命活动的规律。系统论主要包含整体性原理、联系性原理、动态性原理和有序性原理。从两者的内涵看，《内经》五行思想和现代系统论的基本原理有相类同之处，故现代学者常借用现代系统理论来阐释《内经》五行思想。刘长林先生依据其所概括的五行学说内容，认为五行学说的本质就是古代中国特有的一种朴素的系统论。事实上，《内经》五行思想是将五脏作为组成人体的基本结构，五大功能系统之间遵循着相生相克的规律，从而呈现出整体的稳定均衡状态。同时，《内经》五行思想将自然界中的事物与人体五脏类比归类，而认为人与自然界构成一个有机整体。祝世讷先生将五行之间的生克乘侮作用以及维持整体的稳定机制，称为"五行自稳模型"，它在人体的自我调节过程中发挥着"内稳定器"的作用。祝氏的"五行自稳模型"的主要内涵，表明人体以五脏为核心的整体的稳定机制。我们从五行的整体关系来看，任何一行都存在生我、我生或胜我、我胜的关系，彼此产生相互作用，进行反馈机制，以实现五行的动态平衡。《内经》五行思想所展现的鲜明特征，即在五行循环运动的整体动态平衡机制。

其次，是从语言学的角度切入《内经》五行思想之研究。语言是表意和思维的工具，可区分为日常语言和通用语言。日常语言是语义相对不变的具体表意符号，其形式与内容是一与一的对应关系；通用语言是语义可变的抽象表意符号，其形式与内容是一与多的对应关系。胡化凯先生认为，五行说本来就有日常语言的性质，但它在汉代实质上已成为一个语义多变的抽象符号体系。五行思想的符号模型特性是在其运用中显示出来的。古人将五行思想广泛地运用在各个方面，包括自然律则、人体生命现象、药物、炼丹、音律……五行符号模型中各组成元素之间不是孤立的，而是依循生克乘侮关系，并由各组成元素之间的联系而构成一个有机整体。五行符号模型这种整体性、联系性和有序性的特点，在《内经》释物体系中发挥了最大的功能。《内经》用五行符号模型阐释人与自然界的关系，以及人体五脏之间相互促进、相互制约的关系，从而建构了有机整体的理论体系。

此外，有些学者把五行生克归纳出数学公式，表明五行学说实质上是数的和谐。如刘可勋先生认为，中医五行藏象体系就是一个贝塔朗菲所说的组合性复合体。任何一脏的功能状态量的变化，必然承担着所有其他各脏功能状态量的变化。根据刘氏的观点，《内经》应用五行藏象理论来进行辩证时，往往是从多脏的关系来考虑，而不是就一脏单独看待，在论治时，也常是既治病脏也调理他脏，甚至先调理他脏来达到治病脏之目的。王志红先生从逻辑学的角度进行研究，在五行类比的逻辑论式中，其结构是特殊——五行——特殊，五行是中介，借此中介过渡，才完成了由此及彼的类比推理。温长路先生等人则以纵横结合的方式，将《内经》五行构式归纳为四种：一元平面构式即通常所说的五行生克制化关系；二元平面构式反映的是五行相生与反生、相克与反克的关系，说明五行的生克制化是有条件的、动态的；三元平面构式反映的是五行之间生中有克、克中有生的关系；多元立体构式则反映五行互藏的全息关系。从以上探讨中，可一窥当代学界对于《内经》五行思想所进行的多学科研究概况，尽管这些研究已取得一定程度的进展与成果，有助于中医学的发展。然而，虽说《内经》五行思想与现代系统科学的思想相类同，但毕竟彼此之间存在着相当的差异性。确切地说，《内经》五行思想受到历史背景的条件限制，古人观察自然不可能完全认识到自然全貌，而其抽象、思辨的结论也有其局限性,更无法达到现今科学所见之精致。因此,如何借现今的知识及科学技术达成去芜存菁的效果,既保留古人的智慧,又能补充其所不足,对于《内经》思想的现代研究,仍有一段长远之路及许多尚待解决的问题。

二 《内经》气化宇宙论对于现代医学的意义

由于西医学挟着科技的优势而快速发展,它在世界医学体系中独占鳌头,百年以来,已将西医学等同于现代医学看待。

现代高科技在西医学上的充分运用,几乎使人相信医学可以解决一切有关健康和疾病防治的问题。20 世纪初期工业技术开始蓬勃发展,为许多国家创造了财富,致使人们有足够财力从事于医学的研究,医疗技术也因而有了明显的进步。直到 18 世纪 60 年代法国化学家巴斯德发现致病的"病原体"(细菌),人类才改变对于疾病的认识。16 世纪中国人用人痘接种来预防天花,18 世纪初,这种方法经土耳其传到英国,后来,英国医生琴纳发明了牛痘接种疫苗法。1967 年世界卫生组织开始全力展开对天花的防治工作,成效斐然。到了 1979 年,天花病毒只陈列在实验室中当作地球上曾经存在过的生物标本。美国 1940 年因传染病死亡人数有 13000 人,到 1949 年由于抗生素的发明和应用,死亡人数快速降低,1970 年只剩下约 400 人。这种情形让人类几乎相信,金钱和科学可以战胜疾病的威胁。然而,由于抗生素的大量使用,导致病菌和病毒的抗药性出现,使原来的抗生素失效,于是又发展出更强力的抗生素。就在如此循环中,人类与病菌、病毒的战争持续上演,似乎见不到尽头。人类与病菌、病毒的战争付出了巨大的代价,由于病人住院时间拖长和更昂贵的抗生素使用,每年美国需增加三百亿美元的支出。这种情况让人不禁要深思:若我们与细菌维持和谐共处于大自然环境之中,那么人类或可避免在这场战争中损伤人类重要的身体免疫系统以及无止尽的庞大付出。

事实上,抗生素的治疗使用,也是人类对于疾病的抵抗力越来越脆弱的重要因素。同时,交通便捷的现今,一种传染病能在数小时内从此洲传至另一洲,传染速度更加势不可当。防治传染病有两种基本有效方法：一是人类自身的抵抗力，二是接种疫苗。问题是如果某个国家或地区爆发某种传染病时，由于传染速度极快，不仅没有足够的疫苗供应，而且更糟糕的是，对某些病毒既没有疫苗，也没有有效的治疗方法，例如数年前发生在亚洲地区的 SARS 即是如此。现代西方医学过分重视技术层面，而相对忽视人文精神对医疗保健所扮演的重要角色。由于医疗技术进步，人类的寿命得以延长。寿命延长是好事，问题是人在什么样的状态下生活显然比单纯强调活着更重要。

就认识论的角度说，中西医体系有着不同的道路。西医学从许多个案的实验、观察中获得对疾病的认识，以及寻找出对抗疾病的方法。但举凡自然、社会学科知识包括哲学、天文、历算、地理、生物、气象、物理、心理等，都渗透在中医学的辨证施治的理论之中。中医学的思路涵蕴丰富的人文精神，对于现代心理、精神层面的疾病，应可弥补西医学的不足。

就方法论的角度说，西医学基本采用的是科学的观察和实验方法，因而具有客观、可靠及精确的特质。随着科技发展，其理论体系日趋完备。由于中医学过分偏重哲学思维的推衍，因而不自觉地忽视了检查、化验的科学验证步骤。西医诊治疾病通常通过仪器的检查、化验，以确定疾病症候，并按疾病症候予以治疗。中医学的诊治方法则通过望、闻、问、切获取有关疾病的信息，将疾病归结为"证"，并根据不同季节、不同体质等而辨证施治。

经络、藏象、阴阳、气血等，是西医学至今还没有认识和掌握的。而西医学所认识的一些基本规律，如病理解剖、病理生理、细胞病理、分子病理等，也是中医学所欠缺的。就当前医学对部分疾病仍束手无策的事实来看，应该还有一些更深刻的生命机制，是中西医学都未曾认识到的。因此，中西医学的取长补短不仅促使中西医学的进步发展，也可能走向一种新的医学模式。整体思维的合理性并不等于正确性，更不能等同于科学性。诚然，《内经》的气化宇宙论十分周详，但难说它是最好的理论阐释架构，因为科学的方法已经认识到事物内在细微、复杂的层面。繁复的人体生命活动无法仅以五行的生克关系来完整揭示。中医学现代化研究的基础、能力、水平等，都明显地落后于西医学，这是不争的事实。欲实现中西医学互补的目标，必须逐步缩小中西医学之间在现代化上的差距，使中西医学的现代化进程和水平能够趋于同步。

《内经》气化宇宙论具有中国特有的民族文化特色，其中最突出的就是把人与自然界视为一有机整体，而不同于西医把人体视为个别的物质机体存在。由于全球暖化问题日趋严重，故近年来呼吁人类重视自然生态已蔚成风气。可以预见，未来医学的发展将趋向于人与自然生态系统有机结合的综合医学模式。《内经》的气化宇宙论把人安置于自然界之中来考察，又把人安置于社会环境中来考察。把人安置于若干不同层次的生态系统来考察，正是《内经》气化宇宙论的价值所在，并可能是《内经》提供未来医学发展最直接的贡献所在。再则，由于科技高度发展，造成自然生态的改变，文明疾病应运而生，致使现代人愈益重视养生保健与疾病防治。

因此，未来的医疗重心将从现在的"治已病"模式转向预防保健模式，即《内经》所谓的"治未病"的理论旨趣。由此观之，《内经》的医疗思维也吻合未来医学发展的大趋势。就事实看，整体观并不是中医学的专利，西医学也讲整体观，其认为人体在中枢神经系统的统合控制下，各组织器官系统做协调一致的生理活动。近年来，西医学加强了内分泌免疫系统与神经系统联结的研究，并加强人体与生活环境、心理与生理关系的研究。然而，中、西医学的整体观却存在很大差异，西医学强调整体与部分的关系，并把生活环境与心理作用仅视作影响人体生理的参考因素。中医学则不然，它在气化宇宙论的理论框架中，视天人一体、形神一体，建构其有别于西医学的整体观。天人合一的思维是将人视为宇宙自然的有机组成部分，即庄子所谓"天地与我并生，万物与我为一"，人与自然万物同源、同构，在《内经》中主要呈现在"生气通天"的论述中。"生气通天"的含义除了认为天人之间借阴阳二气互通流行外，还认为自然界的变化周期通过其作用而影响人体，并使人体形成适应四时周期变化的衡定机体。

这就是《内经》将人与自然界进行阴阳、五行分类归属的认识论内涵，也是《内经》四时五脏理论的根源。《素问·玉版论要》云"神转不回，回则不转，乃失其机"，即言时间具有不可逆转的特性，以及时间的变化是生命的机枢，而不只是外部的参考因素。这种观念是《内经》气化宇宙论的基本理论内涵，也是辨证论治的基本原则。同时，《内经》气化宇宙论认为，五脏概念含有四时、昼夜阴阳消长的动态意涵，又含脏腑气血运转不息，与时相应，并且病邪上下转移、内外出入与时俱变。

西医学的医疗体系以检验、分析、解剖为主要方法，对人体生理、病理的认识都建立在静态器质性病变的基础上，但人体的脏腑功能在解剖上是找不到的，而是在人体生理活动过程中才能表现出来。如病人确实感到身体明显不适，甚而病情严重，经过一番检查、分析之后，却无发现脏器异常之处，即无器质性病变，于是诊断为无病，或判定为神经官能症等，因而不能针对病症给予具体的治疗措施。另外，由于大量使用药物所导致的药源性疾病，也是西方主流医疗体系的一大难题。药物愈进步，治疗的效果越好，其对人体的副作用也就相对增加。就以各类抗生素来说，它能有效杀死病菌，也同时杀死了体内的好菌，甚至损伤人体的细胞与器官组织。再则，西医的理论建构植基于自然科学，因而较忽视人的社会属性，在病理的认识及在疾病治疗的过程中，较少注意到人的社会属性因素，因而对于因情志原因所引起的疾病，无法给予有效的施治。

《内经》的形神一体观念，认为人体身形与蕴含于其内的"神机"相互依存、作用，并从生命机能出发，取五脏之名而不拘于解剖的意义界限，按五行类属原则，规范形神一体模式，因而五脏被视为生命的中枢。换言之，形神一体的概念，是将"神"中的精神意识、思想情志活动归于心，明确心身对立相成、互化互用的辩证统一关系，此与现代西医学重视心理与生理关系的研究旨趣相近。

当前，不论人们罹患何种疾病，似乎都能找到相对的医药。人类对药物的过度依赖，问题绝不仅在细菌、病毒产生的抗药性。现代主流医学的成果似乎向世人昭告，医疗技术、药物已取代万能的上帝，可以治愈身心的一切疾病。当今社会，由于社会性因素而导致人们出现精神障碍的现象十分普遍。现代主流医学发明了不少治疗精神疾病的药物，这些药物也被视为有效的治疗手段。结果，精神疾病的药物用量增加迅速，精神类药物不但使无数病人成瘾，同时形成了顽固的心理依赖。就事实而言，精神障碍发生的原因大都由社会性因素所导致，属于文化层面的问题，精神药物对此类精神疾病的效用明显是暂时性的。

总体而论，随着人类文明进程，未来的医学观念、医学模式以及人们对于保健养生的要求都将有所变异。文明是多元的，医学也必然是多样的。西医、中医各具其殊胜之领域，在可预见的未来，西医与中医皆将担纲其不可或缺的重要角色，继续为确保人类的健康做贡献。迄今，中西医结合的研究已见相当成果，但中、西医结合并不是一加一的简单数学问题，而应该是在未来人类的客观生存环境作用下，为确保人类的健康，在认识和解决医学难题的思维中，吸收现代医学和传统医学的优点，以创造全新的医学理论与实践体系。事实说明，中医学的整体观在现代越发显示出其价值性，尤其是注重平衡和谐的辨证论治思想，可以作为现代西医学的借鉴。相信《内经》气化宇宙论所创造的医学理论体系以及其医疗模式和养生概念，都将在未来人类的医学发展中发挥其应有的作用。

三 《内经》整体思维对于现代生态维护的意义

天人合一思想是中国传统哲学的重要思想之一，也是中国古人对于人与自然关系认识的主要思维模式。中国哲学的主轴就是生命哲学，而生命哲学的主要宗旨就是把人的生命安顿好。人类生存在大自然中，与自然万物必然发生对应关系，故妥善处理这种对应关系又是安顿人生的重要条件，而中国古人对于人与自然对应关系的底基思维即是"天人合一"。诺贝尔和平奖得主史怀泽曾指出人类应当敬畏生命的伦理，促进任何人关心他周围的所有人和生物的命运。史氏主张人应当关心他人并推及一切生物，其重视生命伦理的观点与中国传统的天人合一思想，可以说是不谋而合。

传统西方哲学思维在天人关系问题上，是以天人对立的二元论为主导地位，主张天人主客对立及以人类为中心，强调征服自然。在如此思维主导下，人类对自然的征服未曾停歇，造成资源迅速走向枯竭、大气污染日趋严重及暖化等全球性生态危机。诚然，科技的发展加速推动了人类文明的进程，但在科技发端之始，似乎也掀开了人类灾难的序幕。在漫长的科技发展历程中，18世纪开始的工业革命，被认为是改变人类生活的重大转折，然而，对人类更深刻的影响却是20世纪50年代以来西方科技的快速发展。数十年间，科技成果丰盛，使生产的规模、方式发生巨大的改变，也使人类生活型态发生了翻天覆地的变化。许多人因而确信未来的人类社会必然是科技超越一切，而且是人定胜天充分展现的时代。但是，就目前来看，科技的飞速发展似乎已经导致人类将面临一场空前浩劫。

当前，人类面临有史以来最严重的环境污染，使人类生存的基本要素迅速遭到破坏恶化，首先是空气，地球上无数的工厂、车辆等不停地排放废气，空气中的二氧化硫急速增加，"酸雨"带来了巨大的伤害。原来地球自然生态是保持平衡的，却由于人类滥垦滥伐及毫无节制的消耗，导致热带雨林、森林面积正快速锐减或消失，平均每两秒即消失一个如足球场大小的森林。因此，地球温室效应愈趋严重，地球平均温度明显逐渐升高，极地冰山融化及海水因热化而膨胀，从1993年起，全球海平面平均每年上升三点一公分，自然生态因而改变，许多生物濒临绝种，就在本世纪里全球将有数百万人的生存因而受到威胁。由于工业氯氟烃的大量使用，致使地球大气的臭氧层日渐稀薄，紫外线不仅使动植物受害，而且导致人类罹患皮肤癌的概率大增。

水资源不足已经成为许多国家面临的难题。由于地球水资源的自然分布本来就不均匀，根据世界卫生组织发布的资料显示，目前全球有四十多个国家、地区严重缺水。发展中国家约有五分之三的人口无法获得安全饮用水而饱受疾病的威胁。此外，垃圾处理也是人类面对的大问题，垃圾成为污染环境的主要原凶之一，特别是工业化之后人类大量使用化学物质，包括塑料制品及清洁剂、冷媒、肥料等各类化学制品，对自然环境的伤害尤甚，并对地球生物的遗传基因已产生直接影响。尤其值得注意的是，发达国家凭恃其强大的政治、经济与军事实力，廉价获得落后国家的原料资源，然后将数倍价差的成品回销至这些落后国家的市场，致使这些国家的百姓处于恶劣的生活环境中，在非洲有些较落后国家，粮食缺乏导致上亿人处于半饥饿状态。同时，发达国家往往牺牲落后国家的利益来维护自身的环境。这些发达国家产生的工业垃圾十分惊人，其中包括核子污染在内的危险废料，他们纷纷将这些垃圾输出至第三世界国家，使落后国家沦为先进国家的垃圾场。或许，短时间内发达国家仍可享受科技发展带来的高质量的生活环境，然而，人类赖以生存的地球只有一个，一旦生态环境被破坏殆尽，相信地球上的生灵必将无一得以幸免。

其实，西方从 19 世纪中叶开始环境伦理意识就逐渐受到重视，相关学术论著陆续出版，对于科技发展对生态环境所造成的负面影响进行反思。他们检讨西方传统主客对立思维和资本主义的价值观，并提出自然是有机整体、万物是互相依赖的观点，抨击人类以自我为中心破坏自然的无知，要求重新调整人类与环境的关系，以建立整体观的环境伦理概念，这表明人与自然环境的关系正式进入伦理学的领域。20 世纪 70 年代，以环境伦理、生态作为探研主题的"环境伦理学""生态哲学""深层生态学"等学科相继出现。"环境伦理学"不仅是从伦理的角度看待生态问题，实际上是与自然哲学思维紧密联结。以美国科学家卡普拉的生态世界观为例，卡氏著有《物理学之道》《转折点——科学、社会、兴起中的新文化》《绿色政治》等书。卡氏认为，笛卡尔、牛顿等的宇宙观是西方现代种种危机的根源，拯救危机要靠重建新的世界观，而新的世界观要合乎生态观点，这个观点与中国古代智慧相通。卡氏的宇宙观是对现代科学自然观、系统论、心理学、生态学、社会制度及东方智慧等众多内容的综合探讨，也是对身心系统、自然系统、社会系统及生态系统等的统一探讨。

同时，从 20 世纪 60 年代后期开始，东西方的哲学家、社会学家、生态学家、伦理学家等投身于生态问题的研究。历史学家汤因比也指出："为了人的利益去征服和利用自然……这是使现代的自然和人类的协调关系崩溃的一个原因。"① 虽然生态危机问题已引起世人关注，并有"绿色和平组织"之类的国际组织为之奔走呼吁，但整体而言，生态恶化的趋势仍未得到有效控制。同时，当今之世除了生态危机日趋严重外，还有全球性的心理危机。伴随工业化在全球迅速

① ［英］阿诺德·约瑟夫·汤因比：《历史研究》，刘北成等译，上海人民出版社 2005 年版，第 319 页。

扩展，拜金、纵欲、功利思维高涨，物质刺激性的感官文化日益扩张，社会的价值观遭致扭曲，传统美德被破坏殆尽，造成了人性的迷失。值此之际，我们或许不能断言这是西方传统思维发展所造成的必然结果，但科技发展带来生态环境的破坏却是事实。部分西方思想家、科学家转向古老的东方文明中去寻找灵感与智慧，并反思西方现代文明及其背后的思维体系，以寻求方法解决人类的生存危机，此一途径应受到高度的肯定。

就时代背景而言，《内经》受到黄老学的气化宇宙观影响，并在传统天人合一思维的基础上，建构人与自然的对应关系，把人体和自然界在医学的辨证论治上融合为一有机整体。《内经》主要是从天与人的关联角度来研究天人关系及人的生命活动，并系统地阐述了天人相互影响的原理，由此建构了其整体观的理论体系。《内经》的整体观展现于两大面向，一是人与天地自然界的整体对应关系，另一则是人体内部整体对应关系。如上文所述，《内经》的整体观对于现代医学所具有的意义与价值是肯定的。同时，由于《内经》强调人与自然界、社会环境统一的整体思维，正契合当前挽救生态危机的普遍观点，现代系统理论与古代中国思想之间亦具有密切的关系。这不但表明《内经》的整体思维对于现代生态维护的意义，也说明了中国古人对于人与自然应和谐相处的智慧价值。

第五节　《黄帝内经》气论释物的未来展望

由前文探讨得知，近年来中西方学界对于《内经》气化宇宙论思想内涵进行了多学科研究，目前已经获得一定程度的进展。

一　加强人文社会科学的研究力度

自然科学主要研究人的生物学特性，而社会科学则主要研究人的社会属性，对于《内经》思想研究，应是两者相辅相成。前文探讨中发现，近年来中医学的现代研究，以科学实验独占鳌头，似乎只有实验才配称为现代研究。在临床研究中不考虑社会、人文、心理因素，这又陷入了西医学的思维窠臼……以维修人体生理功能、延长人类寿命为目的，将医学局限在自然科学的领域之内，视其为类似于修补的技术。

随着人类进步的脚程，专业化的趋势愈益明显，专业知识、技术几乎成为职场用人的唯一标准。人文素养低落成为各行各业的普遍现象，并且是社会的普遍现象，导致贪污谋利、物欲横流、追逐声色、吸毒淫乱等社会问题层出不穷。值此之际，以《内经》思想为基础建立新的医学价值观是必要的，但医疗工作不只是专业知识、技术的展现，必须具备高度的人文素养。《内经》的理论体系除医学之外，蕴含哲学、天文、历法、气象、物候、地理等多种学科内容，其气化宇宙论思想亦具有充分的人文思想。当下谈中医学的现代化，必须秉持《内经》思想旨趣，把医疗模式扩及社会领域，甚至人类赖以生存的生态环境。单以自然科学的研究方法，不能达成整全的医疗模式，唯赖社会科学研究的进路以增加人文素养，才得以济事。

二 以临床应用检验理论

作为中医典籍的《内经》，其重视实用理性的程度更是超过一般理论体系，只有充分认识到《内经》的此一特色，才能把握中医学发展的关键。同时，在生存与发展的需求下，中医学最终必将走向哲学思维与科学实证结合的道路。目前，《内经》思想的多学科研究大致皆在理论探讨阶段，由于理论未臻成熟，故未付诸临床应用。临床应用是检验理论的最有效途径，也是医学的最终目的。因此，将《内经》思想的现代研究成果通过临床应用加以检验，是未来《内经》气化宇宙论思想研究的努力方向。

三 建立《内经》思想的现代诠释和表达方式

《内经》的理论体系虽然整合了大量的临床实践经验，但主要是借助于哲学思维框架而建立起来的，其语言具有直观经验的特色，它与现代科学语言之间差异甚大。将《内经》的语言转换成科学的语言，才能克服中西医学的沟通障碍。不可讳言，中医学在其发展的历程中呈现迟滞现象，对客观事物认识始终停留在传统思维模式，并且有创新性不足、概念不明确、语言艰涩难懂及欠缺标准程序等缺点。如何弥补这些《内经》气化宇宙论思想所造成的缺点，成为中医学现代化过程中不能回避的问题。因此，逐步建立中医学理论的现代诠释和表达方式，使用现代科学语言实现中西医学的会通，应该是中医学现代化的必经之路。

四 以《内经》的生态医学思想补充主流医学的不足

《内经》建立了素朴的生态医学体系，但它更体现了一种古人的生存智慧。它不仅要求人与自然的和谐，更要求人与社会的和谐，调整好人与生态环境的关系，从而实现人与大自然的整体合一。唐代名医孙思邈指出："上医医国，中医医人，下医医病。"这说明传统中医的宏观视角，不以单纯的疾病治疗为归宿，而是放眼于人与生存的环境（包括自然、社会环境），这即是生态医学的思想模式。

当前，重新肯定传统医学正成为世界潮流。WTO组织为推动传统医学进入主流医疗保健系统在文莱召开"西太区委员会第五十二届会议"，通过有关传统医学的决议和地区策略。可见，世人已普遍察觉西方主流医疗体系所面临的难题，更警觉到科技文明所带给生态环境的严重破坏，而使人类面临空前的生存危机。是故，研究既要认清《内经》生态医学思想的价值，又无须夸大其功能。当前，有一些西方学者肯定中国传统文化是事实；但是，纵然中国传统哲学思想的某些结论与西方哲学有会通之处，研究仍然必须注意其间的差异性，以及中西方在达到相同结论之前不同的论证过程与历史发展过程，如此才能使双方都产生更强的互补作用。就《内经》气化宇宙论思想研究的未来展望而言，必须对《内经》理论体系进行梳理，保留精华，去其糟粕，并吸纳现代科技成果，补充和发展其理论和实践方法。同时，会通中西医学，使中西医学达到互补的作用，必然有利人类未来医学的发展。同时，值此全球暖化危机威胁人类生存的当前，对于《内经》气化宇宙论思想的探讨，或可成为本书的微薄贡献之一。

第五章 《黄帝内经》的生命伦理思想史

第一节 《黄帝内经》伦理学思想渊源与方法论

一 《黄帝内经》的生命伦理思想渊源

《黄帝内经》每一部分都有八十一篇论文。《素问》篇又称为"黄帝岐伯问答之书",之所以名为《素问》,全元起曾做过解释:"素者,本也。问者,黄帝问岐伯也,方陈性情之源,五行之本,故曰《素问》"①。

许多学者认为现存的《灵枢》是伪书,其实不然,真正的《灵枢》或许早已亡佚,但假若是从高丽传来的《针经》,后来更名为《灵枢》被保存至今,它仍属于《内经》的一部分。《黄帝内经》关于摄生篇则详尽记载了中国人的生命伦理思想,"摄生"二字原始意义即为"保持生命"。《黄帝内经》就人与环境的相处过程发展出一套精辟的系统。

二 《黄帝内经》的方法论思想

《黄帝内经》本身虽是一部医书,然而却是受到当时素朴的认识论的影响所产生的著作。《内经》的作者在探索人体写作时,必定受到当时所流行的哲学与方法论影响。以《内经》而言,其中所谈及的形神学说、天人关系学说或是阴阳五行理论,都反映了《内经》

---

① 范登脉:《黄帝内经素问校补》,学苑出版社 2009 年版,第 312 页。

在认识论和逻辑学上的表现。从谈论气的理论上来看，更是没有一部书能以唯物主义的观点对阴阳理论作如此完整的系统阐释。从哲学上来看，《内经》所使用的方法正是系统方法，它能把握对象整体所拥有的特殊规律，不同于西医单纯的分析方法。

《内经》发展了先秦"气"的学说，使"气"的发展更加系统化，并将"气"的概念应用到医学、天文学和气象学。《内经》中所提到的气很多，像天气、地气、风气、寒气、暑气、湿气、燥气、火气和人体内的营卫之气等。这些气都是我们人体所能感受到的；人体的气虽然不能直接碰触到，但是从呼吸的肺气宣发而来，便会产生各种气的变化。《内经》认为这些气仍能通过人体生理机转的变化去体证它的存在，肉眼看不到的气能与物统一起来，因为气是构成万事万物的基本元素。而世上的气在《内经》中认为主要可分成两大类，一为阳气，一为阴气。阳气属清气，主热、主燥、主动；而沉着的阴气属于浊气，主寒、主湿、主静；通过升清降浊的变化则产生不同的气。

此外，不仅人体由气所构成，《内经》更认为人的精神思维和感觉也是物质机体所变化的气的活动。对于病理现象，以正气代表人的免疫功能，以邪气代表所有的致病因素。虽然此法较为简单，但相较于早期的鬼神致病说，已是一大进步。此外，气能运动，并借着升降作用，不断地随着人的生长衰退而变化。对此，《内经》更进一步提出了形气变化的理论：认为宇宙的本体就是气，所谓"阳化气，阴成形"，而且气是一种能独立于人意识之外的一种客观存在。"道"是天地间运转变化的规律，气则是依此规律而不断运动变化。

提到阴阳，我们很容易想到《易经》。不同于《易经》，《黄帝内经》将阴阳用以解释世界变化的本源，阴阳是中国古代的一组对应概念，用来表现事物存在的两种相对应的属性。张景岳认为："道者，阴阳之理也。阴阳也，一分为二也"①，通过阴阳的概念，不但可以解释外部的阴阳关系，更可以解释内部的发展规律。阴阳并非是两种物质，而是借由归纳所发展出来的理论工具，"阴阳者，有名而无实也"。

---

① 张介宾：《景岳全书》，中国中医药出版社1994年版，第34页。

阴阳的关系大体上可分为四种。

（一）阴和阳的普遍存在

阴和阳虽是一种理论的工具，却可应用在许多方面，例如，功能为阳，形质为阴；气为阳，血为阴；六腑为阳，五脏为阴。

（二）阴和阳的相互依存

例如，以肝脏为阳，脾脏为阴，此乃以两者的内外相对位置而论。再者，脏为阴，腑为阳，但若就心与肝来做比较，心在上为阳，肝在下为阴，这便是另一种相对的关系。此外，阴和阳之间还存在一种互根性，所谓"阳生阴长，阳杀阴藏"，如果阳衰则阴竭，阴衰亦会阳竭。或许，我们以为阳盛当阴虚，但那只是病时所发生的短暂现象，因为孤阴不生，独阳不长；若是放着病而不治，病理机转则会转为阴阳两虚。所以，二者缺一不可。

（三）阴和阳的互相制约

原本提到"阳生阴长"和"阴生阳长"，但那仅止于某种程度；在《内经·素问·阴阳应象大论》中更提到当阳胜则阴病、阴胜则阳病的概念。然而，身体的阴阳变化又往往须顺应天地自然的变化，也因为有这些周期性的变化，让阴阳的制约反应更加重要。《内经》衡量人体生病、正常或死亡三种状态的标准就是阴和阳之间的相对平衡状态，此为《内经》治病的纲领。

（四）阴阳的消长和相互转化

阴阳二者除了前面所提到的互融与相互制约的关系之外，尚有阴或阳的内部变化，也就是如《素问·六微旨大论》所说："物之生从于化，物之极由乎变"[1]，这与我们常听到的"物极必反"相类似。古人从太极图中发展出阴阳的养生之道，在《素问·生气通天论》中提到了人体一天的阴阳变化，这是正常的生理反应，然而有时也会有阴阳互相转化的现象产生，这种转化称之为突变，例如，"阳虚则外寒，阴虚则内热；阳盛则外热，阴盛则内寒"[2]，此是指一般常态

---

① 山东中医学院、河北医学院：《黄帝内经素问校释》，人民卫生出版社1995年版，第412页。

② 同上书，第57页。

而言；而所谓的突变则如"重阴必阳，重阳必阴"或是"重寒则热，重热则寒"的情况。上述是阴阳间的四种关系。

当我们理解这些经文时，必须理解"虚"与"实"的概念，才比较清楚。所谓的"邪气胜则实，精气夺则虚"，热邪伤阴，寒邪伤阳，我们谈及正气的阴阳转化时，须考虑到"物极必反"的共通点。以阳盛热证来说，热证的特点是会损伤阴液，导致阴虚，然而到了热证的末期，有时会产生阳气虚的症状，这便是阴损及阳的例子。治疗时，除了要驱除病邪，还要回阳救逆，这便是中医特色的正治与反治。所以，对中医的辨证论治而言，阴阳学说有着非常重要的影响，《黄帝内经》便是其理论架构的汇总源头。

中医理论乃是从阴阳发展出来的，从治病的角度来看，中医看病亦不同于西医，西医看的是人的病，中医看的是病的人。西医看病往往只着眼于病所产生的数据，例如，血球数量、体温等。对中医学来说，治未病对于医治病情有很重要的影响。

《素问·五运行大论》说："怒伤肝，风伤肝，喜伤心，热伤气，思伤脾，湿伤肉，忧伤肺，热伤皮毛，恐伤肾，寒伤血。"[1] 从分析病因的角度来看，《内经》所顾及的相当广，而一般西医认为某一症状的产生乃是因为感染了某种病菌，有点类似头痛医头、脚痛医脚。从《内经》中，我们知道其实不然，因为疾病有传变的关系。《素问·至真要大论》也提到："服寒而反热，服热而反寒，其故何也？岐伯曰：治其王气，是以反也。帝曰：不治王而然者，何也？岐伯曰：悉乎哉问也，不治五味属也。夫五味入胃，各归所喜攻，酸先入肝，苦先入心，甘先入脾，辛先入肺，咸先入肾。久而增气，物化之常也。气增而久，夭之由也。"[2] 说明五味在五脏中也有其对应关系；同时，五味所关联的是药材的属性分类，五脏有病或是五脏虚弱时，依该病患喜食何味，便可以推断其病症。足见中医学在用药时也会考虑到性味之五行生克关系。

① 山东中医学院、河北医学院：《黄帝内经素问校释》，人民卫生出版社1995年版，第165页。

② 同上书，第42页。

中医治病主要采取"扶正祛邪""三因制宜""正治反治""协调阴阳"等原则。所谓的扶正祛邪就是扶助正气驱除邪气;"正"与"邪"实际上就是"阳"与"阴",因为任何疾病,无论轻重缓急长短,从根本上说都不外乎是正邪(阴阳)双方的斗争过程,正邪双方的斗争结果决定病情的好转或恶化。所以,必须考虑正邪(阴阳)两方面的因素,一方面采用补气、补血、补阳、补阴这一类扶助正气的药物,一方面配合适当营养和休息来增强体质。

三因制宜还要考虑到自然环境、社会环境等因素,包括天体运动、时间推移、时令节气、物候变化、地势高下、居住环境等情况,这些往往是西医所忽略的。上述思想促进了中医的时间医学、天文医学、物候医学、地理医学、环境医学的发展,与未来的医学朝生物、心理、社会医学发展的趋势不谋而合。

病人发寒,就以热法来替他治疗;发热,就用寒法来治疗。热证反而用热药,寒证反而用寒药,这就是所谓热因热用、寒因寒用的道理。西医只考虑微观的病灶消除的结果。而中医所特有的治法让中国人能合于天地自然之道,生生不息,不但能预防疾病的发生,更能让身体随时处于平和的状态。

这种化生的关系,《内经》称为在天之气,在地成形。事实上,此为一种形与气的化生关系。所谓的形指的是看得见的物质,所谓的气则是看不见的物质。一切的形与一切事物的产生与消亡都是气的聚合、化散运动,因为气充盈于上下天地间。五运六气与人体的关系十分密切,自然界有五运六气的变化,人体则有五脏六腑六运的变化,因为人体的生命活动与自然界会互相对应参照,自然界气候的变化取决于五运六气的运动,人的生理、病理变化则取决于五脏六腑、六经之气的运动。

此外,"藏象"可以说是中医理论中较为重要的核心。就方法论而言,中医理论的学说,如藏象经络学说,是借由直接观察外部情形,再配合经验的内在反应所推导出来的。在方法上过于素朴,缺乏如西医的精密科学论证。这个方法将人体作了系统整体的运动规律总结。而五行的系统论,则是《内经》特殊的关系理论,观念思维从殷商时期的五方说演变至西周的五材说,这些观念思维是中国整体观的开始,《国语·郑语》言:"以土与金、木、水、火杂以成百物"①,说明了万物的生成依其性质能转变为各式的物质。

再者,《内经》认为事物的内部结构借着相生与相克的关系,产生动态的循环,并且能够平衡,相生的关系又分为生我与我生两类,相克亦分为两类,可分为克我与我克,但两者之间并不是静止的,而是处于相对的动态平衡;以木来讲,木被金所克,但木却能通过生火,让火来克制金,使之能达到一相对的平衡,其他四行亦可以此法类推。

阴阳学说可用来解释世界上最普遍的关系,自有阴阳理论,许多事物都可依据其性质,作二元的区分,例如:日为阳,月为阴,由此延伸,很多事物都能以阴阳归类之,而五行学说却能解构出事物间的连接关系与运作模式。所以与阴阳来比较,五行的理论是较为特殊的,因为被作用者能通过中间的转化步骤。《内经》更提出关于自然界的循环运动的总方向都是依照五行的规律去运作。《素问·玉机真藏论》提到:"神转不回,回则不转,乃失其机"②,认为自然界的循环运动不会逆转,如果产生逆转,那么五行的作用便会停止,万物便失去了生化之机,这是不会发生的,而此观念同时也说明古人察觉了时间的不可逆性。

然而,《内经》为了解释自然界的各种突变现象,更提出了非"平气"的解释。当五行的平衡关系被破坏,便会出现"相乘"与"相侮"的情形,在《内经·素问·五运行大论》中提到:"气有余,则制己所胜而侮所不胜;其不及,则己所不胜侮而乘之,己所胜轻而侮之。"③这些是异常的现象,也就是当木气太过,会对土造成超过正常程度的克制,同时木气的强盛又会压制金。所以,五行系统的运作具有独特性。

① 左丘明:《国语》,上海古籍出版社2015年版,第63页。
② 山东中医学院、河北医学院:《黄帝内经素问校释》,人民卫生出版社1995年版,第163页。
③ 同上书,第380页。

第二节 《黄帝内经》生命伦理学的特色与影响

在哲学领域中，不难发现，从不同的角度分析，常常能得到不同的结论。《黄帝内经》就具有中国人所特有的生命伦理特质。首先蕴含着整体医学的观念，在《灵枢·岁露论》中人被视为活在气交之中，如同天地一样，和天地形气阴阳物质一般，都是自然界依规律运动变化所产生。其次，在《素问·阴阳应象大论》中提到天有精，地有形，天有八纪，地有五里，故能为万物之父母；《素问·宝命全形论》中亦提到天复地载，万物悉备，莫过于人，人以天地之气生，四时之法成；在《素问·生气通天论》更提到天地之间，六合之内，其气九州、九窍、五脏、十二节，皆通乎天气。因此，人必须要适应自然。

一 《黄帝内经》生命伦理的特色

人必须依赖自然界才得以生存，从大环境来分析，可将其分为三类。第一类为无机环境，包含天文、气象、地理、水文；第二类为有机环境，包括动植物和微生物；第三类为人类社会在长时间发展过程中所形成的社会环境。前两类为自然环境，而有机的条件就如同《素问·脏气法时论》中所提到的五谷为养，五果为助，五畜为益，五菜为充。此外，《素问·六节藏象论》提到天食人以五气，地食人以五味，五气藏于脏腑，充养人体，而五味藏于肠胃，以养五气，气和而生，津液相成，神乃自生。

另外，人体和自然也有共同的规律。《素问·阴阳应象大论》："故清阳为天，浊阴为地；地气上为云，天气下为雨；雨出地气，云出天气。"① 地上的雨水升至天空结为云，待冷空气聚集则降化为雨。人体的代谢也有着相似的规律，清阳之气会上升，发腠理，达五脏，之后内归于六腑。体内清阳之气和浊阴之气相互运动在人体内达到动

---

① 山东中医学院、河北医学院：《黄帝内经素问校释》，人民卫生出版社1995年版，第423页。

态平衡。《内经》从大自然的现象类比到人体，充分说明人和自然有着密不可分的关系。所以，《素问·举痛论》言道："善言天者，必有验于人"，人体的生理反应或可应验天的运行规律。

同理可推，人体的生理机能和病理相对应的过程也会受到自然界的影响。在《内经》中提到"东方之人，易患痈疡；西方之人，其病生于内；北方之人，脏寒生满病；南方之人，易病挛痹；中央之人，易病痿厥寒热"①。这些话虽然不一定完全准确，但不同的地区的确会产生不同的疾病，因为引起疾病的因素和人的体质也有关系。因此治疗时也需要根据外界气候来判断治疗的方向，《素问·至真大要论》中提到"司天之气，风淫所胜，平之辛凉，佐以苦甘，以甘缓之，以酸泻之。热淫所胜，平以咸寒，佐以苦甘，以酸收之。湿淫所胜，平以苦热，佐以酸辛，以苦燥之，以淡泄之。湿上甚而热，治以苦温，佐以甘辛，以汗为故而止。火淫所胜，平以酸冷，佐以苦甘，以酸收之，以苦发之，以酸复之，热淫同。燥淫所胜，平以苦湿，佐以酸辛，以苦下之。寒淫所胜，平以辛热，佐以甘苦，以咸泻之"②。当六淫之气引起人体不适时，利用五行生克之法，配合五味之食或药材，便能起到治病的功效。

《内经》对于健康也有别样的看法。所谓健康者，在《内经》中以"平人"来代表，平人指的是不病之人。在《内经》中，特别强调养生之法就是要顺应环境，并且身心都要健康一致，而平人不病的重要条件就如《素问·刺法论》中所强调的正气存内，邪不可干，避其毒气，就是要适应社会环境的复杂变化，表达了保持精神思想的清静对于身心健康会有很大的影响。《素问·上古天真论》中提到"适嗜欲于世俗之间，无恚嗔之心，行不欲离于事，被服章，举不欲观于俗，外不劳形于事，内无思想之患，以恬愉为务，以自得为功，形体不敝，精神不散"③。说明人应与社会保持协调良好的关系，才能使身体健康长寿，能够适应社会的发展，在社会中找到乐趣，便能

① 马莳：《黄帝内经素问注证发微》，田代华校，人民卫生出版社1998年版，第195页。
② 山东中医学院、河北医学院：《黄帝内经素问校释》，人民卫生出版社1995年版，第264页。
③ 同上书，第199页。

够有益于身体发展；否则，不适应社会，将会发生如《素问·疏五过论》中所言："暴乐暴苦，始乐后苦，皆伤精气，精气竭绝，形体毁沮。"

再者，《素问·评热病论》提到邪之所凑，其气必虚；《灵枢·百病始生论》亦言："风雨寒热，不得虚邪，不能独伤人。卒然逢疾风暴雨而不病者，盖无虚故邪不能独伤人，此必因虚邪之风，与其身形，两虚相得，乃客其形。"① 所以，人之所以会生病，除了环境的因素外，本身正气的强弱，也可以说抵抗能力的强弱，亦是得病与否的关键所在。此外，不同社会背景之人，因其经济条件不同，所得的疾病也不一样。《素问·疏五过论》言道："尝贵后贱，虽不中邪，病从内生，名曰脱营；尝富后贫，名曰失精，故贵脱势，虽不中邪，精神内伤，身必败亡；始富后贫，虽不伤邪，皮焦筋屈，痿躄为挛。"②

精神上的变化有时也会影响生理的变化。所以《内经》十分强调从整体来观察病人的病情。除此之外，《内经》也对从事不同职业的人与其容易罹患之疾病进行分析，因为不同的劳动会使身体的器官发生不同病变。然而，不劳动也容易造成气血运行郁滞，与现代的观点一致。《内经》中提到死亡的部分，共有三百二十三处，《灵枢》也有一百六十六处提到死亡，这些死亡的文句大多是谈即将死亡的预兆或是预言死亡之期。《素问·疏五过论》基本上所采取的是用一种自然平和的态度来面对死亡问题，而不是以回避的方法将死亡视为禁忌。

《灵枢·天年篇》提到"人之寿百岁而死，何以致之？岐伯曰：使道隧以长，基墙高以方，通调营卫，三部三里起，骨高肉满，百岁乃得终"③。《灵枢·天年篇》提到"人生十岁，五脏始定，血气已通，其气在下，故好走。二十岁，血气始盛，肌肉方长，故好趋。三十岁，五脏大定，肌肉坚固，血脉盛满，故好步。四十岁，五脏六腑

---

① 河北医学院：《灵枢经校释》，人民卫生出版社1995年版，第90页。
② 马莳：《黄帝内经素问注证发微》，田代华校，人民卫生出版社1998年版，第195页。
③ 河北医学院：《灵枢经校释》，人民卫生出版社1995年版，第90页。

十二经脉，皆大盛以平定，腠理始疏，荣华颓落，发颁斑白，平盛不摇，故好坐。五十岁，肝气始衰。六十岁，心气始衰，苦忧悲，血气懈惰，故好卧。七十岁，脾气虚，皮肤枯。八十岁，肺气衰，魄离，故言善误，九十岁，肾气焦，四脏经脉空虚。百岁，五脏皆虚，神气皆去，形骸独居而终矣"①。

《灵枢·天年篇》所列的特征将一般人的正常生理发展过程做了相当清楚的分析，或许与现代医学有所出入，但大体上已观察相当完备。除了包含人类生理的分析外，不同特性或体质之分别，《内经》中亦加以说明："故然，人之生也，有刚有柔，有弱有强，有短有长，有阴有阳。"然而，真正寿者"五脏坚固，血脉和调，肌肉解利，皮肤致密，营卫之行，不失其常，呼吸微徐，气以度行，六腑化骨，津液布扬，各如其常，故能长久"②。

在《灵枢·天年篇》中提到人之寿夭各不同，或夭寿，或猝死，或病久，是寿是夭端看人的神与气。《灵枢·天年篇》提到气之盛衰，以致其死。人之始生……失神者死，得神者生也。得神则血气已合，荣卫已通，五脏已成，神气舍心，魂魄皆具。此处所谓的神指的是神者，水谷之精气也。依《内经》的论述，平人所指的是不病之人，六经调者，谓之不病；"不病者，脉口人迎应四时也，上下相应而俱往来也，六经之脉不结动也，本末之寒温相守司也，形肉血气必相称也，是谓平人"，③ 平人若要安享晚年，必须要水谷之精的补充，否则将无生存，"平人不食饮七日而死者，水谷精气津液皆尽故也"④。

另一项生命伦理的特色为五行系统所产生的相生相克之特殊藏象理论。因为《内经》强调人体的状态与自然相关联，所以四时的变化对生物体的生长收藏具有相当大的影响力。人体必须适应外界自然环境才不会生病，但体内状态的恒定有其限度，当季节变化急剧时，人体调节机能或许无法及时反应，故而《素问·六微旨大论》提到"出入废则神机化灭，升降息则气立孤危……无不升降，化有小大，

---

① 河北医学院：《灵枢经校释》，人民卫生出版社 1995 年版，第 78 页。
② 马莳：《黄帝内经素问注证发微》，田代华校，人民卫生出版社 1998 年版，第 70 页。
③ 河北医学院：《灵枢经校释》，人民卫生出版社 1995 年版，第 342 页。
④ 同上书，第 351 页。

期有近远，四者之有，而贵常守，反常则灾害至矣"①。

《灵枢·百病始生篇》有言："百病之始生也，皆生于风雨寒暑，清湿喜怒，喜怒不节则伤脏，风雨则伤上，清湿则伤下。三部之气，所伤异类"，② 在《内经》中，常将导致人体顺应自然变化的能力下降的外在因素，称之为邪，而人体抵御外来病气的抵抗力或调节身体机能者则称为正气。《内经》认为疾病的发生与否在于正邪之气的消长；当正气充沛时，外来的邪气皆无法靠近，这时并不会生病。然而，因为各地的天气不同，病人所感之病邪也不相同，所以各地区所流行之疾病不尽相同，不同季节亦会产生不同的疾病。

《内经》中提道："帝曰：盛衰何如？岐伯曰：非其位则邪，当其位则正。邪则变什，正则微。帝曰：何谓当位？岐伯曰：木运临卯，火运临午，土运临四季，金运临酉，水运临子。所谓岁会，气之平也。帝曰：非位何如？岐伯曰：岁不与会也。帝曰：土运之岁，上见太阴，火运之岁，上见少阴、少阳，金运之岁，上见阳明，木运之岁，上见厥阴，水运之岁，上见太阳，奈何？岐伯曰：天之与会也，故天元册约天符。帝曰：天符岁会何如？岐伯曰：太乙天符之会也。帝曰：其贵贱何如？岐伯曰：天符为执法；岁位为行令；太乙天符为贵人。帝曰：邪之中也，奈何？岐伯曰：中执法者，其病速而危；中行令者，其病徐而持；中贵人者，即病暴而死。"③ 由此可知，不同的年岁，所形成的疾病不相同，对不同的人也会引发不同的病症。此外，饮食不适宜也会生病；饮食不足固不能活，但饮食过当亦不健康。若过食五味，容易使生理机能互不协调。

《内经》在治病时，基本治疗思想为阴阳理论。然而，不仅是针对疾病本身，社会背景或是人与人之七情因素在治疗时也皆会被考虑进来。《内经》不喜欢以对抗的方式来治疗疾病，而是以身体本身的协调加以考虑，这里强调诊断不能仅看一面，还需进行全面整体的观察，充分掌握实际的社会风俗或文化环境，对于诊断能提供更正确的

---

① 马莳：《黄帝内经素问注证发微》，田代华校，人民卫生出版社 1998 年版，第 74 页。
② 河北医学院：《灵枢经校释》，人民卫生出版社 1995 年版，第 158 页。
③ 马莳：《黄帝内经素问注证发微》，田代华校，人民卫生出版社 1998 年版，第 252 页。

信息，从而确立疾病的治疗原则。有些人认为中医治本，西医治标，是因为中医学深知病理机转传变，通过五行系统的分析，找寻整体医治的办法，因而能治其本，这与西医头痛医头、脚痛医脚的方式截然不同。然而，也有必须先治标的情形，主要为中满证。由于中满的状态容易造成血气运行不畅。若不先解除，不仅病人难受，药效也不能直达病处。不过，在多数情况中，标本之论对中医在施治上具有非常重要的意义，《内经》的理论都是先治其本，症状或许不同，但原则不变。

医学的产生，虽然起于疾病的发生，但医学或医学科学，乃至于医学的哲学理论，都绝非仅止于治病。除了治已病，《内经》更强调要治未病。疾病的预防在现代医学中以接种疫苗的方式可见；然而，在更古老的《内经》中，此思想便已是当时治病理论的重要核心，《素问·生气通天论》中提到阴平阳秘的观点，认为阴气若平和，阳气便能够处于静谧的密闭状态。

另外，《素问·四气调神大论》中"不治已病治未病"更进一步说明《内经》破除了更久远之发病而后治的观点，说明中医学讲求预防更胜于治疗的观念。所以，真正的良医应当要治病之本于先，如果不能事先预防，等到生病才来医治，时机已晚。因此，阴阳之气若能维持动态平衡，就能保持不病的健康状态。此外，顺应自然的养生观念亦为《内经》的重要生命伦理思想。天人合一的概念一直是中医学的思想核心；人以天地之气而生，故须与天地相参，与日月相应，适应四时采取不同的养生作息更为重要。《素问·五常政大论》中指出地理环境对人的寿夭也有着重要的影响。所以，选择良好的环境居住也能使人延年益寿，除了地的因素，天之四时亦必须纳入考虑，春、夏、秋、冬的四时养生理论便说明人与天的相应关系。

在《素问·四气调神大论》中更进一步提到春三月使志若伏若匿，由此可知，在不同季节，人的作息也要做调整，配合天地之气的运行，就能养精调神，让身体处于最佳状态，这是古人养生的生活智慧。《内经》认为"形""气"对于人也极具影响性，形和气两者会互相影响，风寒伤形，七情伤气，除了影响寿夭，也会影响气血的关系。因此，养神必先重卫气营血之提升，当人体的气血充足，自然神养气旺，身体自然健康无虞。再者，气血充足，人体的免疫力也会更加提高。所以，《内经》非常强调血气养生的重要性。

二 《黄帝内经》与现代医学

现代医学突飞猛进，而疾病的发展更是日新月异。医学是用来造福人类的，然而，却有许多问题是伴随着医学的进步而来。因此，虽然生物医学的发展带动了21世纪人类的新希望，例如，克隆科技的成熟等，但是，就生命伦理学的立场，究竟该不该持续发展，呈现两极化的疑问。在21世纪，仍有许多不可治的疾病待医学家去治愈，而《黄帝内经》的生命伦理学思想提供了另一种不同的解决方法。

现代医学的普遍观点就是"有病治病，无病预防"，使人们相信医学的进步能为人类带来美丽的前景与幸福。然而，现代医学或许有神奇的疗效，却常常力不从心，原因是现代医学将"医"与"治"相混淆，让医学发生了为了自身存在而发展的错误导向。

在18世纪初，英国从土耳其得知中国治疗天花的方法，经过研究，施种牛痘，使每年有超过两百万人能存活下来。因此，医学发展功不可没。其余的疾病如白喉、小儿麻痹、肺结核等，也在医学进步中逐渐消声匿迹。人类在早期不知有细菌存在之时，单纯以为疾病的发生与神明有关。直到法国细菌学家巴斯德利用显微镜，得知有细菌的存在，才找出人体生病的原因。这种病原体无法用肉眼看见，但却能通过水与空气传播。因此，巴斯德认为医疗器材必须经过高温蒸煮，杀死细菌，此理论影响后世久远。在20世纪30年代，化学家们发明了磺胺，对于细菌感染有惊人的疗效，之后抗生素的发现对于细菌的抵御，效果更为惊人，治愈了人类长久以来的许多疾病。

此看似人类的福音，战胜疾病却只是一时的。抗生素的发现让人们对疾病的治疗更为乐观，认为现代医学集合了人类的智能迟早能消灭疾病，随着对脱氧核糖核酸（DNA）的解码，生物医学家才逐渐明白，几百万年来人类一直遭受病毒的侵害。人类的染色体中有许多致病基因，它们和正常基因的区别相当模糊。

抗生素的发现虽然值得庆贺，但50年后，它们的威风不再，反而成为激发更致命感染的帮凶。药物创造了超级病菌和病毒，在医院里到处都是抗生素，其中最危险的莫过于尚缺乏抵抗能力并且躺在集中病房的儿童；倘若他们有伤口尚未愈合，而其免疫系统亦未形成，抗生素便成为衰弱期病童的最后防线。然而，抗生素的过量使用必然会产生相反效果；由于施加过大的压力在葡萄球菌和其他细菌上，迫使它们大幅调整基因的程序，建立起更为坚固的防御，抵抗药物的袭击。

20 世纪 60 年代，许多医师使用新药二甲氧基苯（青霉素）摧毁了葡萄球菌 β 内酰铵的抵抗。然而，80 年代就出现了葡萄球菌超级抗药株，因为它不但对青霉素具有抗药性，对其他基因抗生素也具抵抗性。直到 1993 年，才发现万古霉素能消灭变种的葡萄球菌。对于抗药性的循环，一直无法真正解决。很多医师在用药时，第一线的药物已失去药效。随着感冒病毒的变种，二线或三线的药物已渐渐浮现。令人担忧的是，持续施以药物并不能真正消灭病菌，只要有机会，病菌便会再度反扑。因此，现代医学所面临的问题，真正的解决之道尚不可知。

除了生理上的疾病，现代医学为了因应社会的种种因素所产生的各种心理疾病，也开发了许多针对心理和精神疾病的用药。然而，大量施用药物的结果，是致使许多患者上瘾，造成对药物强烈的心理依赖。精神性药物有很多仅具有暂时性的效果，并非真正能治疗心理疾病；一旦失去药物，反而让人的心灵更加脆弱。

现代医学除了上述的用药问题之外，随着生化科技的进步，产生了许多应用伦理学的问题。医学技术的进步原以为能造福更多的人，它的价值性原本在于实现人类自身的价值，也就是为人类服务。然而，近年的基因复制技术却防碍了人类自身价值的实现。人类创造并发展医学，用意是要为人类服务，但却变成对人类的伤害。除此之外，现代医学和伦理的冲突也反映在医学技术的革新，而这样的情形让现代医学面临着诸多选择。

第一，根据现代科学技术进展趋势来发展医学科学，应该要彼此调和，找出更高的准则，重新审视问题作出取舍。然而，要以何种充足的理由来证明何种选择是正确的，现代医学本身并没有办法来解答这样的问题，这是其问题之所在。

在不同的环境条件下，中医学和西医学朝着不同的路径发展。由于中医学的理论体系建立在深奥的古代哲学基础之上，较缺乏直观操作的研究方法，所以其发展便渐渐落伍，不为世人所重视。然而，直至目前为止，中医学却仍是一个充满许多未知数的崭新领域。再者，和西医学相较之下，西医的体系较少与哲学有所牵连，西医学采取一切可以使用的科学技术和实验方法，使其不断前进。从 20 世纪 20 年代演变至今日，带给人类莫大的方便，如人造器官的辅助，抑或是分子生理学、分子遗传学的演进，让人类可以通过细胞复制技术，得到全新健康的内脏器官。虽然有如此大的成就，但其背后所隐藏的问题却值得我们深入探究。

现代医学在许多人的观念里就等同于西医学，然而并非如此。当代许多医学研究已逐渐转移研究方向，朝中医西医化去研究。《内经》提到："人以天地之气生，四时之法成"，[1] 中医传统理论很注重人和自然的关系，由道生万物，到天人相应、天人合一，注重人体与自然以及人体内在的整体性、有机协调性和不可分割性，所追求的是不病平人之境，重在与自然界的和谐互动和其中的整体关系。此外，西医在建立人体层次分割方面，受到《内经》的影响，不论是药物或其他医术，都会因为治疗方向采取药物杀菌的方式，产生变种病毒具有抗药性的施治瓶颈。

第二，中医理论具有虚拟性，中医理论所产生的方式与西医有所不同；其并不从实验或观察去发现，或以归纳方式得到结论。中医主要采用取模拟象的方式以及虚拟的结构来诠释，亦即将人的生理或病理现象模拟于某些属性，并适用于古代自然哲学之理论。这些理论都只能用想象的方式去体悟，若虚若幻，有时没办法找出具体的印证来解释，例如，营卫之气因为无法进行实验，纯粹是靠直观的推测，使中医理论变得神秘而特殊。虽然如此，其功效却也能药到病除，这是中医理论能行之千年的主因。西医在早期也经历过此阶段，但后来便走向实证之路。除此之外，中医具有局限性。科学发展必须仰赖综合

---

[1] 山东中医学院、河北医学院：《黄帝内经素问校释》，人民卫生出版社 1995 年版，第 75 页。

性的系统方法，现代科学在这方面值得学习，因为它并非只单纯采用某种方法，它结合了自然科学、社会科学和工程技术，所以内容相当丰富。

从中医理论来看，中医不同于西医，是自然科学多方面的整合。早在秦汉时期，就有相当完备的记载。虽然那时有些许零星关于自然科学知识方面的经验，但仍不足以构成自然科学，结论较缺乏精确性，大多数都是臆测而来。西医的理论不太一样，在17世纪时，应用大量科学验证所构成的理论根据，具有较实际的对应，通过实验的检证和精良仪器的检测，有着清楚的系统和脉络。另外，中医理论具有模糊性，西医能够在自然科学实验之下检证，其理论实验和结果具有较多的一致性。西医的解剖学、生理学、病理学具有更为精细的分析，并能够一再地重复，具有可重复性；中医因为建立于经验文化之上，有时较不能和实际相符合。

第三，西医的发展是建立在前人的基础上，每个小进步对于前者都会产生极其重要的影响，使西医较具包容性和开放性。因其能跟上时代的脚步，所以发展极为迅速。然而，中医则不相同，所用的语言也较为陈旧，使中医学在现代让人仍有一种天外之学的感觉。此外，由于和西医的形态不同，所以很多西医想了解中医学有相当大的困难。然而，西医虽不断进步，却也因疾病的反扑，遇到许多不能医治的情形；以慢性疾病而言，有很多是西医所不能医治的，但通过中医的辨证论治、从整体来改善的方式显得更有效果，这不同于西医以药物来杀死病毒。提升正气的方法也就如同将人体的免疫系统做大幅提升，使健康的细胞能恢复自体免疫的功能。所以，现在许多中药虽以西方的科学技术来制造，但因技术上仍有不足之处，以至于传统中医汤剂效果无法在中药中被显现出来。中药可利用许多现代医学方法进行浓缩，然而效果并不理想，有些汤剂能借由热汤，迅速通达全身，烘干之后药效反而大打折扣，让许多病人原满心期待不须熬药便可服用，却因药效不佳而改服西药，这是中医现代化所须克服之处。除此之外，西医也逐渐开始研究中药的疗效，毕竟有很多病症无法用西药来医治。再者，西医也开始检讨西药用杀菌方式所带来的抗药性问题。

《黄帝内经》提到天人合一的观念,虽可称为生态医学,但是否属于科学尚有争议。不过,其理论的思辨性和合理性却是为大家所认同的。《内经》中的阴阳体系和五行体系是其主要的理论,它们提供了中医学的理论基础。从理论起源来看,阴阳学说、五行学说都是从自然现象或物质,以高度抽象的方式按其性质作出分类,例如,木、火、土、金、水五种物质及其特性,一直到周代末期,分析构成宇宙万物仍为此五种物质。所以,《内经》中出现了五行的雏形,而阴阳的概念则可推至《周易》。阳爻和阴爻是代表卦象的符号,中医理论中的阴阳含义的表达便是从阳爻和阴爻抽象反映事物的转化,以及周遭事物的运动变化,这是中医学理论合理之处。虽然不一定完全能用五种生克关系来说明,但绝不能以此来否定中医学的理论。

第三节 《黄帝内经》生命文化中的道德
境域与类推思维解析

一 道德境遇引论

生命文化中的道德境域涵摄静态把握、动态把握与价值把握三个面向,类推思维则包含形态类比、属性类比、以类度类、以己度物形态。道德境域是理论学习向行为实践转化的重要界面,类推思维则是建构及呈现道德境域的重要方法。具体而论:道德境域是导向实践的充要条件,而类推思维则是构成道德境域的必要条件;在形构道德境域时必须利用类推思维来把握静态事物、动态事物与价值原则;道德境域的形构理论可用类推思维拓展至其他范围;冲突或两难的道德境域则有赖类推思维的运作以对其作出选择并导向实践。

道德行为的实践并非纯然理性的知解即可完成,由知到形、从原则到实践,其间自有许多讨论之处,其中的道德境域则是理论学习向行为实践转化的重要界面。一个有道德的人习惯于建构道德境域并保持其在心灵世界中的稳定优先性;反之,一个在道德理论层面有专深知识的人,如果不能习惯性地进入生活所呈现的道德境域,则可能是个行为不道德的人。建构与呈现道德境域有诸多可论之处,然而,如何才能在人们的认知活动中自然而优先地建构出道德境域,使人对道德问题具有高度的意识,进而在广深的道德境域中作出正确的价值判断和实践道德行为呢?以下便就道德境域的构成界面、生命文化里的类推思维方法做一深入爬梳,并力求诠释二者的合力于当下生活中的实践意义。

二 道德境域的生成

道德的生态意涵是社会伦理与个体德性的同一,"道"是一般的、客观的行为准则,它是伦理的个体化与现实化,而"德"则是行为准则的内化,它是对"道"的分享,"道"所蕴含的个体化与现实化只有在"德"中才能得到完满实现。境域是指人在现实经验的客观认知环境中加入个人主观性因素的思维情境。所谓道德境域,是指人对客观认知境域或现实生活的经历,涉及价值规范、伦理原则所构成的思维境域。例如两支男子足球队参加一场冠亚军的争霸赛,队员们处于相同的认知境域,但每个人所构成的思维境域不尽相同,有的球员关注的是自己球技上的突破;有的球员所关心的是队员们是否接纳他;也有的球员最关切的可能是他在球迷观众心中的形象。在上述思维境域中唯有考虑到如下情形:这场比赛的公平性如何,是否应挺身而出揭发其中的黑幕,还是为免殃及家人应该求自保与静观其变?当涉及此类价值原则与判断的思维境域时才属于道德境域。

道德境域的呈现与构成都和道德问题的意识程度、道德判断、道德行为实践有着密切的关系,倘若一个人没有意识到道德问题的存在,就不会想要改善自己的伦理生活。人们在实际生活中遇到的某些事件虽然关系到伦理的规范或原则,但人们可能并未意识到,如此也就无法进入所遇事件的道德境域,更谈不上进入道德境域的较深层次。例如,美国总统大选期间,某些候选人执着于对竞争方的抹黑与攻讦,彼此低俗的谩骂所导致的恶劣选举文化将无法推进民主选举的道德境域,因此,若单就政治境域或法律境域来对事情作出判断和对策,则很难在实践中呈现符合道德标准的言行;又如国与国之间的军事、外交、经济关系千丝万缕、错综复杂,若不进入道德境域来看问题,普世伦理则毫无实现的可能性。从小的地方着眼,即使人们能对某些事情所涉及的伦理问题有所意识，但其道德境域的深浅亦有不同，因而在道德行为的实践上也会有所差别。

三 道德境域的生态推衍图式

道德境域的生态图式有三个基本界面：静态把握意指人、事、物关系的确立；动态把握表明对事态未来发展的评估与预测；价值把握涵摄着价值标准的关照与伦理判断。这三个要素都内蕴有类推思维的推衍与运作。

就静态把握层面而言，人、事、物的关系常是对比于先前的经验并在构成一定的类比关系下才能得以确立。例如孟子证立其人性论的四端学说中所用的"人皆有不忍人之心者，今人乍见孺子将入于井，皆有怵惕恻隐之心"。其中的主要人物有：在井旁无知的小孩、不忍心者、小孩的父母、邻里朋友；其间存有的关系为：不忍心者既不认识孩童，也不认识孩童的父母；其描述的构境是：一个人在没有任何利害关系且没有任何预期的动机目的下，当他遇见一个有危险的且可能受伤的小孩，他的第一反应是惊惧和怜悯之情的自然流露。孟子认为这种真情的流露，任何人在相同的情况下，其反应都是一样的，所以孟子便说："由是观之，无恻隐之心非人也。"倘若孟子诠解所呈现的图像在某人脑海中再现，当他自己身临其境时亦会同俱恻隐之心，如此有关恻隐之类的境域，就有可能以此一典型的境域推衍至情境相似的一端，当人在目睹车祸、火灾、船难、天灾等相似境遇时，则会通过类推思维导向道德境域的构成图式，此即静态界面的把握。当人们置身于静态层面的道德境域中时，则必须对事态作出实然性评估与伦理判断以决定其道德行为。

就动态把握层面而言，由于道德境域中的观察主体与观察对象皆处在变化之中使之不容易把握，但二者共存性的时间历程使得人们对于事态的发展可以作出应然的觉解与预测，此即为动态界面的把握。以车祸为例：高速公路护栏旁边，伤者爬出正在冒烟的车门外面，但因伤重体力不支昏倒且伤口流血不止。此时，某人正赶赴一非常重要的会议途中，发现车祸而停车查看。此时的他会作如下设想：（1）撞毁的车子可能随时爆炸，自己应保持距离；（2）自己座的车随时可能被后面来车追撞，应尽速离开现场；（3）离开后再向高速公路警察报案；（4）离开高速公路报案可能耽误伤者救治的时效，应立即送伤者就医；（5）如果直接将伤者送医，势必耽误自己的会议日程，也有可能被人误会自己是肇事者；（6）万一伤者死在自己的车上，不知还会惹上多少麻烦事。相关的瞬间思考在他脑海中浮现出很多的可能状态，倘若观察主体以相关的同类经验（如火灾逃生获救经验、溺水获救经验乃至于某一灾难片中的情节等）为较强的所比端，而当下其所处场景为能比端，则其思维境域停留在（4）的可能性比较大，其动态把握所构作的道德境域则会暂时忽略其他可能性，而导向救人为先的伦理判断。但如果当时的所比端是车子爆炸的场景或某人为了救人却好心没好报地造成官司缠身，则他可能考虑（1）、（2）、（5）、（6）而离开不管或（3）离开后再向高速公路警察报案。事实上，未来可能发生的事情难以预料，但道德境域的动态把握，总会偏向某种未来的可能性，而这种偏向的产生往往必须通过类比思维的作用。诸如"彭清生子说：'往者可知，来者不可知。'墨子反驳说：'籍设而亲在百里之外，则遇难焉；其以一日也，及之则生，不及则死。今有车良马于此，又有驽马四隅之轮于此，使子择焉，子将何乘？'对曰：'乘良马固车，可以速至。'墨子说：'焉在不知来！'"墨子的思维是以过往的经验，仅就交通工具的优劣效果来看，其类比的一端是过去固车良马可速至，未来类同于过去，因此现在可知未来固车良马亦可速至，此中并未考虑其他因素。但若考虑到其他因素：诸如气候、路况、驾车者的经验心情、良马的体能状态等，则可否速至仍无法绝对预料。墨子之所以如此类推，是将未来事态发展定于某一可能性的偏向从而进行预测。

价值把握层面强调的是某一价值原则和某一境域的关系，类同于当下境域与相关价值原则的关系。孟子曰："鱼，我所欲也；熊掌，亦我所欲也。二者不可得兼，舍鱼而取熊掌者也。生，亦我所欲也；义，亦我所欲也。二者不可得兼，舍生而取义者也。"倘若鱼与熊掌皆有价值，但熊掌的价值更高过鱼，因此当遇上必须择其一的境域时，应该取熊掌而舍鱼。生与义的关系正如鱼与熊掌的关系，因此当遇到必须在生与义中二择一的境域下，也应该舍生而取义，孟子在此肯定了比保存个人生命更为重要的价值。假设现有一群士兵因战败而撤退，当他们逃到一个重要据点时，如果留下一个人在此断后，其余的人就有逃生的机会，否则大家都会丧命。在此境域下肯认义的价值原则为先者，才有可能发自内心地留下断后，从容就义，近代革命先烈的道德境域亦是如此。

道德境域的三个界面确立了道德境域图式的内容与范围，其内容的多少也与类推思维密切相关：其中静态把握是人、事、物所构成的事态与事态间的类推；动态把握则是变化前、变化后或未来与过去间的类推；价值把握则是关系与关系、原则与事态间的类推，由此可见，类推思维的推衍在道德境域图式上的重要性。

四 生命文化中的类推思维觉解

中国式的道德境域构成与转换，主要就是类推思维方法的觉解，这可以从先秦诸子思想中的伦理意境与道德原则推导而出。先秦典籍中的思维方法往往隐藏在一些相同类型的具体事例之中，类比推理在情理之中作出灵活的转换并发挥引导、教化与实践的作用，原本属于非道德境域的事物如果与道德境域中的事物有着相似性，同样可以用类推思维展现其伦理道德的相关性。例如，孟子勉滕文公行尧舜之道，改革国政，即引"若药不瞑眩，厥疾不瘳"此一日常生活经验为喻。墨子也用"医之攻人之疾者，必知疾之所自起，焉能攻之"来比喻"必知乱之所自起，焉能治之"。又如荀子所谓："不积跬步，无以至千里。不积小流，无以成江海……锲而不舍，金石可镂。"此皆是运用日常生活中尽人皆知的浅显事例来类推求学处事的基本道理。所谓类推思维，基本上是根据两类事物在某些属性上或关系上的相似之处，从而推论出它们在另一个属性方面或关系方面也可能相似的推理思维。诸如"辟也者，举他物而以明之也"。此亦惠施所谓："以其所知，喻其所不知，而使人知之。"

类推思维包括类与推两部分，何为类？类即同或相似。诸如"有以同，类同也；不有同，不类也"。此外，"同"可分为四种：重同、体同、合同、类同。所谓"二名一实，重同也。不外于兼，体同也。俱处于室，合同也，有以同类同也"。事物之所以"同"，有其"同"

的理由，此理由即"故"。"类"这个概念很早就已提出，但作为一个明确、严格意义下的哲学概念，只有把类建立在"故"的基础上才能确立。这里的"故"就是说事物的所然与所以然，亦即事物的特征、共性、本质或事物之所以如此的理由和依据。

至于推，则是由已知向未知发展的思维与表达，是以类为基础的推论活动。如荀子所谓："推类则不悖，听则合文。"这种类推思维方式，在中国古典文献中常见的有：（1）形态类比，如以山岳比肢体，以日月比双眼；（2）属性类比，如《易传·文言》中的根据同声相应，同气相求的原理，以云比龙，以风比虎；（3）以类度类的同构对应类比，如天人同构、心物同构、人神同构；（4）以己度物的类比，如护生、环保等。其中的形态类比和属性类比，以两物为比较对象，一有形、一无形，一可识见、一可想见；以类度类则是以两类事物为比较对象；至于以己度物的类比，则是以本质同一的主体和客体为比较对象；此四种类比基础皆以两物、两类、主客二者的相似性为基础。《孟子》书中所显现的类推思维，最常运用的是后面三种类比方式。例如，孟子以白羽的白类推白雪之白，以犬的性类推牛之性，以白马的白类推白人之白，均于具体之中见普遍，是属性类比的思考方式；再如孟子所强调的尽心、知性与知天的超越历程，即属天人同构的类推思维方式。

辟、侔、援、推四种方法基本上也是类推思维的运用。根据统计，《孟子》全书三万四千余字，而运用譬式推理的文字达到六十余次，清代学者焦循也说："孟子长于譬喻。辞不迫切，而意已独至。"辟是比喻、比方，它有两种功能，一种是形象描绘，这相当于修辞学上的比喻；另一种功能是抽象思维，这相当于逻辑上的类比式论证。就其为类比推理而言，诸如"治徒娱，系子硕问于墨子曰：'为义孰为大务？'墨子曰：'譬若筑墙然，能筑者筑，能实壤者实壤，能欣者欣，然后墙成也。为义犹是也，能谈辩者谈辩，能说书者说书，能从事者从事，然后义事成也'"。这是将"为义"以"筑墙"为譬。譬式推理属于一种属性类比推理方式，即其推理根据在于属性间的相似性。

侔是不同语言表达的类比推论，其推理方式是在原判断主词、谓词前附加意义相同的成分，以构成新的表达形式。如"白马，马也。乘白马，乘马也"。此中显示的两个辞义相当的命题，其真假也相当。所谓辞义相当是指主、谓词的类属关系相当，换言之，白马与马的关系，好比乘白马与乘马的关系，因此，侔是一种关系类比推理方式，其推论根据在于关系间的相似性。

援是援引对方所说的话来作类比推理的方法，亦即援引对方所赞同的来论证对方所不赞同的，目的是证明自己的论点，其类推的原则为有诸己不非诸人。如"庄子与惠子游于濠梁之上。庄子曰：'倏鱼出游从容，是鱼乐也。'惠子曰：'子非鱼，安知鱼之乐？'庄子曰：'子非我，安知我不知鱼之乐？'惠子曰：'我非子，固不知子矣；子固非鱼也，子之不知鱼之乐全矣'"。此即为"援"的典型推论。又如公孙龙批评孔丘后人孔穿说："夫是仲尼异共楚人于所谓人，而非龙异白马于所谓马，悖。"此为"双重关系"的关系类比，"侔"是命题与命题间的相似关系，而"援"则加入了主观双方，在第一层主客关系上，双方都不能自相矛盾，主方所说相类于客方所说。在第二层的命题关系上，"是"楚人非人，就"必须是"白马非马。其"侔式"为：楚人非人，白马非马也。是楚人非人，是白马非马也。

推是双重关系的类比，亦称归谬式的类比推理。其方法是用对方所不赞同的来论证对方所赞同的，目的是推翻对方的论点。类推的原则是"小取"，意指无诸己不求诸人。如墨翟与公输般的对话："北方有侮臣，愿籍子杀之（墨）；吾义固不杀人（公输般）。"墨翟在此指出公输般建造云梯帮助楚国攻打宋国，必将杀害许多无辜的宋国百姓，这是义不杀少而杀众，不可为知类，公输般终为墨翟所折服，此处既是用了推的方法。援推的类推思维重点，都放在使对方赞同与不赞同的论点归为一类。就援而言，对方所不赞同的，却是己方所主张的，由于两者同类，对方就必须同意己方论点。就推而言，对方所赞同的，却是己方所反对的，构作出与其所赞同论点同类的主张，此一主张必须为对方所反对，如此便构成了矛盾加以归谬，从反面类推己方所反对的论点无误。由此可见推要比援更增加了类推的复杂性。

辟、侔、援、推的类推思维在境域形构上从单一主体的类推拓展到多重类推，又从单一主体的境域类推拓展到主客对辩式或自我对话式的境域类推，由单向变双向、由简单到复杂、由对立转一致，最终以符应个人在现实中的践行。综上所述，无论形态、属性、同构、己物的类比思维，还是辟、侔、援、推的类推方法，都涉及两个镜像或思想对象间的比较，也涉及认知主体灵活多样地去设定其比较的两端。不过，其两端的相似性与类同性并非是任意的，其确切的比较标准虽然随着观点转换而不定，但就整体而言仍然有它的共融性，乃是有理可循的。亦即所谓言："三物必具，然后足以生……以故生，以理长，以类行也者。"其中的理即推理的法则与法义，它在道德境域的构建上同样也被要求须有一定的实践合理性。

五　道德境域与类比推理的共融

人通常意识到其所处的境域是一个道德境域，才有可能进行道德判断，继而完成某些道德行为，因而道德判断的进行不能单靠道德原则，必须将其置于具体的事态中来进行，如此便可以区别两种事态：某理所提出的事态与应用此理的事态，但是任何道德原则并不是凭空而出，而是在与一些具体事态相结合的情况下抽离出来的。从变化的观点来看，没有两种事态会完全相同，亦即任何可使人理解某理的境域，不会完全相同地出现于道德实践者的新遇境域，由此必须通过类推思维的运作来型构两者的类同性，使新境域中的伦理要素出现以构作出道德境域。子曰："夫仁者，己欲立而立人，己欲达而达人。能近取譬，可谓仁之方也已。"由此可见，为仁之方就在于能近取譬。子贡问孔子，是否有一原则可以终身奉行？孔子回答："其恕乎，己所不欲，勿施于人。"恕字由如、心二字合成，如心二字必含有类推思维，以己心类推于人心，推己及人。孟子也说："强恕而行，求仁莫近焉。"

当然，并非所有事态都有其伦理要素，但一些具有伦理要素的事态却被人们在繁碌的生活中给忽略了，未能适时构作出道德境域。所谓适时，是指由于知识学科的过度分化以及后现代思维境域的多样性，道德境域的优先性早已被其他的思维境域所排挤乃至于被取代，诸如经济、法律等境域。生命文化中的类推思维，特别是儒家对比方法的运用则着重倡力于道德境域的优先性建构。

中国传统的伦理体系有五大特征：其一是整体性，伦理以建立整体为目的，因之不必限于一有限的层次，而是要伸展到世界层面与天地万物合为一体；其二是内发性，伦理的建立是以一己的修持工夫为起点；其三是延伸性，中国伦理体系具有逐层发挥、依次推广的特征；其四是提升性，若就延伸性的动力方向及其价值高低来判断，则其延伸性即提示性；五即为连续性，中国伦理体系实已涵括了社会体系，进而呈现了一整体化的结构。这五大特征之所以可能，必不能缺少道德境域；其中，又以延伸性特征与类推思维的关系最为密切，诚如修身、齐家、治国、平天下就是层层扩大的类推思维作用，从个人、家庭延伸至国家、天下的道德境域，构成此一类同的整体。就整体性的所"同"而言，甚至可将整个宇宙伦理化，使整个宇宙的事物都消融在一个类推的伦理世界里，如"万物皆备于我矣。反身而诚，乐莫大焉；强恕而行，求仁莫近焉"。又如陆象山所谓的"宇宙便是吾心，吾心即是宇宙"。此外，整体性的道德境域是延伸性的目标，而延伸则是由此境域至彼境域的类推转化，内发性指出了延伸性的起点根源于人性内涵。整体性内部各境域的动态关连通过类推思维而展现其连续性，延伸性的方向若能朝价值较高的方向类推则具有提升性，由此可见，类推思维与道德境域在中国哲学中有着相契的胶合之径。类推思维虽没有推论上的必然性，却有使人由已知到未知的扩充作用。在不断变化的历程中，某种一致性道德原则的把握将会促成伦理理念的践行。类推作用不仅有助于道德境域的构作，亦有助于将典型境域中的道德原则推广至其他的经验事件，进而做出正确的道德判断，通过类推思维在道德境域中的作用可以扩大道德意识的范围与深度，经过道德意识的强化亦有助于类推思维定向功能的发挥。

当代道德哲学中的目的论与义务论都常常内蕴冲突的境域，就道德境域的动态把握而言，思维境域往往大于行为实践当时所处的境域，基于个人在信念、性格以及某些惯性反应因素的作用下，人于世间会有不同限度的预测，对人、事、物的可能变化也有不同的把握；此类关于道德义务冲突境域的思考，将有助于人们反省不同伦理学理论的价值，因其掌握的现象仍处在变化不定的情况中，故冲突境域常是不足或不完备的道德境域，例如，张三因车祸而成为植物人，是否应继续医疗照顾下去，还是应该要求医生除去其维生设备？若从目的论的效益主义思考此一问题，拔去张三的维生设备可能出现的正面效益是：（1）终止张三生不如死的痛苦状态；（2）使张三家人免于长期的金钱负担和精神折磨；（3）不必继续浪费医疗资源与社会成本。可能出现的负面效果是：（1）植物人仍然有可能在多年后复苏，拔出设备岂不剥夺了张三的生存机会；（2）若未来医术进步进而发展出治疗方法，此时了断岂不成了谋杀；（3）此举对社会大众的示范作用，是否会造成其他人借此而蓄意谋杀以脱罪。总之，正反两面包含了许多不确定的可能情况，在上述的道德境域中，就静态把握而言，参酌相类似的境域要考虑宜纳入多少的人、事、物，在动态把握方面考量的则是表现为多久的未来为宜，借由类推思维并依照个案特殊因素作可能性的方向把握，以确立此道德境域范围，进而确定其价值原则的把握。如此才有可能摆脱理论上不确定因素的羁绊，进而导向道德实践；反之，理论本身反而可能会成为理论实践的阻碍。

总之，类推思维与每个人的生活经验密切联系，并且类推思维使各种经验得以串接，进而形成对思维主体有意义的世界图景。道德境域是这有意义的世界图景里的一个重要部分，道德境域与类推思维的关系可以凝练为：道德境域是导向实践的必要条件；在型构道德境域时，必须利用类推思维把握静态事物、动态发展与价值原则；在某一道德境域型构完成后，可借类推思维推广延展到其他范围；冲突或两难的道德境域则有赖于类推思维的运作以做出抉择并导向实践。

第四节 《黄帝内经》的多元行善价值及其动力范型探略

一 生命文化的多元载体——医患关系的道德内蕴

生命文化的精神价值须因应行动从而创造价值才能显出其要义，而生命文化的实践意义便在于直接或间接地对患者履行仁慈与善良德行以创造或增进患者福祉。生命文化中的医疗行善是中西医学所共同肯定的内蕴德行，西医文化的实践由专业自主的父权主义逐渐转向强调患者权利的病人自主性，这显然受到近代以来"人是主体"理念的影响，当下的医患关系仍存有医疗父权主义与患者权利之间的紧张冲突张力，这种外在张力来自医疗专业自主与患者自主性之间的不和谐，内在张力则起源于医疗实践的道德动机缺乏或偏执。医患之间实然存在着一种良好的沟通情境，而此情境的主导是医者，其关键因素在于患者，因为生病的是"人"，检视病症且提供治疗方法的才是医者，从诊断的精准到治疗效果的术到病除是医患间合作的成果。医疗行善的实践层面在于医患互动的良性模式，其核心在于患者福祉，其根本在于医者内蕴的道德涵养。那么，医患互动的良性模式如何实现？其关键不在于医学知识的堆积叠加，而在于一种创造多元价值的动力范式。

"病痛"的人生经验由"医患"的过程可以得到缓解，但在西医文化中除了"病"之外还有什么？抑或，医者到底"看"到的是什么？如果说生病的是"人"，而医者看的是"病"，那么谁应该居于主导地位，病人自己除了想要尽快解除身上的病痛之外还期望些什么，患者期盼与医者之间建立一种怎样的关系？人体毕竟不是机器，人除了有精密的生理系统外，更有心性的精神作为，医患关系的保全既要体现在技术层面，更要深入伦理层面。那么，医者的伦理该当如何？如此则不难令人思及，中国医学历来将"行医"等同"行善"，这方面的省思即关涉到医患关系的多元价值取向。"医病"在于对疾病的"药到病除"或"术到病除"，此为医疗的单向度价值，若遇到不治之症，医患之间即会产生关系的断裂，抑或放弃治疗、任其自生自灭，在此种情况下医患关系的断裂似乎宣布了生命的虚无价值，生命存在的无限潜能在医学的表征下受到了约制，人的存在亦被强行划定在了医疗科技界域。

在中西医文化比较基础上的中西医学之间的对话已在积极展开；西医的科学方法确实为中医在研究方法上提供了走向普遍化、客观化的研究趋向，如统计学设计等，有效补充了传统中国医学由个人心悟体验总结而出的临证心得。但是，"行医"即"行善"的中西医文化共通的基本信念在仁心、仁术的展现上却有着极大差异。西方文化强调个人自主性，行善则成为"为某人做某人自身所认为好的事"，如此，当医者面对身罹绝症、痛苦不堪的患者要求安乐死时，在道德上则有理由遵从其意愿而实施安乐死。然而，我们应当探明，此种在乎表象的近利谋取，难免随兴所至、物欲横流。因故，医疗行善必须注重实践主体对生命自身的本然体会，这种体会是自我的体悟与印证，而不是刻板遵循某种原则的行动感受。中国传统医学的文化则直接关注了人的生命主体本身，由此，以生命文化为根基的医疗实践恰恰可以提供医疗行善的动力脉络。

二　生命文化的价值思辨——医疗行善的形上基源

"中医学实践中的形上问题之所以重要，就在于它可以通过疾病的具象把握其本质。"① 当患者坐在医者面前时，一方面期盼医者能尽快地诊疗其病症，另一方面则希望医者能真正了解到其自身的病苦，中医学中的"心""术"同一、病人之心与医者之心的融汇合一则深化了医患二者对生命的尊重：一方面使患者重返生命的健全，另一方面使背负救死扶伤义务的医者实现了其生命价值。这不仅是智性的思辨之术，更是德性的本然之心推动智性思辨的一体呈现。此一体两面不仅是个体生命的实现，更是整体生命的成就，如同《内经·灵枢》所言："入国问俗，入家问讳，上堂问礼，临病人问所便。"② 然而，个体生命的实现到整体生命的成就并非单一进程，实乃"仁"的真实生命感通，此一感通所体现出来的正是"爱人"的具体实践——行医者应实事求是并真诚对待患者、问诊者则应全心信任医者之言并遵循医者嘱托。生命本身就是存在于社会中的实体，故无法以单一价值去说明"人"的个体存在，虽然当下的生命文化体系借由西医所提供的科学方法予以建构，使生命文化价值有了一定范围的客观普遍性，但采用科学方法并不意味着抛弃生命文化的非逻辑洞识思维，中医学通过表象的直观洞识思维展现出注重临床体悟的医学境界，此种境界在当今医学科学化、医学标准化的情境下越发显得弥足珍贵。医疗诊断面对的是一个不健全的屣弱生命，医者的诊疗是使此生命复返健全

---

① 辛哲：《中医文化的辩证思维与中医学理性精神的重建》，《医学与哲学》2016 年第 1 期。

② 河北医学院：《灵枢经校释》，人民卫生出版社 1995 年版，第 76 页。

之道，不应将诊疗套入既定的结构之中，生命文化的价值理应达于"于念而无念""于相而离相""于诸法上念念不住"的无念、无相、无住且"直指本心"的精神境界。

在现实生活中患者是需要被协助的一方，而医者则是持有专业能力的一方。此种医患间的不平衡使患者暂居于弱势，因此，中西医文化都有文化化约而出的医德规范，在中国首推唐代医药学家孙思邈的《备急千金方·大医精诚》，在西方则为古希腊希波克拉底的医者《誓言》。上述二者的不同之处在于：希氏反对堕胎且强调私权，而孙氏则强调功利上的牺牲精神，以道德高尚为幸福愿景，在医患关系上谨守恕道，主客体融合，人同此心，将心比心，以患者苦乐为自身苦乐。其实，在医与患之间，自身痛苦与他者痛苦不存在标准的同构性，不能以己欲而达人，美国当代生命哲学家恩格尔·哈特提出应尊重"人所欲"，亦应将"'己所不欲'改为'人所不欲，勿施于人'以便符合人的个体独立性"①。无论是"己所欲"改为"人所欲"或"己所不欲"改为"人所不欲"，医者所当遵循的固本之道到底应该是什么？《论语·卫灵公》言："子贡问曰：有一言而可以终身行之者乎？子曰：其恕乎！己所不欲，勿施于人。"②《论语·里仁》中所记载孔子弟子曾参对孔子所言"吾道一以贯之"的解释为夫子之道，忠恕而已。子贡之问是在于一生行事的忠告，乃立于具体实践上而言，所以孔子以恕道（己所不欲、勿施于人）回应。而当孔子自述其一生所由之"道"时，却是"一以贯之"，曾参阐释此"一贯之道"为"忠恕"，此一阐明指出了具体行事的根本着落点，更赋予了外在实践何以可能的道德根基，立于此一根基之上的行事方可有的放矢。由此，"忠恕"既是"一"贯之道，在义理上不能分别而论；"忠"是"尽己"，"恕"是"推己及人"，是由"尽己"而得"推己及人"，而此一推扩之所以可能，正是仁之真实生命的感通，而此一感通向外着落于个体生命的表现，因应个体生命独立与差异而表现出

---

① ［美］恩格尔·哈特：《生命伦理学基础》，范瑞平译，北京大学出版社 2006 年版，第 137 页。

② 杨伯峻：《论语译注》，中华书局 2006 年版，第 205 页。

人们行为的众多德目。推己及人之道要求我们为他人着想，不是张三带着张三自己的特定具体好恶来为李四着想，而是张三假设自己是李四，用李四的特定具体好恶来为李四着想。经由他人生命的分享或是对他人经验的感同身受，正是人与人之间的互动所必要的。当然，生活中的分享并非恣意任性，必有其生命的归结之处，于儒家而言便是"仁"意，宋儒程明道言："学者须先识仁、仁者浑然与物同体。"①因此，无论是己之所欲亦或人之所欲，都在于己之有所觉方得以予人以善，而予人以善并非施予他人恩惠，此为德行的应然状态，是己欲立达则必先达至他人，同样，医者对患者的诊治不先使病人恢复于全人的健全，就不能称为行医行善。从现实层面来看，人们生命的存在是因为合作而相互依存，生命的和谐即在于彼此生活中的分享。其实，由《论语》所记载孔子与其弟子的对话中即可见得，这些对话就是生活中体会且自然流露的分享，也由此彰显了生命文化的价值思辨本质上是一门求索生命价值的学问。

三 生命文化多元价值的行善动力

价值之"欲"是表达意志上的自由抉择，因意志趋向于美善并涉及人的内在人格成长，因此，意志的自由抉择不能仅仅在于日常琐事或只是关乎感性或肉体的欲望。作为一名行医者来说，无论是"己所欲"或"人所欲"都是一种促进患者健全的价值判断，这种判断不仅需要医学的专业素养，更需要行医者的文化涵养，在医疗行动中，二者的相符相应且彼此蕴含才能成就行医即行善的医疗实践。然而，医者往往因持有专业上的知能与患者在分析角度观感等诸多方面上有所差距，如果医者只是一股热忱地依凭己之认知对患者行使医疗措施，难免会落于诉诸良心真诚却出现价值判断的谬误，此为好心却未成就好事。

西医文化的现代化脉络历程乃由重视病痛体验与直觉性的疾病知识转而重视病理解剖的客观事实，从而衍生所谓的"纯粹疾病"观念进而忽视了患者的主观性体验反而重视解剖学的客观性结构，

---

① 程颐、程颢：《二程文集》，中华书局1985年版，第72页。

此种观念的诟病在于疾病的最终落脚点不是患者的切身感受，而是人体解剖中的病理学变化。在如此注重客观知识的情况下，形成了客观科学事实与主观经验感受的对垒，医者的关怀似乎只能在于就其所获致的纯粹疾病知识尽其所能地施治于患者，如此的"医疗行善"只能在于医学专业知识的充沛与听其患者的意愿。举一案例说明：一名年约30岁的女士独居城郊，父母远居边疆，家境贫寒，仅靠其在酒店打工维系家用；个案被诊断出子宫颈癌第二期B阶段（治愈率50%—60%），医者建议其接受手术治疗，并配合放射线综合治疗及化疗，可获最佳治疗效果；个案父母只知其生病，对其病情与职业皆不知情，个案虽有意愿接受治疗，但对治疗期间的家庭经济来源及治疗的花费十分担心，且在意治疗所造成的副作用，故决定放弃治疗。由此观之，此患者真正的意愿是什么，为什么会放弃治疗？作为旁观者也许不会觉得这名患者的真正意愿有什么困难，但是，患者自身陷入了前述所分析的医疗情境迷障，真切承受着病痛困扰却不得不被诸多因素遮蔽，医疗进程因患者难以自持只能戛然而止。

实际上，生命文化对于人体及整个世界的看法同西医文化看法有着本质区隔，西医眼中的人体是一台条理分明的机器，而中医眼里的人体则是一个综合平衡的花园，我们在原则上可以独立于自己的感受去分析和评价一台机器的好坏，但如果要脱离自己的体验去分析和评价一个花园那就无异于胶柱鼓瑟、刻舟求剑了。基于医疗行善的思虑，行善是施加利益于他人并使他人获致真正的福祉。因此，医疗行善不可能仅仅是医学专业知识的运用，更需要医者的同理同感；而同理同感并非一种技术上的运作，应以己之本体去感受，是道德情感或伦理情绪的感同身受，这才是真正的"为他人着想"。有时，呆板的知识可能变成了障碍，《六祖坛经·机缘品》曾言："心迷法华转，心悟转法华，诵经久不明，与义作仇家；无念念即正，有念念成邪，有无俱不计，长御白牛车。"[1]"悟"在乎"心"，心不悟，再高深的知识学问反而是迷障，因此，《六祖坛经·定慧品》又言："善知识，

---

① 惠能：《六祖坛经》，王月清注评，江苏古籍出版社2002年版，第69页。

我此法门，从上以来，先立无念为宗，无相为体，无住为本。无相者，于相而离相；无念者，于念而无念；无住者，人之本性。"①"于相而离相"意指虽万相在前，心行万相之中且不为所累，肆应自如，自体常保清净，即主体性不自系于客体性之中；"于念而离念"则指主体虽有经验意识但不失其自由，此为有念仍不为念所染；"无住"则指主体性的本然能力，故言人之本性。自由的意义是朝向至高至善的抉择，其具有无限向上的超越性，而落实于实践则为"成己达人"。因此，予己自由即是予他人自由，善用自己的知识自主即为重视他人自主，其关键即在"觉"的心力理解。"文化上的自觉不仅是文化观念，也是一种文化实践"，对一名医者而言，"觉"的精神动力在于"医者当自念云，人生疾苦，与我无异"。俨然，如此医者的个体性已然化约为道德精神，此种精神不只是利他，而是利他主义对医学服务的献身精神。每个人都是独立且无可取代的个体，医患之间更是直指生命的对等相待。医者所面对的不仅是客观化的身体，更是具体化的活体；患者通过病痛所关心的是疾病究竟在多大程度上影响了自身原生的生命存在样式？这实质是对生命存在的一种价值判断，如《论语·雍也》所言："伯牛有疾，子问之，自牖执其手，曰：亡之，命矣夫，斯人也而有斯疾也。"② 因此，如果医者仍然以病理解剖学之类的纯粹疾病知识来看待患者的病痛，进而忽视患者为具体生活的生命体来看待其身体功能的失调，那便是将个体的多元价值简单粗暴地化约为由科技宰制的单一价值。

以中国思想为底基的生命文化，在直指个体多元价值取向的观照下对患者的言语进行用"心"体会，医者仁心不是忖度揣测患者所思，应是用"成己达人"的将心比心来体察患者之情。医者之心的这股动力可以把智的思虑投向患者的身心照护，孟子的"本心即性"、六祖慧能的"明心见性"则明晰了此心动力的本源，非由外铄、不假外求，就在于儒佛会通中的觉与悟。外在的规范原则皆指向自体心性的显发，西医文化中所谓的"尊重患者自主"的伦理原则，将之

① 惠能：《六祖坛经》，王月清注评，江苏古籍出版社2002年版，第132页。
② 同上。

作为外在规范而遵守，这样的表象利益真的对患者有利吗？真的可成就善的价值吗？探究本源，痛的根源不在是否有生命，而在于生命的不完善处。身为一名胸怀"救死扶伤"信念的医者，要谨慎地将善意和同情怜悯之情区分开来，孟子所言的四端之心，恻隐、羞恶、辞让、是非始终要予以展现，如果寂而不动，那不过是一种理念，对于一种理念或知识的善用，同样是发自本心的动念，如果被人欲之私所蔽或拘泥于客观事物表象，善的动力则得不到显发，也就束之高阁变成了善的念头，于此情境之下，好心做坏事的医疗事故则在所难免。

四 生命文化价值的动力图谱

生命文化价值在客体行善层面不求现实上的利益，如佛教所云的"布施得福"思想，亦如由慈悲之心而"明六度以除四魔之病，调九候以疗风寒之疾"以达至普渡众生。儒家则有义利之辨，推崇重义轻利的价值观念、舍利取义的人格价值，如孔子的"以义为上"与"见利思义"、《孟子·离娄上》的"大人者，言不必信，行不必果，惟义所在"①。孔孟的言论实为正言若反，标明了"言必信、行必果"乃就"义"的层面所言，如果只为外在的私欲私利而有违义的行为，则不该就其所言行其效果。《列仙传》所述的"橘井救人"典故与《神仙传》所载的"杏林春暖"美德皆为行医以行善而不谋其利的典型范例。然而，上述所言并非意味着将义利对立，观当下世情，医者行医当然要收取金钱以维持生计，但如果只是汲汲于外在利益而无自觉，则难保不为名利所腐化；不为名利所腐化归根到底不在于收不收取费用，关键在于《二程遗书·卷十七》所言的不论利害，唯看义当为与不当为。儒家的理想在于德化万民、匡正天下，力有所不逮或无所着力时，行医之道则成为世人济世救人之志。

生命文化价值在主体行善层面则呈现为儒家的"亲亲"伦理观。中国传统向来是以"家族"为核心的社会结构，因此，价值规范皆以家庭为其中心观念。《传习录》云："父子、兄弟之爱，便是人心生意发端处，如木之抽芽，自此而仁民，而爱物，便是发干生枝生叶……

---

① 杨伯峻：《孟子译注》，中华书局 1960 年版，第 236 页。

孝弟为仁之本，却是仁理从里面发生出来。"①《国语·晋语》中的爱亲之谓仁、《孟子·尽心上》的亲亲仁也皆指"亲亲"为"仁"。皇甫谧在《针灸甲乙经》中将以医尽孝的德行进一步精进深化："若不精于医道，虽有忠孝之心，仁慈之性，君父危困，赤子涂地，无以济之。此固圣贤所以精思极论，尽其理也。"② 因此，行医即行善的另一根本动力源自"亲亲"的伦理观。

五 生命文化的价值和合之道

儒佛会通在生命文化自身上的整合造就了中医医疗行善的形上动力，如《备急千金要方·大医精诚篇》所云："安神定志，无欲无求，先发大慈恻隐之心，誓愿普救含灵之苦。"③ 上述言论蕴含了儒（恻隐之心）佛（普救之性）的和合思想。生命文化历来重视以德御术的术德统一观，认为医疗的失误是因为德之不修、草率行事所致。《传习录》有言："工夫难处，全在格物、致知上。此即意之事。意既诚，大段心亦自正，身亦自修。但正心、修身亦各有用力处。修身是已发边，正心是未发边。心正则中，身修则和。"④ 只有诚心诚意去面对事情才会认真地体认事情，也只有诚心热忱才可能让人感受到诚意，而他者与自我就在这彼此信任的基础上达至两相和谐。

《中庸》言："唯天下至诚，为能尽其性；能尽其性，则能尽人之性。"⑤ 诚心由内通于外，表达出对他方的尊重及对其个体价值的肯定，身为医者，除了在态度上的诚恳更需技术上的精致！症状的了解深浅大多情况取决于医者和患者之间的互动。医患之间互动的方式、频率和沟通品质亦大多与患者愿不愿意按照医者的嘱咐去做有关，其次才是医疗人员处方的性质、家庭成员或其他亲友所提供的支持因素。一个人生病不同于机器的故障，也不同于动物本能反应的生理学变化，是因应患者所处社会状态及个人生活背景随着诊断与病情

① 王阳明：《传习录》，张怀承注译，岳麓书社 2004 年版，第 347 页。
② 皇普谧：《针灸甲乙经》，林亿等校，江苏古籍出版社 1955 年版，第 75 页。
③ 孙思邈：《备急千金要方》，鲁兆麟主校，辽宁科技出版社 1997 年版，第 52 页。
④ 王阳明：《传习录》，张怀承注译，岳麓书社 2004 年版，第 237 页。
⑤ 《中庸》，梁海明译注，山西古籍出版社 2000 年版，第 92 页。

变化而带来的思言行为改变。因此，医术不能是中性的，在面对症状时所做出的诊断也不可能是单一的。

实则，所言"医术"早已是对"术德为一"的肯定，因为既然每名患者都是一不同的独立个体，那么，要明白每名患者的个体感受，所倚赖的就不能仅仅为医学知识与专业技能，理应执着地专注于每名患者才能肯认每个个体的多元价值取向。生命文化价值乃生发于共体善心与个体诚心的悲天悯人情怀，多元价值集于医者之身，并非强行外加于医者的规范制约，实为医者在行医初始动机上肇端于本心本性的显发，本心本性应积极而为并通达于理想人格；否则，仍是拘蔽于有限而停滞不前，若医者的初始动机是由外在价值而触发的个己私欲，那行医与行善就只可能是偶然的巧遇了。生命文化价值的演进动力在于儒佛汇融的照会，既涵摄儒家泛爱众而亲仁的恻隐之心，又胸怀佛家慈悲悯人的善心情怀。

第六章 《黄帝内经》情志文化的思想进路

第一节 《黄帝内经》的生命情志思想

因本章主题为《黄帝内经》的情志文化理论研究，乃以《黄帝内经》的情志思想为主要研究对象。本节将先以《黄帝内经》与其情志理论的架构说明。

一 《黄帝内经》的成书及其义理架构

《黄帝内经》由《素问》与《灵枢》两部分共 162 篇文章组成。历代中医名家亦尊《伤寒论》《金匮要略》《神农本草经》等为经典，但这些书均出自《内经》之后，而早于《内经》或与《内经》同时期相关经书均已失传，独《内经》留存于世。

中国学者王米渠从心理学的角度去理解与情志有关的中医学研究，在 20 世纪后期首先倡导"中医心理学"这一学科，他以计量方式计算出《内经》在中医心理学上所得积分比任何时代中医名家的积分都要高，说明《内经》是中医心理学论述的基础，他更提出《内经》成书后两千多年中医心理学的发展几乎都在《内经》中医学理论基础上进行充实，校注、整理、汇编、集成，成为中医心理学研究的一种基本方式。这说明《内经》的情志思想是中医心理学的基础。在进入"情志思想"的主题之前，本节拟将《黄帝内经》成书的沿革作简略的介绍，期能帮助我们对《内经》有进一步的了解。

《黄帝内经》不是由同一个人、同一时间，在同一地点或同一学派的著作，它是历经春秋秦汉时期，多位学者集结优秀中医学著作的整理与编辑而成，资料内容的丰富性自不可言喻。此外，《内经》很可能经历过两次主要编订，或就行文脉络，推敲七篇大论是否原属《素问》之文，或试图将《黄帝内经》考定为三坟旧典、断为春秋战国之作、周秦迄汉之书等，将成书年代一再往后推延，将无助于我们对相歧的理论杂陈其间的现象，作更适切的掌握。如果我们能从对"专书"的成见中走出，将《内经》视为收录、储存中国古代中医医疗技术、身体认识、身体与自然互动关系的"档案"，所谓《黄帝内经》《素问》《灵枢》云云，不过是此"档案"的总目或分类的标题。后世整理者，自可对"档案资料"加以选析，分章命篇；而中医者亦可从"档案"择取临床辨证论治所需的知识。从思想研究者的立场而言，我们亦可对"档案"进行主题式阅读，以重新抽绎出相关的思想内容，重塑崭新的理论结构。

对于《黄帝内经》名称、作者、成书时代的分析，其目的无非是在帮助我们进一步理解文本，如从名称探讨其著书之缘由，或由成书时代理解其思想基础之脉络。但就研究者而言，更应注重如何从现有的资料中，以"主题"的方式，将相关内容整理、比较，再重新展现其理论结构。因此本节将《内经》视为"档案"，对于传世之《素问》《灵枢》所有内容均加以重视并尝试以"情志"为中心对《内经》展开主题式的阅读，以期能完整地建构出《黄帝内经》的情志思想。

二　情志理论的由来

《黄帝内经》的"志"被赋予了"情志"的含义，而"情志"被定义为"情绪、情感"。中医学所谓的情志，乃"七情"与"五志"合称的一般说法。根据董家荣考证古代书籍中关于情绪的多种说法，情志除五志外，尚有《左传》"六志"说与《荀子》的"六情"说，分为"好、恶、喜、怒、哀、乐"；《中庸》四情说，分为"喜、怒、哀、乐"；《礼记》的七情说，分成"喜、怒、哀、惧、爱、恶、欲"，这些都是古书里与《黄帝内经》情志论的不同说法。王米渠则提出实际上《内经》中并无"情志"一词，但全书中却有多处运用"情""志"二字,《举痛论》《阴阳应象大论》《玉机真藏论》《宣明五气论》《本神》等篇都系统地谈到了情志学说的基本内容,此部分将于后面提到五志、九气到七情的概念再进行论述。实际上《内经》中"情""志"二字常单独分开使用,且用时意义也不尽相同,当然这又得回归至《内经》的发展背景,它是历经许多历史与人物,在许多条件下累积而成的。中医学的情志理论与《内经》发展类似,是在历代中医古籍中逐步发展建立起来的,《内经》对情志理论的重要性在于:内经的情志归纳法为中医七情学说奠定了基础,其五志说与九气理论是陈无择定型七情学说的基本依据。

三 五志、九气到七情的概念

（一）五志说

1. 五志

《内经》提出之五志,即喜、怒、思、忧、恐。但其中喜、怒、忧、恐四种为情绪、情感。思为思虑、思绪,属于思维功能。实际上五志包括了五种情思,情绪与思绪。又另有"肝,……在志为怒""心,……在志为喜""脾,……在志为思""肺,……在志为忧""肾,……在志为恐"。在此,同一篇章中的内容关于五志有两种记载:一为喜、怒、悲、忧、恐,另一为喜、怒、思、忧、恐,前后者的差异处为悲与思。但由于《内经》非一时一人之作,各篇中五志也略为不同,马莳于《素问·阴阳应象大论》注解:"按《天元纪大论》:天有五行御五位,以生寒暑燥湿风。人有五藏化五气,以生喜怒思忧恐。其悲作思。皇甫士安言:悲者,以悲能胜怒,取五志迭胜而言。思者,以脾之志为思也。"[1]

此处关于五志为喜、怒、思、忧、恐的原因,是以五行的观点来看,因悲能胜怒,将其归为肺志,而脾志为思,故取思作悲。综上所述,《内经》并未统一定义五志内容,依其与五脏相配及情志相胜关系而略有所差异。

---

① 马莳:《黄帝内经素问注证发微》,田代华校,人民卫生出版社1998年版,第105页。

2. 五志与五脏

《灵枢·通天》:"天地之间,六合之内,不离于五,人亦应之,非徒一阴一阳而已也。"①《内经》提出人与天地相应,一切事物都离不开"五"数,而不仅局限于阴阳。"木生酸,酸生肝","火生苦,苦生心","土生甘,甘生脾","金生辛,辛生肺","水生咸,咸生肾",也应用五行对应五脏配合成木与肝,火与心,土与脾,金与肺,水与肾相对应。整理所述内容见表6-1。

表6-1 五行、五脏、五味、五色、五音、五志对应表

五行	木	火	土	金	水
五脏	肝	心	脾	肺	肾
五味	酸	苦	甘	辛	咸
五色	青	赤	黄	白	黑
五音	角	徵	宫	商	羽
五志	怒	喜	思	忧、悲	恐、惊

(二) 九气

百病皆由气生,是《内经》提出的观点,九气致病即为其具体观点,是指引起气机紊乱的九种致病因素,即怒、喜、悲、恐、寒、炅、惊、劳、思九气,着重说明情志、劳倦与寒热所引起的气行紊乱而生的疾病。《黄帝内经》提出九气为怒、喜、悲、恐、寒、炅、惊、劳、思。其中炅即热也,寒与热为气温,劳指过劳,此三者不属于情志范围,只有怒、喜、悲、恐、惊、思这六种与情绪有关。与上述所言五志相比,增加了惊、思,少了忧。王米渠认为《内经》九气论,是心理病因病机的重要论述,九气、五志是陈无择三因学说的原型,寒热为外因,怒、喜、悲、恐、惊、思为内因,而劳为不内外因。

① 河北医学院:《灵枢经校释》,人民卫生出版社1995年版,第62页。

很多疾病都是由于人体的气机失调而产生。各种致病因素，首先伤气，致气机不和，然后发生病症。气的含义在这里不应理解为直接的致病因素，而是各种内外因素影响气从而产生的各种异常变化及病变。九气为病归纳可分为三类：情志所伤（喜怒思悲恐惊）气：缓、上、结、消、下、乱；外邪所伤（寒热为代表）气：收、泄；生活起居（劳为代表）气机失调、逆乱、正气消损。

荣卫：荣气又名营气，是由脾胃从食物中取得的水谷之精气，是人体津液与血液的营养基础。由于营养物质存于血液内，肉眼不能看到，并由气作为推动力而在脉内运行，因而《内经》称为营气。卫为捍卫、护卫之意，卫气在人体中强悍快疾有力，与脉外与脉内的营气一起运行，守卫在体表腠理，抵御外邪之气，捍卫人体的健康，使人体不易感受外邪的侵袭。荣卫二气散布全身，内外相贯，运行不已，对人体起着滋养和保卫作用。

腠理：是皮肤纹理，腠是肉眼不可见的表皮间隙，理是肉眼可见的表皮纹路。腠理是体内真气外散之处，也是外邪入侵之处。从表6-1可知，《黄帝内经》很重要的观点在于"行"。当上焦所发散出来的五谷精微之气，能够布散到全身各处，表里内外，好像自然界的雾露那样弥漫各处。滋养、温煦全身，这就是气。《内经》气所代表的是身体能量的流动，这和现代身心医学观点很不一样，气上、气下等都代表能量运动和流动的方向不同，当受到不同的刺激，改变了气变化的机制，结果也会造成不一样的病症。

（三）七情

七情，即喜、怒、忧、思、悲、恐、惊七种情志活动，由《内经》"五志"演变而来。宋代陈无择在临床观察的基础上总结情志现象，并结合《内经》及其他医家的论述，借《礼记》七情之说，将各种情志现象归纳为七种基本情志，在《三因极一病证方论·三因论》中首次将"七情"作为中医病因概念，提出："喜、怒、忧、思、悲、恐、惊，七者不同，各随其本脏所生所伤而为病，……七情，人之常性，动之则先自脏腑而发外形于肢体，为内所因也。"①

----

① 陈无择：《三因极一病证方论》，中国中医药出版社2007年版，第175页。

"七情"的名称经历各种不同称谓的演变，最终确定为"喜怒忧思悲恐惊"七种。其中有六个情志源于《黄帝内经》，"忧"则来自《诸病源候论》。《三因极一病证方论·七气叙论》云："夫五脏六腑，阴阳升降，非气不生。神静则宁，情动则乱，故有喜怒忧思悲恐惊，七者不同，各随其本脏所生所伤而为病。但古论有寒热忧恚，而无思悲恐惊，似不伦类，于理未然。"① 其中"古论"当指《诸病源候论》。该书卷十三《气病诸候·七气候》提到"七气者，寒气、热气、怒气、恚气、忧气、喜气、愁气"②。其中"七气"较陈无择"七情"多了寒、热、恚，少了思、悲、恐、惊，而怒、忧、喜则相同。上述说法指出"喜、怒、忧、思、悲、恐、惊"七种情志中"喜、怒、思、悲、恐、惊"六种情志是由《黄帝内经》"九气"说法而来，加上来自《诸病源候论》的"忧"情，经宋代陈无择归纳为七种基本情志。

根据《内经》"九气"说发展出"七情"说而奠定了后代中医学研究基础。情志与七情的关系，一般理解是情志对包括七情在内的情志特征和属性的抽象理念与概括，七情则是情志概念下具体的七种情志。而两者都是对外在环境的变化进行认知评价而产生，所反应行为和表达方式因个人的心理、生理状态而不同。与现代心理学情绪理论的发展历史相比，《内经》情志说在时间发展上确实有其先进之处，内容也是不遑多让，这也是《内经》情志说值得探究的地方。

本节首先研究《内经》成书背景分析，期盼能在《内经》原典研究上找到几近真实的版本，了解古代思想家实际说了什么，符合"创造的诠释学"第一个"实谓"层次。其次将《内经》视为"档案"，以"情志"为中心，对《内经》展开主题式的阅读，整理出《黄帝内经》情志义理，明确了解到《内经》在"情志"思想上所要表达的意涵，达到了"创造的诠释学"第二个"意谓"层次。

---

① 陈无择：《三因极一病证方论》，中国中医药出版社2007年版，第82页。
② 南京中医学院：《诸病源候论校释》，人民卫生出版社1980年版，第246页。

第二节 《黄帝内经》情志致病与情志治病

情志由对外在环境的变化进行认知评价而产生。《内经》则提出了情志病机学说。身体内在的变化展现在外在的行为上，其知觉与感情经验的全貌是患者创伤或成功经验的心理、行为与身体面向，这也是治疗者需着重的重点。

一 情志致病

关于七情与疾病的关系，当一个人通过自身的调节，不能使七情（喜、怒、忧、思、悲、恐、惊）处于和合的状态，就会导致疾病，由七情所导致的疾病，称为情志疾病。精神情志致病与六淫外邪侵袭人体一样，有其致病的特有表现与规律。主要分广泛性、规律性与变异性。

广泛性是指五志七情是情绪内、外在表现模式，其相应伴随着机体自身内在脏腑气血、外在形体、精神等方面的变化。情志刺激之初，多为精神或内脏气血的失常，久之便形成外在形体方面的损伤，如《灵枢·本神》："心，怵惕思虑则伤神，神伤则恐惧自失。破䐃脱肉，毛悴色夭死于冬。"[1] 这种观念与现代身心医学所称"身心疾病"既有心理健康问题，也有身体健康问题，其致病的广泛性是一致的。

规律性分述四项。多为内伤：五脏是属于内、藏于中，所以伤于五脏的就是病起于阴。中医认为情绪失调直接损害内在脏腑，故称"内伤七情"。现今西方医学渐趋于重视精神因素对身心疾病的影响，并已证明它对内脏产生实质损害，其实这方面的知识早已是中医学的一些基本概念。始于气，百病皆由气生，是《内经》提出的观点，气贵冲和，运行不息，升降有常。若七情变化，五志过极而发，则气机失调，或为气不周流而郁滞，或为升降失常而逆乱。七情损伤，可使脏腑气机紊乱，血行失常，阴阳失调。不同的情志变化，其气机逆乱的表现也不尽相同。在《内经》九气的概念于《素问·举痛论》

---

[1]　河北医学院：《灵枢经校释》，人民卫生出版社1995年版，第97页。

提出精神情志的失常就表现为气机的紊乱，接着产生一系列病变，如"怒则气逆，甚则呕血及飧泄，故气上矣"。

喜为心之志，在七情中是最为正面的一种情志，喜有益于心主血脉等生理功能，使气血通畅、和缓平稳。相对的，喜之太过所造成的负面影响主要也展现在心上，轻则心气涣散，神不守舍，重则精神紊乱，失神狂乱。恐为肾志，恐惊都属肾，当情绪受到惊吓而过度恐惧时，使精神处于紧张的状态，进而引起气血失常，就会伤肾，即所谓恐伤肾，因精气不能上奉，肾气不固，气陷于下。"惊则心无所倚，神无所归，虑无所定，故气乱矣。"恐惊都属肾，当情绪受到惊吓而过度恐惧时，所藏之精气无法上达于心，心、肾不交，水（肾）、火（心）无法调和，心神之气也随之而乱。"思则心有所存，神有所归，正气留而不行，故气结矣。"思为脾志，思虑太过，会造成聚精会神的状态，而使气机郁滞凝结不通。"九气致病"即为其百病皆由气生之具体观点，是指引起气机紊乱的九种致病因素，着重说明情志、劳倦与寒热所引起的气行紊乱而生的疾病。

病程长且多虚损。情志致病多以"过用"为其发病特点，何谓过用？一是指长期缓慢的损害，每次的消耗量不一定大，但总量累积到超越了身体能承受与自我调适的程度，如久思、久悲、长期忧愁等时间长久、反复多次才致病。二是过度激情所伤，如暴怒、大悲、骤然大惊、狂喜、极度恐惧可于短时间波动激烈而致病。由于持久的烦劳过度，精神过用，而使人体阳气亢盛外越，阴精耗损于内，长期持续发展，日积月累便可产生"煎厥"一类的病症。这里面说明了一个缓慢的病理过程。精神情志疾病，多因长期过度消耗正气而致，造成"久病多虚"的虚损性特征。《素问·太阴阳明论》："阳者，天气也，主外。阴者，地气也，主内。故阳道实，阴道虚。"[1] 这一理论说明阳多是因外感疾病多实；阴多是因内伤情志疾病，多虚损之症。因此，病程长而多虚损是情志发病的另一特点。

_____

[1] 山东中医学院、河北医学院：《黄帝内经素问校释》，人民卫生出版社1995年版，第109页。

二 七情与五脏的特异性

《素问·阴阳应象大论》："七情过激过久，反伤本脏。怒为肝之志，喜为心之志，悲（忧）为肺之志，思为脾之志，恐（惊）为肾之志。七情过激过久，可以损伤相应的内脏。其反伤本脏的基本规律是：怒伤肝，喜伤心，思伤脾，悲伤肺，恐伤肾。"[①] 长期情绪不舒，致气机郁滞，特别容易伤脾。除了剧烈的情志变化其内伤始于气，使气机失调产生病变，至于消极的情绪波动，不太剧烈也未能立即引发明显的契机紊乱，是否无伤大碍？答案亦是否定，长期情绪不舒仍可导致气机郁滞，如《素问·举痛论》的思则气结、《灵枢·本神》的愁忧者气闭塞而不行。愁忧的情志太过，特别容易伤害脾气，因为忧思伤脾，伤害脾气，使脾气壅塞，而不能够正常地运行。因为情绪低沉而腹满、食欲不振，这些症状在现代忧郁症患者身上经常体现。

五脏病传变，伤及本脏，也会波及他脏。至于五脏之间，彼此联系、互相影响，因此当情绪过于激烈时，除了伤及本脏也会波及他脏，在《素问·玉机真藏论》中曰："五藏相通，移皆有次。五藏有病，则各传其所胜。"[②] 五脏也是相互联系的，由此及彼，互相之间是有一定的次序的，又五脏病的传变，也常依循生克乘侮的规律，除自身之外，也容易传到它所克、所胜之脏。比如肺传肝，即金乘木；肝传脾，即木乘土；脾传肾，即土乘水；肾传心，即水乘火。这就是依据五行相胜的规律而传变，也就是所谓"传其所胜"。

一情伤多脏，亦能多情伤一脏。原本五脏有病，乃是依循"各传其所胜"的规律来变化，如木克土，肝（木）有病，则传之于脾（土）。然而，情志致病除了先伤本脏外，亦能一情伤多脏，以"喜"为例，喜为心志，除了因过喜伤心之外，肺同时也受喜的影响，过喜伤心亦能影响肺。另外，还能多情伤一脏，以"肺"为例，悲为肺志，故过悲则伤肺，肺同时也受喜之影响，悲与喜太过

---

① 山东中医学院、河北医学院：《黄帝内经素问校释》，人民卫生出版社 1995 年版，第 249 页。

② 同上书，第 421 页。

都能同时影响肺。所以当情绪过于激烈受影响而生病时，其传变并没有依照"各传其所胜"的规律来变化。《素问·玉机真藏论》："然其卒发者，不必治于传。"① 此处说明五脏传病，除了上述依循传变规律外，还有不依循"各传其所胜"、"没有明显传变规律"的这种特殊情况，常见于"忧恐悲喜怒"七情导致的疾病，疾病一开始就入于里，使得全身气机紊乱，所以病比较重。因此说肝、心、脾、肺、肾五脏之病有五种，一脏之病又可以传及其他四脏。肝病可以及心，肝病可以及肺，肝病可以及肾，肝病可以及脾。一脏又涉及五脏之病，因而可以有二十五种病变。虽然五脏病变传化迁变无常，仍是依据五行学说生、克、乘、侮的规律相传，一行有病也能引发其他各行的异常。

七情伤脏，均先影响心脏。不管情绪致病的情形如何多变，调治情志病症，首先要以调心为主。以下为《内经》中关于心为主宰的条文。《素问·灵兰秘典论》："心者，君主之官，神明出焉。"② 何谓"神"？在《内经》中，人体之"神"乃是生命活动的总称。心既然是"神明"之所出，为"君主之官"，非是掌司血脉的"具象之心"，而是处于该空间的"神"，主宰着全身的器官，所以人的意识、精神、思维等"心理"活动，皆受心的协调和掌控。影响所及，各种过度的情志刺激，皆将损害心神甚至危害脏腑，且动"心"不仅可衍生多种疾病，并可破坏正常的传病次第。

综上所述，情志致病是以五志七情为情绪内外的表现模式，其所展现的规律性多为内伤、始于气、病程长且多虚损、多以"过用"为其特点。而五脏为情志活动的物质基础，其特异性为长期情绪不舒可导致气机郁滞，特别容易伤脾；五脏病的传变，常依循五行学说生克乘侮的规律，除了伤及本脏，也会波及他脏；一情可伤多脏，还能多情伤一脏；不管情志致病的情形如何多变，《内经》强调其与"心"之关系尤为密切。

---

① 山东中医学院、河北医学院：《黄帝内经素问校释》，人民卫生出版社1995年版，第60页。
② 同上书，第347页。

三 五志、七情与九气的病症

《内经》提出喜怒伤气，暴怒伤阴，暴喜伤阳。大惊卒恐。喜怒不节，损伤正气，损伤阴阳，甚至会成为不治之症影响生命造成死亡。其中主要为喜、怒、恐三情。生活中暴怒、暴喜、大恐等突然的情绪变化容易导致暴病，甚而猝死。说明人有五脏，五脏化生出五气，发为喜、怒、悲、忧、恐这些不同的情志，过喜过怒，都会伤气。寒暑外侵，则会损伤形体。大怒会伤阴气，大喜会伤阳气。更可怕的是逆气上冲，血脉阻塞，形色突变。喜怒如不节制，寒暑如不依例，就有伤害生命的危险。《素问·宣明五气》："五邪所乱：……阳入之阴则静，阴出之阳则怒。是为五乱。"① 说明五邪所乱，邪由阳而入于阴，则从阴而为静；邪由阴而出于阳，则从阳而为怒，这就是所谓五乱。而五邪所表现的脉象与季节不合，叫作阴出于阳，易发怒而不好治。这就是所谓的五邪之脉，都属于不治的死证，各种疾病的发生，大多是由风雨寒暑侵袭于外，房室不节，或喜怒过度，饮食失调，起居无常，以及突受惊吓等原因引发。

怒为肝志，《内经》中有大量涉及"怒"的内容。《素问·举痛论》的怒则气上说明暴怒则气上逆。《灵枢·行针》的多阴者多怒说明多阴的人多恼怒。《素问·调经论》血有余则怒说明血有余的则发怒。《素问·脏气法时论》的肝病者，两胁下痛引少腹，令人善怒说明肝脏有病，则两胁下疼痛牵引少腹，使人容易发怒。《灵枢·本神》的肝气虚则恐、实则怒说明肝气虚则易产生恐惧，肝气实则容易发怒。

怒而不发者，尚可见气机郁结。大怒则形气绝说明大怒所引起的肝气上逆，使得肝脏不能贮藏、调节血液。血气失调，可引起吐血，甚至气血并走于上，则会出现昏厥的症状。《灵枢·邪气藏府病形》："若有所大怒，气上而不下，积于胁下则伤肝。"② 说明肝配五季之

---

① 山东中医学院、河北医学院：《黄帝内经素问校释》，人民卫生出版社 1995 年版，第 181 页。

② 河北医学院：《灵枢经校释》，人民卫生出版社 1995 年版，第 230 页。

春，主升发。大怒则肝气升发太过，积于胸中而不下，故伤肝。

喜为心志，《素问·阴阳应象大论》称心"在志为喜""在声为笑"，人常以笑表达喜悦之情。"喜"在七情中是最为正面的一种情志，《素问·举痛论》曰："喜则气缓……喜则气和志达，营卫通利，故气缓矣。"①喜能够有益于心主血脉等生理功能，使气血通畅、和缓平稳。相对地，喜之太过所造成负面影响主要也展现在心上，轻则心气涣散，神不守舍，重则精神紊乱，失神狂乱等。

《素问·举痛论》曾曰喜则气缓。喜则气缓，包括缓解紧张情绪和心气涣散两个方面。在正常情况下，喜能缓和紧张，使营卫通利，心情舒畅，如果喜太过，反会令人精神涣散，心气弛缓。《灵枢·本神》有喜乐者，神惮散而不藏；《素问·疏五过论》有暴喜伤阳。说明暴喜是喜太过了，伤阳是伤人之心，伤人之神，心藏神，暴喜伤了心神，使心神涣散，据此理解暴喜可致精神损害。《灵枢·本神》曰："肺喜乐无极则伤魄，魄伤则狂，狂者意不存人。"②肺因喜乐太过而伤及所藏的魄，魄伤便会形成癫狂，语无伦次，更进一步说明暴喜对精神的损害。《灵枢·癫狂》："狂者多食，善见鬼神，善笑不发于外者，得之有所大喜。"③说明狂者之所以会有嗜吃、笑不休等病症，正是因为他情绪过喜而心神散失，无法控制形体活动的缘故。

思为脾志，思虑太过，会造成聚精会神的状态，而使气机郁滞凝结不通。除此之外，因思为脾志，思虑过度则伤脾，甚而影响四肢筋骨肌肉，《素问·太阴阳明论》曰："脾病不能为胃行其津液，四肢不得禀水谷气，气日以衰，脉道不利，筋骨肌肉皆无气以生，故不用焉。"④说明脾病会影响胃对食物的消化，使人体无法吸收食物的养分，故气血不足而身体四肢功能丧失。除了伤脾、影响胃输行津液功能外，思虑过度亦伤神，伤神即伤心，造成恐惧。《灵枢·本神》

① 山东中医学院、河北医学院：《黄帝内经素问校释》，人民卫生出版社1995年版，第101页。
② 河北医学院：《灵枢经校释》，人民卫生出版社1995年版，第34页。
③ 同上书，第83页。
④ 山东中医学院、河北医学院：《黄帝内经素问校释》，人民卫生出版社1995年版，第251页。

曰："是故怵惕思虑者，则伤神，神伤则恐惧流淫而不止。"① 思虑过度则伤脾，脾病则气血不足，气血不足则心失其养，心失其养则伤神。

思为思虑、思绪，属于思维功能，非情绪外在表现，但思虑是情志活动的基础，思虑能造成其他情志的变化。其中思位于中心地位，表明情感表现是以"思"为认知中心。另外，"思"对各种情绪都有评价决定的中心作用。说明主宰生命活动的叫作心；心里忆念而未定的叫作意；主意已考虑决定叫作志；根据志而反复思考叫作思；思考范围由近及远叫作虑；通过考虑后而毅然处理叫作智。《内经》将思列为脾志，且将脾志放在五行的中心进行讨论是合理而有意义的。

肺在志有悲与忧，即指肺与悲忧的情志活动关系密切。悲指人失去所爱之人与物，或所求愿望破灭，感到失望、心境凄凉的情绪；忧是经历和预想某种不顺意的事情而情绪低落。已发生无奈而为悲，担心未发生而为忧。《素问·举痛论》曰："悲则心系急，肺布叶举，而上焦不通，营卫不散，热气在中，故气消矣。"② 说明悲哀过甚则心系急，肺叶胀起，上焦不通，营卫之气不散，热气郁结在内，所以说是"气消"。《素问·六节藏象论》曰肺者气之本，又《素问·五藏生成论》曰诸气者皆属于肺，说明肺是气血运行的动力来源。《灵枢·本神》曰："因悲哀动中者，竭绝而失生。……愁忧者，气闭塞而不行。"③ 又《素问·通评虚实论》曰："隔塞闭绝，上下不通，则暴忧之病也。"④因此，当人有所失、所求不得，或情绪过度忧伤时，常有气"闭塞""不通"等情形，其症状多造成人体之气的失常。《素问·痿论》曰："悲哀太甚则胞络绝，胞络绝则阳气内动，发则心下崩，数溲血也。"⑤ 此处整理《黄帝内经》七种情志对应五脏所

① 河北医学院：《灵枢经校释》，人民卫生出版社1995年版，第318页。
② 山东中医学院、河北医学院：《黄帝内经素问校释》，人民卫生出版社1995年版，第192页。
③ 河北医学院：《灵枢经校释》，人民卫生出版社1995年版，第303页。
④ 山东中医学院、河北医学院：《黄帝内经素问校释》，人民卫生出版社1995年版，第72页。
⑤ 同上书，第251页。

表现出来的病症，根据其病症轻重列出其条文并加以解释。对《黄帝内经》七情理论进行了系统整理、深入研究和思考。

四　情志治病

中医学对七情致病发生、发展、变化的原因及规律有其独特的见解，认为引起情志病的原因很多，但心病仍需心药医。明代医家王肯堂说："药固有安心养血之功，不若平其心，易其气，养在已而已。"李中梓也写道："境缘不遇，营求不遂，深情牵挂，良药难医。"这些论述均说明心理治疗的重要性。

心理治疗起源于《内经》，是中医独特的一种心理治疗方法。在此基础上，金元大家朱丹溪提出情志疗法，谓"怒伤于肝者，以忧胜之，以恐解之；喜伤于心者，以恐胜之，以怒解之；忧伤于肺者，以喜胜之，以怒解之；思伤于脾者，以怒胜之，以喜解之；恐伤于肾者，以思胜之，以忧解之"①。张从正是一位公认的心理治疗大师，运用此法治病更是成熟、绝妙、淋漓尽致的发挥，于《儒门事亲》②中记录了很多心理治疗病案。这些实际上都是运用五行相胜的原理，从而达到治愈疾病的目的。说明情志既可以致病，又可以治病。采用以情胜情的疗法，历代医家都留下不少设计周密、疗效显著的心理疗法验案。《内经》治疗疾病重视心理治疗的方法，如移精变气法、情志相胜法、言语开导法、暗示疗法。

（一）移精变气

移精变气即是运用语言技巧，转移患者的精神，调整患者气机，使其精神内守以治疗情志病症，主要适用于因惊惑所致病症。《素问·移精变气论》："余闻古之治病，惟其移精变气。"王冰注："移谓移易，变谓变改，皆使邪不伤正，精神富强而内守也。"③

由于远古之人，心志内守，"内无眷慕之累"。身处自然之中，顺应四时变化，恬淡处世，身体正气强固，病邪不能入侵，因此"移精

①　朱震亨：《丹溪全集》，人民卫生出版社 2014 年版，第 752 页。
②　张从正：《儒门事亲》，天津科学技术出版社 1999 年版，第 293 页。
③　王冰：《黄帝内经素问》，广西科学技术出版社 2016 年版，第 172 页。

祝由"便可治病。《素问·移精变气论》："往古人居禽兽之间。动作以避寒。阴居以避暑。内无眷慕之累。外无伸官之形。此恬憺之世。"① 《灵枢·贼风》："黄帝曰：今夫子之所言者，皆病人之所自知也。其毋所遇邪气，又毋怵惕之所志，卒然而病者，其故何也？唯有因鬼神之事乎？岐伯曰：此亦有故邪留而未发，因而志有所恶，及有所慕，血气内乱，两气相搏。其所从来者微，视之不见，听而不闻，故似鬼神。黄帝曰：其祝而已者，其故何也？岐伯曰：先巫者，因知百病之胜，先知其病之所从生者，可祝而已也。"②

《素问·移精变气论》："当今之世不然。忧患缘其内。苦形伤其外。又失四时之从。逆寒暑之宜。贼风数至。虚邪朝夕。内至五脏骨髓。外伤空窍肌肤。所以小病必甚。大病必死。故祝由不能已也。"③ 到了黄帝岐伯年代，人们"忧患缘其内，苦形伤其外"，又不顺应四季自然变化，违逆寒暑节气行事，虚邪贼风频繁伤人。内伤"五脏骨髓"，外伤"空窍肌肤"。所以小病成大病，大病而至殒命，祝由效果不如以往。

（二）情志相胜法

金代名医张从正在《儒门事亲·九气感疾更相为治衍》中生动地描述道："悲可以治怒，以怆恻苦楚之言感之；喜可以治悲，以谑浪亵狎之言娱之；恐可以治喜，以恐惧死亡之言怖之；怒可以治思，以侮辱欺罔之言触之；思可以治恐，以虑彼忘此之言夺之。"④ 以下以五志分述之。

怒伤肝，悲胜怒。怒为肝志，肝的功能是主疏泄、藏血、喜条达而恶抑郁。主筋，开窍于目，其华在爪，与胆互为表里。其病症在上一节"五志七情九气的病症"已列举之，不再重复。《筠斋漫录》中载有这样一则医案："杨贲亨，明鄱阳人，善以意治病。一贵人患内

---

① 山东中医学院、河北医学院：《黄帝内经素问校释》，人民卫生出版社1995年版，第72页。

② 河北医学院：《灵枢经校释》，人民卫生出版社1995年版，第97页。

③ 山东中医学院、河北医学院：《黄帝内经素问校释》，人民卫生出版社1995年版，第72页。

④ 张从正：《儒门事亲》，天津科学技术出版社1999年版，第153页。

障，性暴多怒，时时持镜自照，计日责效，屡医不愈，召杨诊之。杨曰：'目疾可自愈，第服药过多，毒已下注左股，旦夕间当暴发，窃为公忧之'，贵人因抚摩其股，日以毒发为悲，久之目渐愈，而毒亦不发。以杨言不验，召诘之。杨曰：医者意也，公性暴善怒，心之所属，无时不在于目，则火上炎，目何由愈？我诡言令公凝神悲其足，则火自降，目自愈矣。"本例患者为一地位尊贵之人，性情火暴爱发怒，罹患内障眼疾。肝开窍于目，怒气不平，肝火冲激。其心之所在意，无时不在其目，常持镜自照，医善导引佯称其足服药过多，将会突然暴病，以令其专注凝神于足，暂时忘却其眼疾，使之产生"悲其足"的情志以达到目渐愈的效果，这是以悲胜怒的典型范例。

喜伤心，喜之太过所造成负面影响主要也展现在心上，轻则心气涣散，神不守舍，重则精神紊乱，失神狂乱等症状。张从正于《儒门事亲》中载有这样一则医案："闻庄先生者，治以喜乐之极而病者。庄切其脉，为之失声，佯曰：吾取药去。数日更不來，病者悲泣，辞其亲友曰：吾不久矣。庄知其将愈，慰之。诘其故，庄引《素问》曰：惧胜喜。"医者庄先生治一因喜乐太过而得病之患者，他恰如其分地运用"恐胜喜"的方法，佯装去取药，一去不返，使患者感到病入膏肓，无药可治而恐惧悲泣，抑其过喜，促使病情好转。

思伤脾，怒胜思。怒除了伤脾、影响胃输行津液功能外，思虑过度亦伤神，造成恐惧。历史上有一著名"怒胜思"的医案记载于《吕氏春秋》："齐王疾痟，使人之宋迎文挚，文挚至，视王之疾，谓太子曰：'王之疾必可已也。虽然，王之疾已，则必殺挚也。'"太子曰"何故？"文挚对曰："非怒王则疾不可治，怒王则挚必死。"太子顿首强请曰："苟已王之疾，臣与臣之母以死争之于王。王必幸臣与臣之母，愿先生之勿患也。"文挚曰："请以死为王。"与太子期，而将往不当者三，齐王固已怒矣。文挚至，不解屦登床，履王衣，问王之疾，王怒而不与言。文挚因出辞以重怒王，王叱而起，疾乃遂已。王大怒不說，将生烹文挚。太子与王后急争之，而不能得，果以鼎生烹文挚。

齐闵王罹患重病，派人到宋国迎请文挚来诊病。文挚详细地诊察了齐闵王的疾病后，私下告诉太子说："大王的疾病一定可以治愈的。

但是，大王痊愈后，一定会杀了我的。"太子不解地问为什么。文挚对他说："大王的病若没有用激怒的方法来治疗的话，是无法痊愈的。但大王必定会愤怒而杀了我。"太子听了以头叩地而拜，恳请说："只要能治好父王的病，我和母后会以死来向父王解释求情以保全你的性命。父王必定会听从我和母后的话，不会为难你，希望你不用担心。"文挚推辞不过，只好答应说："好吧。我就冒死为大王治病吧。"于是文挚与太子约好日期要前往看病，文挚故意不守信誉，连续失约三次，齐王非常生气。没想到，文挚突然来了，鞋也不脱，就直接上到齐王的床上，踩着齐王的衣服问齐王的病情如何，齐王气得不理他。文挚又用更重的言辞再次激怒齐王，齐王气得大吼一声，坐了起来，这一怒治好了齐王的病。由于齐王极度的愤怒不悦，虽然太子和王后争着解释事情的原由，并为文挚说情，齐王仍固执不听，果然将文挚杀死。

而在《续名医类案》中也载有这样一则医案："一女与母相爱，既嫁，母丧，女因思母成疾，精神短少，倦怠嗜卧，胸膈烦闷，日常恹恹，药不应。予视之曰：此病自思，非药可愈。彼俗酷信女巫，巫托降神言祸福，谓之卜童。因令其夫假托贿嘱之，托母言女与我前世有冤，汝故托生于我，一以害我，是以汝之生命克我，我死皆汝之故。今在阴司，欲报汝仇，汝病恹恹，实我所为，生则为母子，死则为寇仇。夫乃语其妇曰：汝病若此，我他往，可请巫妇卜之何如？妇诺之。遂请卜卜，一如夫所言。女闻大怒，诟曰：我因母病，母反害我，我何思之？遂不思，病果愈，此以怒胜思也。"医案中运用以怒胜思法，模仿其母用"汝之生命克我""死则与尔寇仇"的言语刺激，治疗因思念平素甚是相爱的已故母亲而患病的女儿，使其由思母转为厌母达到病愈，巧妙地利用愤怒转移思念情绪，与现代心理学的厌恶疗法相合。

治疗以"以谑浪亵押之言娱之"。《儒门事亲》中载有一则医案："息城司候，闻父死于贼，乃大悲哭之，罢，便觉心痛，日增不已，月余成块状，若覆杯，大痛不住。药皆无功，议用燔针灸艾，病人恶之，乃求于戴人（张从正自号'戴人'）。戴人至，适巫者在其傍，乃学巫者，杂以狂言，以谑病者，至是大笑不忍，回面向壁。一、二日，心下结块皆散。戴人曰：《内经》言忧则气结，喜则百脉舒和。又云喜胜悲，《内经》自有此法治之，不知何用针灸哉！适足增其痛耳。"息城司候，听说父亲死在贼人手中，便悲伤得大哭不止。过后就觉得心痛，一天比一天严重，一个多月后便在心下长出一个硬块，就像一个倒扣着的杯子，一直疼痛难忍，诸药不效。有人建议用"燔针炷艾"治疗，病人害怕，就来求张从正。张从正去了，刚好碰到一个巫者在场。张从正便学着巫者那些惯技，夹杂一些狂言来逗乐病人，惹得病人大笑不止，一两天后心下的硬块就完全散了。张从正借《内经》的话解释说："忧则气结，喜则百脉舒和。"又说"喜胜悲"。《内经》既然有这个治法，不知道为什么要去用针灸，只是增加病人痛苦而已。这是一个用喜治愈了个体因忧与悲等两种情绪导致疾病的典型案例。

恐伤肾，思胜恐。恐为肾志，恐惊都属肾。治之以"虑彼忘此之言夺之"，思考事务的本质而勇敢面对，恐惧的心理消除了，病也就痊愈了。《续名医类案》中载有一则医案："卢不远治沈君鱼，终日畏死，龟卜筮数无不叩，名医之门无不造。一日就诊，卢为之立方用药，导谕千万言，略觉释然。次日凌晨，又就诊，以卜当十日死，卢留宿斋中，大壮其胆，指菁山叩问谷禅师授参究法，参百日，念头始定而全安矣。戊午过东瀛吴对亭大参山房，言及先时恐惧状，盖君鱼善虑，虑出于肝，非思之比。思则志气凝定，而虑则运动展转，久之伤肝，肝血不足，则善恐矣。情志何物？非世间草木所能变易其性，惟参禅一着，内忘思虑，外息境缘，研究性命之源，不为生死所惑，是君鱼对症之大药也。"恐惧的心理消除了，病也就痊愈了。

情志相胜治疗是中医较为典型、系统、突出的一类心理治疗方法，体现了东方传统文化的特点。情志相胜心理疗法有四项特色。气是情志活动的内在机制：在本节说明情志致病的规律性提出，情志致病的主要发病机制为气机失调，而《内经》提出情志之气是由五脏所化。五志相胜的五行相克观：五脏对应五行依次相胜，或说相克，这五个系统也包括情志心理因素在内。注重个体的差异性："悲胜怒"；"恐胜喜"；"怒胜思"；"喜胜忧"；"恐伤肾，思胜恐"。这体现了中国人情感表达方式的基本特点受到儒家、道家文化深刻影响。

虽然时代背景已大不相同，但情志疗法仍与现代临床心理学从业人员的伦理守则相违背，是较难以执行之处。

（三）言语开导法

医师面对病人不同的实际情况和个性特征，正确运用"语言"这一工具，对病人启发诱导，劝说解释，是心理治疗的基本方法。劝说开导，要将病人的个性做区分。《灵枢·师传》："且夫王公大人，血食之君，骄恣从欲轻人，而无能禁之，禁之则逆其志，顺之则加其病，便之奈何？治之何先？"① 中医的很多诊治方法都是因人因地因时而宜，需要根据具体的情况来做具体的分析，发展出了语言疏导四部法：擒、纵、切入、突破。

（四）暗示疗法

暗示疗法作用于情感和意志，与言语开导法的差异性是使用在病人不知不觉中，《三国演义》中"望梅止渴"的故事，即是暗示疗法的例证。《素问·调经论》就有生动记载："按摩勿释，出针视之，日我将深入，适人必革，精气自伏，邪气散乱，无所休息，气泄腠理，真气乃相得。"②

暗示疗法对施示者而言可分两类，自我暗示与他暗示，暗示疗法主要为"他暗示"法。医生在诊病处方用药的过程中，一言一行，举止仪态对病人有着极大的暗示诱导作用，这就是所谓的"医人之情"。若病人偶有所得，能自我开导，以理遣情，这种自我暗示，对疾病的治疗也是有帮助的，此即所谓"病人之情"。就施行方式可分为语言暗示和借物暗示两类。前者借语言、神态、表情、动作以暗示。

"杯弓蛇影"是一个很好的例子。使用本法须洞察病情，语句中肯，有较高的艺术性和说服力，切不可令患者有所觉察，让其在无意中消除异常的心理状态，达到治愈疾病的目的。此处说明医者运用暗示疗法的重要性，并提出实际的施作方法，医者在诊病处方

---

① 河北医学院：《灵枢经校释》，人民卫生出版社1995年版，第215页。
② 山东中医学院、河北医学院：《黄帝内经素问校释》，人民卫生出版社1995年版，第342页。

用药的全过程中，一言一行，举止仪态都十分重要，可以增强病人对治愈疾病的信心和希望，还能让病人偶有所得，自我开导。暗示疗法除了利用语言及肢体动作，也能借物暗示，即借助一定的药物或物品，去满足病人的心理和消除病人的疑虑，这就是我们所谓"安慰剂效应"。

以《医部全录·医术名流列传·京城医者》一医案为例："唐时京师有医者，忘其姓，名元颎。中表间有一妇从夫南中，曾误食一虫，常疑之，由是成疾，频疗不损，请诊之。医者知其所患，乃请主人姨称中谨密者一人，预戒之曰：今以药吐泻，但以盘盂盛之，当吐之时，但言有一小虾蟆走出，然切不得令病者知是谁给也。其迮仆遵之，此疾永除。"这个医案就是疑心病，医生用药催吐，请其家人配合，告诉病人虫子已经吐出，使病人产生虫去病将安的信念。可见暗示疗法确是心性疾病的上佳治法。

整理了《内经》关于情志心理治疗的方法，在应用时都有共同遵循的原则。辨证论治，因人制宜：辨证论治在《内经》称为异法方宜。形神互养：要注意形体的保养，这样才能形神共养，正气调和，身心健康。形神统一是重要条件，另外，还要建立有效的身心调治手段和方法。以预防为主："治未病"的思想源自《黄帝内经》，表现于三种状态，一是未病养生，防病于先，指未患病之前先预防，避免疾病的发生，这是医学的最高目标，是健康未病态的治疗原则。二是已病早治，防止传变，指疾病已经存在，要及早诊断，及早治疗，防其由浅入深，或发生脏腑之间的传变。

本节进一步探究了《黄帝内经》情志致病与情志治病的机理，论述了《黄帝内经》中精神情志致病的特有表现与规律，并配合条文列出情志病症。明确了解了《内经》在"情志致病"思想上所要表达的意涵与作者可能想要表达的意境，达到"创造的诠释学"的第三个"蕴谓"层次。另外，也阐述了《黄帝内经》中有关情志失调的各项心理治疗法的特点与其医案，梳理了《内经》在"情志治病"思想上作者所要表达的意涵与其意涵所完成的目标，达到"创造的诠释学"的第四个"当谓"层次。

第三节 内经生命情志文化的当代传播路径

内经的生命情志文化传播统摄了同文化之间的传衍与异文化之间的传输,其中最关键的是"传"这一动态概念,本节所要考量的正是文化"何以传"与"如何传"的哲学基础。首先就人性层次详论人的原初意欲走向多元他者并建构出有意义的表象,以其作为在文化传播中的根本动力;其次从同文化与异文化二者的辩证脉相来澄明传播的文化论基础;再次从传播物项的多元动态关系发掘文化传播的存有论基础;最后结语以文化传播中最为根本的慷慨精神作为总结。文化传播在宽泛意义下包括了同文化内部价值的传衍与异文化外部理念的传输,但无论是传衍还是传输,最重要的是"传"这一动态概念,在"传"的过程中除了要有值得"传"的内容,还要有"传"的行动以及落实过程,有了"传"的动作,才出现了同文化中的"传道"与"传统",才形成了异文化之间的"互传"和"对话","传"使得任何形式与脉络的文化传播成为可能。故而,本节试从人性论、文化论与存有论来探源文化传播所涉及的道德哲学基础。

一 "传"的人性论探源:"原初意欲"与"多元他者"的耦合

无论儒家的"传道"、道家的"薪传"还是佛教的"传灯",皆有赖于"传"的行动。为此,究竟"传"是何以可能的?人性论议题的释义不能仅仅停留在乔姆斯基的"语言能力"和哈贝马斯的"沟通能力"层次,这些说法作为一种断言或预设,仅仅将人性的"动力"看成一种"能力",而且都只限定于语言层次,哈贝马斯甚至只集中于论辩式的沟通,二者没有进一步耕犁"语言能力"或"沟通能力"在人性论中的发展脉络。仅仅将立基于人的存有"动力"泛化为心理学意义上的"能力"是不够的,还须考量其他非语言式或早于语言式的沟通方式,诸如白居易的"此时无声胜有声"或庄子的"相视而笑、莫逆于心"的无言沟通境界。

其实,人生来具有指向"多元他者"的意义动力并且在"多元他者"的脉络之中展延,所谓"多元他者"意味着一种多元而相关的道德哲学，后现代哲学针对近代以来人的主体性过度膨胀，提出了"他者"作为后现代的形而上学展望，但在儒家"五伦"、道家"万物"和佛教"众生"观念的启发下，文中在此将"他者"概念修正为"多元他者"。人的原初意欲在身体中孕育并成为人追寻意义的基本动力，这种原初意欲在无意识中被称为"欲望"，在有意识状态被称为"意志"，其实二者同质而异名，皆为同一走向的动力。关于人的原初意欲，学界通常称其为"能意志的意志"，以区分于己所欲求的"所意志的意志"，文中则将其视为"能欲望的欲望"，以有别于"所欲望的欲望"。原初意欲或"能欲望的欲望"原本不是自私的，但其所界定的对象或"所欲望的欲望"则是限定的，并且人在努力获取以及享有该对象时，很可能会变得自我封闭甚或自私。在此意义下，儒家所谓的"德性"、道家提倡的"至德"与佛教所说的"三善根"皆可理解为人的本然善性或动力，此种本然的动力首先从个体身内的欲望开始，先形成非语言的表象，进而形成语言的表象，并综合形塑的表象进一步与他人、他物进行表达、沟通与互动，在非语言和语言中取得最富意义的表象。关于有意义表象的形成，主要指人的身体在指向"多元他者"之时产生运动并成为意义动力的接引，特别是经由视觉、声音或表情等形式运作呈现，经由可理解的表象之途步步演进。在此，不同个体的主体精神之间相互交流和沟通，从而汇聚、整合为共同的文化精神，人生所追求的意义得到最精致的诠释，也使个体得以迈向有意义的生活。

可见，人的原初意欲走向"多元他者"并建构出有意义的表象，则是"传达"与"沟通"在人性中的根本动力所在。人的原初意欲在与复杂的"多元他者"互动过程中，其所建构的表象及其关系网络也愈趋复杂，这点与皮亚杰的"儿童的逻辑观念与人际互动成正比发展"的研究结果不约而同。人有走出自我封限的动力，指向有意义的表象以规定其所追寻的善时也指向"多元他者"，并且在成就"多元他者"的善时完成自己的善，哲学家有思想、历史学家有叙事、艺术家有作品、道德行动者成就德行，这些皆本于人对终极实在的把握。从"身体运动的上升层级"到思想成象是"传"的过程，将成象表达为作品，再将作品传输于社会，甚至在时间中流衍而形成传统，乃至传输于异文化之间互相融通，这些都是"传"的扩充与发展，由此，文化的流传物是内容，它不是具有坚固外壳不可更易的客体，而是在主体间流动、传释的活体。人存在于动态关系的道德哲学脉络之中，不断指向他人、他物，并在形成表象过程中形成有意义的世界，这是"传"的人性论基础，也因此使各种形式的文化传播成为可能。

二 传播的"外推"觉解："同文化"与"异文化"的辩证脉相

文化的存在是一个不断建构与推广的过程，它是基于人的本性，对人的价值追求、人的生活原理、人的生命秩序的一种设计，是对人自身的安顿与提升，这其中包含外推与内省的相互辩证，内省而无外推，容易落入自我封闭的窠臼之中，外推而乏内省，自会掉入自我异化的深渊。同文化传统在时空差异与代代之间的传衍，使文化观念与产品得以生命的延展，这是内在于同文化传统之中的传承与创造；至于异文化之间的文化传输，指的是在一种文化脉络中产生的观念、价值及其传统，经由适当的传输方法，在另一种文化脉络中获得新的生命。若从文化论观点来看，文化传输主要是异文化之间的文化传递。同文化中的文化传衍与创造往往是正面且富于成果的，缘由在于文化的认同标准不是人们的自然属性，而是社会属性与文化属性，故而它是异文化传输的基础，也是异文化传输得以延展的必要条件，相较而言，与异文化的接触也会促成本土文化求新求变。关于不同文化传统如何形成与交会，于此不拟赘述，在此只想从文化论上指出，由于有了某种文化传统，例如中国的儒家、道家与佛教，典型的观念、价值与表现方式才能汲取有特色的规定而阔步发展，由于异文化间的文化传输与互动，才会使不同规定性中揭示的其他可能性得以展示，也因此打开了新文化的存在可能性。

文化是人类在社会历史发展过程中所创造的物质财富和精神财富的总和，是一个社会的全部生活方式，但如若文化缺乏了某种规定性，总难以捉摸存在的可能性如何被揭露。同理，若无法与其他更丰富的可能性相遇，某种具备特色的规定性终将趋于穷尽。同一传统文化在时间中的流衍，使其中所含的可能性得以在其特色规定性及其历史传衍中获得彰显，至于异文化的传输与互动，无论是经由冲突或交流而建立的对比性或相关性传输，往往会成为文化创新的机缘。在同一文化内部，若没有某种文化传统则将无任何特色规定可以影显，由此，同文化内部的传衍总是优先于异文化之间的传输，然而，异文化之间的传输也可使原有传统特色变得丰富而多元。

文化传播的互动可以用"相互外推"来予以理解，"相互外推"分别按语言外推、实践外推与本体外推三个步骤循序渐进地进行。首先为语言外推：基于不同的文化形态都有自己的本真性、纯粹性的存在方式和理论内核，某一文化传统可以将其论述、表现与价值翻译成其他传统文化能够了解的形式加以传输，看它们是否被理解与接受，或者相反受到抗拒，甚或变得不合理，如果是后者，则必须对自己的传统进行反思，不要采用激进的"护犊"方式来对抗。虽然在传播过程中总有些不能理解的意义硬核，但这并不足以构成反对传播的论据，如果人们只能在自己的文化传统中夸耀自家宝藏有多好，这仅仅证明了自身的局限性而不是它的优越性。其次为实践外推：某一文化传统中的哲学理念、文化价值或宗教信念在传播过程中可以从其原先的组织脉络中抽出，从而放入另一文化的实践脉络中，看它在新的脉络中是否可行，或是不能适应而变得无效。如果运转顺畅，则意味着它有更多实践的可能性，并在实践上有更高的可普性；否则，就应该对自己的局限性做出应有的反省。最后为本体外推：文化传统中的人士可经由对实体本身的亲身体验进入另一文化传统的微观世界。此种本体外推在异文化传统的宗教层面显得尤为重要，如果对话者自身没有对实体本身的正确把握，那宗教的沟通也会变得浅显和浮躁。

在此，文化传播所引起的互动交流可视为"相互外推"过程，这点可以修正高达美关于"交谈"的构想。高达美"交谈"构想中的"向对方开放、妥善掌握语言与达致相互理解"值得肯定，但他把交谈仅仅视为"问答与口说的过程"值得商榷。在文化传播过程中所涉及的往往是文字、图像与器物，更何况文化传播中的文明沟通或宗教对话带来了许多各自钟爱的观念、价值与信念，这些并不是毫无预设，其目的尚未达到亲密交谈中开显真理的高度，而只是论及这些观念的可普性推广，因为文化传播通常在多元价值空间下进行，虽然多元之间存有差异与矛盾，但对共有价值寻求始终是其根本，高达美式的"交谈"在文化传播中并不适用。从上述"相互外推"的论述来看，"外推"与"内省"是文化传播的两个动力。一方面，由内在而超越，由自我超越而不断提升境界，以便不断扩充文化的存在；另一方面，在相互外推之际，人会逐渐变得自我觉识与自我透明。因此"外推"起自人内在本有的走出自我封闭的能量，可以层层推展并不断进行扩充，传播于后代和异文化圈，然而这一过程也有助于人返回诚明与本真的自性，从而达成文化"内省"。

三 文化传播的存有论发轫："动态"与"存有"的逻辑证成

在个体文化层面，大多数个体都会倾向于将其意义世界传达于他人，试图通过与"多元他者"交往以建构出有意义的幸福生活，在集体文化层面，同文化内部进行着观念典型的传衍，异文化之间的思想与作品也在彼此流通，文化传播的两个层次都有其存有论基础。其一，"传"的活动假定了动态关系的存有论。正因为每一存有物都是存在于"多元他者"之中，彼此具有动态关系才会彼此相互指向且产生意义，这诚如怀德海在《历程与实在》中提出的普遍的相关性。不过，怀德海认为"一"综合了"多"，又成为等待新综合的"多"中之"一"，因此存有是生成的结果，而且一旦存有出现，必将被纳入新的生成过程之中。文中不认为存有是生成的结果，而主张存有就在生成之中，即"生成即存有"，"传"的存有论基础就在于动态的存有论，即"生成即存有"，也因而是"活动即存有"。其二，人具有不限定的特质，因而能不断超越某一规定性，朝向新的规定性。正因为人与"多元他者"是存在于动态关系的存有论处境，才会对"多元他者"产生欲望。亦即，人之所以会有导向性是因为关系性的存有，而且人们会借着导向"多元他者"接近彼此并建构生活。由于人们是导向性的，所以人们才需要取消距离，借着让距离消失从而使彼此更为接近。为此，文中对海德格尔在《存在与时间》中将消距视为优先于导向性提出质疑，基于人与"多元他者"的动态关系，人的导向性优先于任何消距的过程，况且人的导向性并不一定导向消距，因为在导向之中，有可能产生其他非消距性的状况。

动态关系的存有论是前述人性论与文化论的基础，亦即，在动态关系的存有论脉络下，人才会不断地指向"多元他者"，拉岗所谓的欲望的结构有如语言与欲望是他者的语言，才能获得正确而健康的理解。所谓正确的理解，是因为欲望所指向的不是抽象且与自我隐然对立的"他者"，而是具体存在的"多元他者"；所谓健康的理解，是因为将人的处境理解为存在于具体的"多元他者"之间，并将欲望的导向指向具体的"多元他者"，人便会有一健全安康的生活，而不会在对"他者"的执着中生病。

文化传播意味着自己向他人传达自己的想法、价值与表达方式，因此仅仅自我"走出"并不足以构成传播，在走出自己熟悉领域的同时，要走向陌生的环境，在自我"走出"之后必定还要"进入"多元他者。在多元且相关的存有论处境中，人才会指向"多元他者"，并有向"多元他者"传播的必要，因为此一必要，才有同文化在时间历程中代代传衍以及异文化之间的相互传输。如果在一元的存有论中，即使有任何"传"的行动，其最后结果还是同一不变的。文化传播的存有地位，在于一种动态过渡的存有，从己方的"自我超越"到进入他方，并在他方可容受的规定之中"道成肉身"，这不像黑格尔《精神现象学》中的意识的自我走出在于自我返回，也不像梅洛庞蒂晚年所说的真正的哲学了解到的自我走出就是自我返回，自我返回就是自我走出，此一分立与返回就是精神。无论是黑格尔还是晚年的梅洛庞蒂，都把这一存有过程简化了，若是"走出"只是为了"返回"，其间并无真正的"外推"可言，也就没有所谓的传播了，事实上，若没有真正进入他方，也谈不上真正的返回。可见，自我"走出"并进入"多元他者"，再在"多元他者"的脉络中道成肉身，返回自我反省的同时丰富自身的存有，这才是真正的返回。经由"多元他者"的中介与落实，才完成了由"走出"到"返回"的螺旋式上升，其间还有着"外推"与"内省"做系带，而非像一条自嚼其尾的蛇那样，单纯由"走出"到"返回"的自我循环。

无论微观层次中个体的创作与传递，还是宏观层次中同文化的传衍与异文化的传输，都假定了不封闭于自身和对"多元他者"的慷慨，诸如传道、薪传与传灯都不是为了强加一己之苦于"多元他者"，而是出自慷慨的行动，一方面为了传达自身观念与价值隐含的普适性，另一方面也是为了"多元他者"的善德而行动。因此，凡是值得传播的文化内容，无论思想观念、艺术作品还是日常器物，都不是自恋的产物，而是人的原初慷慨朝向"多元他者"赠予与延伸的表现。文化传播并不是为了自我表彰，而是一种慷慨的赠与，它所见证的是慷慨精神的传动机理，并又贡献于这一过程，最终会促成人的存在意义的扩大与发展。

第四节　内经生命情志理论于现代身心医学的应用

"医学的灵魂何在？"我们这些外行人为这些医疗技术的先进与科技感到眩目与震惊。因为正统西方医学有精确的设备，却无法实现所期待的目标。这里对中医提出一个问题，能否谈论"全人"的医疗形式，将完整的人视为身心合一的整体？谈论"全人"的医疗形式对中医而言是毋庸置疑的。中医治疗疾病强调"养"，是注重主动预防疾病。当然是将完整的人视为身心合一的整体。

除此之外，《内经》所代表的医家思想注重自我身体与大自然的联系与互动，从自然界中"认识自我"，并达到"照顾自我"的关怀。以《内经》为代表的医家思想讲究身体的整体性，与自然环境、四时季节相配合，达到阴阳调和，完成照顾自我的境界，情志理论出自《内经》也脱离不了这个脉络。

一　《内经》的身心医学——情志医学

《内经》已指出致病因素为"外淫六气、内伤七情"，七情是"怒、喜、忧、思、悲、恐、惊"，而且无声无息、无色无味，不容易察觉或是人们过于轻忽，长期累积下来，一旦发现症状，要医治需要花费很多心力。"情志病"不只是现代所谓精神疾病，还有各种情绪与身体病痛之间互相影响的关系之探讨，它与负面情绪有何关系？
过度的爱恨情仇，也就是过度的怒、喜、忧、思、悲、恐、惊，会改
变身体精气的运作。

情志因受到七情所伤，除了影响气机，也导致脏腑阴阳气血因此
失调，"怒伤肝、喜伤心、思伤脾、忧伤肺、恐伤肾"。所以我们会
发现一个喜欢生气的人，肝脏功能一定不好；肝气上亢，也容易失
眠；怒气上升，容易造成血管爆裂而导致中风。惊与恐则是伤肾了，
小孩惊恐容易有不安全感而造成发展迟缓。

金庸堪称百年来伟大的文学创作家，其武侠小说之功力在华人世
界中无人可以与之抗衡。其描写人物之个性，丝丝入扣，对七情之描
述更是一绝，在其作品《神雕侠侣》一书中也有几个典型的案例。
李莫愁：爱生恨而行事乖离，为情所困的李莫愁常常引用此句"问世
间，情为何物，直教生死相许"，一生为情活在仇恨中。傻姑：因亲
眼目睹父亲遭人杀害，惊恐过度而吓傻。杨过：因心挂小龙女，思虑
过度，练就黯然消魂掌，头发提早变白。小龙女：从小练就心如止
水，十六年后相见，面貌竟比杨过年轻许多。周伯通：无忧无虑，行
为似小孩，竟可达返老还童的境界。以上所述案例虽只是小说中的人
物，但从文学社会学角度来看，正可以显出情志致病在华人社会中已
是"普遍看法"。

二 《内经》的调养心神之法

（一）引发情志变动的因素

造成情志的变动，除了因疾病产生气机紊乱的情形外，还可分为
社会心理因素和季节气候变化两个方面。现将这些因素简单说明
如下。

1. 社会心理因素

如《素问·疏五过论》就提出因社会地位和生活条件的变迁会引
发情志的变化而令人生病。《素问·疏五过论》："凡未诊病者，必问
尝贵后贱，虽不中邪，病从内生，名曰脱营；尝富后贫，名曰失精，
五气留连，病有所并。医工诊之，不在藏府，不变躯形，诊之而疑，
不知病名。身体日减，气虚无精，病深无气，洒洒然时惊。病深者，

以其外耗于卫，内夺于营，良工所失，不知病情。"① 说明在没有帮病人诊治之前，必须询问患者的职业变迁，如果以前地位高而后失势，病人虽然不中外邪，疾病也会由内而生，这种病叫"脱营"。或者是以前富裕而后破产贫困发病的，这种病叫"失精"。

这些病都是由于五脏之中的邪气郁结，病势兼并而日趋深重。医生在诊病时，如果病位不在脏腑，躯体形态都没有明显变化，诊断容易产生疑惑，不能确定是属何病，但患者的身体日渐瘦削，气虚精竭，病势深重，阳气消散，洒洒然恶寒，时常惊骇不安。这种病势之所以会逐渐深重，是因为情志郁结，外则耗损了卫气，内则劫夺了营血的缘故。若遇到这些疾病，即或是医术很高的医生，若不问清病人的有关情况，就无法明白致病的原由，也就无法治愈这类疾病。

所谓"脱营""失精"，正是因为社会地位的急速下降，导致人的情志抑郁、精神内伤之病。此病由于不是外邪所伤，故医生难以察觉，但病人却日渐消瘦，说明突然欢乐，突然忧苦，或先乐后苦等情况，都能损伤精气，使精气遏绝，形体败坏。其原因正是精气日衰之故。对此，张志聪说："此病生于志意，而不因于外邪也。"

《灵枢·本神》："脾藏营，营舍意……肾藏精，精舍志"，② 所以"脱营""失精"之病，是因伤其志、意，进而影响脾血、肾精的供输，导致"精华日脱，邪气乃并"，人也因此生病。然而，《灵枢·大惑论》："神劳则魂魄散，志意乱。"③人在精神过度疲劳的时候，就会魂魄失守，意志散乱。《灵枢·本神》："凡刺之法，必本于神……淫泆离藏则精失，魂魄飞扬，志意恍乱，智虑去身。"④ 用针刺的一般疗法，必须以人的生命活动为根本。如果七情过度，使其与内脏分离，那么精气就随之而散失，魂魄不定而飞扬，志意无主而恍乱，思考决断能力丧失。人之"意、志、思、虑、智"皆发于心，心又为五脏六腑之主，因此，心神失常其实才是志意恍乱的主因。

----

① 山东中医学院、河北医学院：《黄帝内经素问校释》，人民卫生出版社1995年版，第342页。
② 河北医学院：《灵枢经校释》，人民卫生出版社1995年版，第47页。
③ 同上书，第313页。
④ 同上书，第354页。

《素问·疏五过论》："诊有三常，必问贵贱，封君败伤，及欲侯王。故贵脱势，虽不中邪，精神内伤，身必败亡。始富后贫，虽不伤邪，皮焦筋屈，痿躄为挛。"① 诊察疾病时对病人的贫贱、富贵、苦乐三种情况，必须加以注意，首先要问明病人在社会的地位贵贱，其次要了解他是否遭遇到地位的变迁和挫折，再是有无升官发财的妄想。因为原来高官显爵的人，一旦脱势，虽然没有被外邪所伤，而精神上却已先伤，从而使身体败坏，甚至死亡。原来富有而后贫穷的人，虽无外邪侵袭，也会发生皮毛枯焦，筋脉拘急，足痿弱拘挛不能行走。

《素问·疏五过论》："离绝菀结，忧恐喜怒，五藏空虚，血气离守，……尝富大伤，斩筋绝脉，身体复行，令泽不息。"② 因亲爱之人分离而怀念不绝，致情志郁结难解及忧恐喜怒等，都可使五脏空虚，血气离守。曾经富贵之人，一旦失去财势，必大伤其心神，致筋脉严重损伤，形体虽然依旧能够行动，但津液已不再滋生了。

以上所举之例，虽然和"脱营""失精"一样，皆因伤及志意而病，但仔细推敲，仍是因为所求不得，或是遭逢巨变，使心神无法承受之故，导致情绪异常。

2. 季节气候变化的因素

《素问·宝命全形论》："人以天地之气生，四时之法成……人生于地，悬命于天，天地合气，命之曰人。人能应四时者，天地为之父母；知万物者，谓之天子。天有阴阳，人有十二节；天有寒暑，人有虚实。能经天地阴阳之化者，不失四时，知十二节之理者，圣智不能欺也。"③

《素问·生气通天论》："苍天之气清静，则志意治。"④ 苍天之气清净，人的精神就相应地调畅平和。春脉太过会使人记忆力衰退，精神恍惚、头昏而两目视物眩转，而发生巅顶疾病；其不及会

---

① 山东中医学院、河北医学院：《黄帝内经素问校释》，人民卫生出版社1995年版，第169页。
② 同上书，第206页。
③ 同上书，第83页。
④ 同上书，第126页。

使人胸部作痛，牵连背部，往下则两侧胁肋部位胀满。夏脉太过会使人身体发热，皮肤痛，热邪侵淫成疮；不及会使人心虚作烦，上部出现咳嗽涎沫，下部出现失气下泄。秋脉太过会使人气逆，背部作痛，愠愠然郁闷而不舒畅；其不及会使人呼吸短气，咳嗽气喘，其上逆而出血，喉间有喘息声音。冬脉太过会使人精神不振，身体懈怠，脊骨疼痛，气短，懒于说话；不及则使人心如悬，如同腹中饥饿之状，季胁下空软部位清冷，脊骨作痛，小腹胀满，小便变常。

综上观之，社会心理因素包括人们的社会地位和生活条件的变迁，与季节气候变化的因素是影响情志变化的两大因素，一旦变动过大就会引发情志的变化而令人生病。

（二）心神涵养的途径

1. 恬淡虚无与清静养神

养生理论在《内经》里占有极其重要的地位。《素问·上古天真论》是《素问》的第一篇文章。把它摆在第一篇，和王冰在整理《素问》的时候有关系，这说明他对养生问题的重视。《内经》养生的内容很多，散见于多篇，除《上古天真论》，还有《四气调神大论》《生气通天论》《本神》以及《天年》等篇，还有散在于其他篇当中的养生学的思想。养生强调"养神"的重要，《素问·上古天真论》："余闻上古有真人者，提挈天地，把握阴阳，呼吸精气，独立守神，肌肉若一，故能寿敝天地，无有终时，此其道生。……其次有贤人者，法则天地，象似日月，辨列星辰，逆从阴阳，分别四时，将从上古合同于道，亦可使益寿而有极时。"①

此处所提到的"养神"之法有二：从真人"提挈天地，把握阴阳"、至人"合于阴阳，调于四时"、圣人"处天地之和，从八风之理"、贤人"法则天地，象似日月，辩列星辰，逆从阴阳，分别四时"来看，"养神"必须配合天地的规律，与上述提出《内经》所代表的医家思想注重在自我身体与大自然间的联系与互动说法相当适

---

① 山东中医学院、河北医学院：《黄帝内经素问校释》，人民卫生出版社1995年版，第112页。

切。从真人"独立守神",可"肌肉若一";至人"积精全神",可"游行天地,视听八达";圣人"内无思想之患,以恬愉为务,以自得为功",可"形体不弊"等说法来看,《内经》有通过"心神"的修养,去调和生理之"气"的主张。《素问·生气通天论》:"清静则肉腠闭拒,虽有大风苛毒,弗之能害。"① 这种由"心理"影响"生理"的主张,和一般儒、道的养生理论,借由生理的健康顺畅,去保住精神的平和、愉悦不同,而与战国、秦汉以下的黄老养生理论有相当交集。

无穷的欲望迫使人身心煎熬,精气过耗的结果造成营、卫二气失调,故"神去而病不愈"。《素问·痹论》的静则神藏与躁则消亡说明安静则精神内守,躁动则易于耗散。心"静则神藏,躁则消亡",若人"嗜欲无穷",则心不安而神去。

2. 四气调神与顺应自然

《素问·四气调神大论》:"四时阴阳者,万物之根本也。……逆其根,则伐其本,坏其真矣。故阴阳四时者,万物之终始也,死生之本也。逆之则灾害生,从之则苛疾不起,是谓得道。"② 此处之"道",正是指天地的自然规律。《素问·气交变大论》:"夫道者,上知天文,下知地理,中知人事,可以长久,此之谓也。"

人的本分与职责在于能掌握天地的变化,进一步配合此规律而动,若能如此,《素问·六微旨大论》的与道合同,唯真人也,就能如《素问·上古天真论》的寿敝天地,无有终时。其具体养神方法体现在《素问·八正神明论》:"四时者,所以分春、秋、冬、夏之气所在,以时调之也。"③ 即顺应四季气候的变化,以此为原则而加以调节。

然而,气候的变化往往有正、变之分,《素问·四气调神大论》:"春三月,……夜卧早起,广步于庭,被发缓形,以使志生,生而勿杀,予而勿夺,赏而勿罚,此春气之应,养生之道也。冬三月,……早卧晚起,必待日光,使志若伏若匿,若有私意,若已有得,去寒就

---

① 山东中医学院、河北医学院:《黄帝内经素问校释》,人民卫生出版社1995年版,第50页。

② 同上书,第82页。

③ 同上书,第102页。

温，无泄皮肤，使气亟夺，此冬气之应，养藏之道也。"①

"春夏养阳，秋冬养阴，与万物浮沉于生长之门"是圣人养生之道，这就是"圣人不治已病治未病，不治已乱治未乱"。预防疾病、保健身心的先进做法。《灵枢·本神》："智者之养生也，必顺四时而适寒暑，和喜怒而安居处，节阴阳而调刚柔，如是则僻邪不至，长生久视。"② 如此这般，四时不正的邪气也难以侵袭，从而能够获致长寿而不易衰老。

心神涵养讲究恬淡虚无，清静养神；四气调神，顺应自然，除了"养神"，也要"调神"。预防疾病，光靠生理健康是不够的，还必须善于调摄精神，抑制过多的嗜好欲望，再配合四季自然养生，减少不良的精神刺激，防止过度的情志波动，保持心胸开朗愉快，以增进心理健康，自然能减少疾病。

三 情志疗法对现代身心疾病的运用

情志疗法三个应用原则：辨病辨证论治、因人制宜与形神互养、以预防为主，皆普遍使用于临床各种病症案例中，对于情志疗法于中医临床的运用可做进一步了解。

（一）身心疾病治疗

根据"天人相应"的整体观念出发，采用辨证论治的方法，结合天时、地理、心理、社会环境、人格特质等各种内外因素，全面综合地加以考虑，疏导压力，避免七情内伤，提高生活质量。对身心症个案的照护方式，除了以同理心了解其所承受的痛苦外，对于个案常受困于一些不理性的思考模式，治疗者耐心地逐一澄清，并给予充分的信心保证。必要时给予一些抗焦虑药物或舒肝解郁等中药处方，以协助个案缓和其症状，并借此让个案了解其症状的病因是焦虑所致。此外尝试改变其生活形态，教导个案在日常生活中安排适当的休闲活动，学习如何放松。提醒个案维持正常的饮食作息，多接近大自然。从中医角度切入治疗身心症状从而获得良好效果。

① 山东中医学院、河北医学院：《黄帝内经素问校释》，人民卫生出版社1995年版，第135页。

② 河北医学院：《灵枢经校释》，人民卫生出版社1995年版，第161页。

（二）小儿治疗

小儿脏腑娇弱，心神怯弱，七情以受惊为最，轻则惊悸，大哭大啼，严重出现"惊风"或"癫痫"等证；因"情志变化"与"肝脾失调"相互作用，造成运化失常等脾胃疾病。临床上常见小儿情志相关疾病有厌食、消化性溃疡、反复性腹痛、多动症、泄泻、癫痫、夜啼、皮肤科相关疾病（异位性皮肤炎、荨麻疹、湿疹、多汗症、皮肤搔痒症、脂漏性皮肤炎、慢性单纯性苔藓、银屑症、白癜风、斑秃、酒渣鼻）。医者强调中医对心身疾病的认识，有完备的基础理论论述，还有丰富的辨治特色与宝贵的医疗经验，并强调临证时，应从心理、躯体等多角度去审视患者病因。

（三）恶性肿瘤中医药调理

中医学认为恶性肿瘤的发病是由于机体的正气不足，导致邪毒留聚而成，最终转归亦由正邪之间的交争结果而决定，故中医特别重视患者的正气与病邪之间的盛衰关系。治疗步骤为：从源流确定治则；顾护脾胃，守"后天之气"为第一要务；调解情志为增效基石；药食同疗。目前已有多项临床研究证实，中医药具有改善肿瘤患者生存质量、增加体重、稳定瘤体、提高免疫力的作用，不论在手术前后的康复、放化疗后损伤的调治、减少复发与延长寿命等方面，中医调理均有广阔的应用前景。

从上述各个现代医案来看，生理疾病仍要从情志方面调节，使患者身体内部达成"阴阳平衡"，从而达到增强机体的免疫力。而中医治疗疾病将完整的人视为身心合一的整体，适用于各病症。除了中医治疗疾病临床应用之外，将精神分析学派西方心理治疗方法——心理剧与中医的结合运用至中医情志相胜理论之中，从而达成治疗效果。

多年的心理剧实务治疗中又发现很多心理剧的原理原则与中国的传统思想甚为契合，特别是中国人所讲的"气"和道家的"空"，发现《黄帝内经》中的"灵枢篇"与"素问篇"的医理与心理剧的实务经验相符，甚至比心理剧的道理说得更透彻、更有见地，将心理剧与中国哲学和医理加以汇通，并加以创新运用在治疗实务中。阴阳五行相生相克调理配合心理剧手法，促进了被治疗者的身心整合，以求天人合一之道。此不仅汇通中西文化，同时也将心理剧带入更深层境界。这是《黄帝内经》情志心理治疗理论与西方心理治疗方法结合应用于现代心理治疗法的实证应用。

四 《内经》身心观与现代身心观的比较

《黄帝内经》身心医学较西方精神医学启蒙甚早，是后世情志心理治疗理论的基础，也对现今心身疾病的病因病机研究有着重要的指导作用，针对《内经》身心观与现代身心观两者的比较，对于古与今、东方与西方心理治疗的差异可作进一步的了解与评断。除社会环境因素的影响与不良刺激是发病的诱因外，必须提出的是，中医学一直强调的整体观，除了要把社会关系考虑进去，《内经》中还要求医者要"上知天文，下知地理，中知人事"，既要顺应自然规律，又要注意病患因社会环境因素导致的情志变化和生理功能的异常，而不仅只重视社会环境因素这一项。

《内经》身心观与现代身心观在理论认知上虽然有许多相似的地方，但也有许多差异。《内经》情志疗法承继了中医学在疾病治疗中良好的预防与调治方法，用以改善身体健康状况；现代身心医学依托着西方发达的科学技术，对人体疾病的治疗能以数据量化及影像来说明，达到快速的疗效。若将二者结合起来，形成互补，则有助于提升防治心理与其他各项疾病的作用。

探究《黄帝内经》身心理论以及诊治方法，使其能应用于现代治疗身心疾病，从而提供更全面的理论认识和治疗方法，《黄帝内经》的身心医学实质是将完整的人视为身心合一的整体。强调"养"，是注重主动预防疾病，可全面应用于现代身心医学疾病的预防及调整治疗，期待能与现代心理治疗相结合从而达到"创造的诠释学"的第五个"创谓"层次。

第七章 《黄帝内经》养生文化的生命面向

第一节 《黄帝内经》养神说的源流

一 神与形的主从关系

孟子在养生方面是有区别的，就是分清主次。他举鱼与熊掌不可兼得之时，则要取其熊掌。人之养生，在孟子有养大体与养小体之分。孟子首重"心性"之养，此乃所谓的养大体；至如养其肉体，饱足耳目之欲，是谓养小体。孟子的修养论，是从"心上"用工夫的，故养神即是养心，又孟子"即心言性"，故又可谓"养性"。孟子"养大体""养小体"之分亦即是养神与养形之别。如是说孟子以"大、小"区别对待，无疑又是"重神轻形"之显露。《孟子·告子》说："人之于身也，兼所爱；兼所爱，则兼所养也；无尺寸之肤不爱焉，则无尺寸之肤不养也。所以求其善不善者，岂有他哉？于己取之而已矣。体有贵贱，有小大；无以小害大，无以贱害贵。养其小者为小人，养其大者为大人。"称儒家之学为"身心之学"或称之为"生命的学问"，都很中肯。人的生命有"身"有"心"，皆不可忽。但心之与身却有大小、贵贱、主从、轻重之别，这是不可以颠倒的。依孟子观点，心为大体，身为小体；大体为贵，小体为贱。大小贵贱应该"兼所爱、兼所养"，但却不可"以小害大，以贱害贵"。常人只顾养身，而忽视养心；为求"口腹之欲、衣着之美、宫室之乐"而"昧心、堕志"，便是"以小害大，以贱害贵"。一个人善养不善养，就看他对于一己之身是取大体而养，还是取小体而养；养小体者为小人，养大体者为大人。"大体"，指心而言；"小体"，指耳目之类。心能省思，耳目则只能视听而不能思。所以人如顺着耳目之官走，将不能省思而完全为声色所蒙蔽，为声色牵引而去，这就叫作"不思而蔽于物，物交物，则引之而已矣"。反之，人若顺大体之心走，心则能省思，能思之则能得之。得是得心所同然的理义。孟子曾谓："心之所同然者，何也？谓理也，义也。圣人先得心之所同然耳。"① 当人满心只见理义，自然不会为耳目之欲与声色之娱所陷溺、蒙蔽，所以说"先立其大者，则其小者不能夺也，此为大人而已矣"②。大人与小人的分岐点，正在从耳目之官走或从心之官走这一关键上，这是人人可以反己体察而即知即行的。

孟子曾批评因为"无名之指屈而不伸"致"不远秦楚之路"来求医诊治的人。曰："拱把之桐梓，人苟欲生之，皆知所以养之者；至于身，而不知所以养之，岂爱身不若桐梓哉？弗思甚也！"③ 所以说，孟子感慨世人的"不知轻重之等"。"心性"之养，既然占在修养中的首要地位，那么"心性"之养，所养者何？孟子指的是以"仁义"为中心的全面道德修养。这也是儒家在养生方面所强调的特色。孟子又感叹说："舍其路而弗由，放其心而不知求，哀哉！人有鸡犬放，则知求之，有放心而不知求。"④ 所以一再告诫我们"求其放心"。唯有"求其放心"才能如孟子说的尽其心者，知其性；知其性，则知天矣。存其心，养其性，所以事天。此又为儒家在修养的层次上，提升至"知天""事天"的境界，由此儒家便在"心、性、天"三者可"通而为一"的立场，更加有其着力点。

"养大体"的一个关键中的关键，就是要"不动心"。"心"动了，耳目口之官皆随之而动，最后连"心"整个被牵走，就没有办法做"理性"的思考。"心动"的原因有两个，一是为名利的诱惑，贪图富贵，或满足五官之欲。所以孟子主张"寡欲"；另一个关键是

---

① 杨伯峻：《孟子译注》，中华书局1960年版，第51页。
② 同上书，第162页。
③ 同上书，第91页。
④ 同上书，第97页。

因困穷而败节。孔子说："君子固穷，小人穷斯滥。"① 就是这样的道理。所以孟子就以："天将降大任于斯人也，必先苦其心志，劳其筋骨，饿其体肤，空乏其身，行拂乱其所为，所以动心忍性，增益其所不能。"② 以此来勉励人不可因困穷而败节。这样才不会"以小害大""以贱害贵"。心性与形体一样，只要得到好好的保养，没有不发育生长的，如果失去保养，一定会消失灭亡。这也是孟子修养论，强调在"心上"下工夫的缘故。故孟子之养神，亦即是养心。而在形与神两方面，孟子之偏爱养神由此可知。

中国先秦时代"养生"一词最早见于《庄子·养生主》中"吾闻庖丁之言，得养生焉"③ 之语。然《庄子》内篇中的养生观念的重点在"神"而不在"形"。何以如是说？《大宗师》有谓"善吾生者，乃所以善吾死也"，正是强调人不应执着于气化之形体。庄子之意，"形"在吾人的生命之中是必须被解构的，人唯有忘却形体，才能融入宇宙天地的大化之中。又如《大宗师》中庄子描述"坐忘"的境界为堕肢体，黜聪明，离形去智，同于大通，不但形体须舍，甚至心智也不可得。据此可看出，庄子所谓"养生"其实是一种打落相对世界形体即心知的认识作用，而融入绝对世界一气之化之中的生命境界。因此，形体之存废，在庄子的生命内容中，根本不惜于怀。庄子生命境界的重点其实是在"神"，"神"指生命全体与天地之合一，不但超越"形体"，同时也超越"心知"。

《庄子·内篇·养生主》说："以神遇而不以目视，官知止而神欲行。"④ 又王夫之《庄子解》："形，寓也；心知寓神以驰，役也；皆吾生之有而非生之主也。"⑤ 这说明我们的肉体和心知都不是生之主。生之主乃是精神。《庄子·养生主》所谓的"养亲"，就是保养精神的意思。这里的"亲"不是双亲，而是指身体上的至亲，亦即是"精神"。如《齐物论》云："百骸、九窍、六藏，赅而存焉，吾

---

① 杨伯峻：《论语译注》，中华书局 2006 年版，第 41 页。
② 杨伯峻：《孟子译注》，中华书局 1960 年版，第 72 页。
③ 陈鼓应：《庄子今注今译》，商务印书馆 2016 年版，第 103 页。
④ 同上书，第 204 页。
⑤ 同上书，第 172 页。

谁与为亲。"① 庄子之重视养神，可见一斑。因此有形生命之长短寿夭，应一概归之于大化。若以人为之力爱养肉身，企图延长有形生命住世的寿命，在庄子看来，其本身即是一件违反自然之事。故庄子的"保身""全生"乃是一任自然，不论是寿命的长短，都是谓之"尽年"。故从庄子的生死自然观中可以了解，人的生死乃是气的聚合与流散，犹如四季之更迭而已。庄子认为生命的有无，是因为有"气"的关系，有了气的产生才有了形体，可见，"气"是先于形体，万物也是因为"气"的聚合而形成生命，但也因为"气"的离散而丧失生命。所以，宇宙万物起源于"气"，这是气化宇宙论者最基本的思想，也为日后《内经》的"气"思想所继承而延用。《内经》亦认为"气"是极细微而构成万物的物质本原。道教之"练气"与《内经》的"物质性的气"，恐是附会发展，或是对《庄子》的"气"有所误解。因为，庄子只是举"气之聚散"来说明生命的自然现象，告诫人勿对形体生命执着，不但把生命视为如"四时之更迭"，甚至于"死生为昼夜"，人之死不过是"寝于巨室"一般。所以，《庄子》的《养生主》的"生主"是以"精神"为生命之主体，而非以形体为主体。虽然在《庄子》之外杂篇有开始对形体养生逐渐重视的迹象，但是庄子仍然在养神的前提之下，兼顾养形的双重性。

二 养神为生命之主

自古以来，养生家多认为养生要形神兼养，但从中国哲学家的轨迹来看，大多强调以养神为主。如《淮南子·诠言》很明白地说："神贵于形也。故神制则形从，形胜则神穷。"②《原道训》说："今人之所以眭然能视，然能听，形体能抗，而百节可屈伸，察能分黑白、视丑美，而知能别同异、明是非者，何也？气为之充，而神为之使也。"③ 从以上《淮南子》第一章的《原道训》，就很明显地透露出"重神贱形"的主张。

---

① 陈鼓应：《庄子今注今译》，商务印书馆 2016 年版，第 301 页。
② 刘安：《淮南子》，中华书局 2014 年版，第 171 页。
③ 同上书，第 58 页。

而《精神训》也说："若吹呴呼吸，吐故内新，熊经鸟伸，凫浴蝯躩，鸱视虎顾，是养形之人也，不以滑心。使神滔荡而不失其充，日月无伤而与物为春，则是合而生时于心也。且人有戒形而无损于心。有缀宅而无耗精。夫癫者趋不变，狂者形不亏，神将有所远徙，孰暇知其所为！故形有摩而神未尝化者，以不化应化，千变万抮而未始有极。"① 在《淮南子》养身之道的观念里，养形不如养神。谓"吹呴呼吸""熊经鸟伸"等不过是健身之术，最重要的是"不以滑心。使神滔荡而不失其充"。不然徒有健全的形骸，只会如"狂者形不亏，神将有所远徙"，而不知所为。而养神要能做到"形有摩而神未尝化"，能使精神长存，"以不化应化，千变万抮而未始有极"。又《泰族训》说："治身太上养神，其次养形。"故《淮南子》以养神挂帅的养生观念，由此可知。

三 神养境界

修身与养生的统一，可以说是《内经》对整全性思想的进一步实践。从修身的立场看，神是价值的根源，形是价值的载具。凡价值必当有所出，形体之载具义始能有所成，所以神形之间自有主从先后之关系。此孟子之所以要"先立乎其大"，庄子之所以盛谈"养生之主"故也。贵神主义在修身立德处自有其必要与意义，若《黄帝内经》的养生思想亦能承继此传统而将其转化为医理与医道，笔者乃称此为"修身与养生的统一"，意为修身本形神皆不可去而自以修神为先，养生亦形神皆不可夺但养神为重。

生命体是由"形"与"神"两大结构组成。对于"形"的意义，一般不难理解。大凡气血、五脏、骨肉等组织都是"形"的一部分，合称为"形"。唯对于"神"的探究，各家所论皆有不同。依据《易传》分三部分来解释也有其不同的意义。

其一，"阴阳不测之谓神"。"阴阳不测"就是阴阳不可测度、无穷的复杂，这个地方说"神"，就是神妙的意思。

其二，"知变化之道者，其知神之所为乎"。"知变化之道者"，

① 刘安：《淮南子》，中华书局2014年版，第203页。

这个变化就是阴阳变化。阴阳变化在中国后来都说是气化之妙，这个"神"的意思就是"妙"。这个气化的巧妙，中国人还有另外一个词语，叫作"神工鬼斧"，意思是不能猜测、不可猜度。《庄子》言庖丁解牛，就是鬼斧神工。这个神的意义没有超越的意义，不是宇宙间那个本体。

其三，"神也者，妙万物而为言者也"。这个"妙"是个动词，这样一来，这个"神"就显出超越的意义，有本体的意义。故"妙万物而为言"这个神是从运用之妙来了解。

所以，这三句话所说的神有两种意义，头两句的"神"是鬼斧神工的"神"，是气化之妙。既是"气化"则无本体的意义，也没有超越的意义。最后的"神也者，妙万物而为言者也"，是通过作用来了解，这个神有超越的意思，是通过无限妙用的意思。就人而言，形指肉身及器官组织，神则指精神意识活动；形属物质性的东西，神从没有神灵的意义。因此，《内经》论精神，划清鬼神、巫术的纠缠，无疑有它的积极性。

《内经》对于"神"的解释，大致是从内在于生命体的功能性与物质性去解释的。这对于生命体来讲，《内经》所言的"神"，尚属"狭义"的"神"。而牟宗三先生上述所谓的三种"神"，事实上已包括了两种不同的性质，应可合称为广义的"神"。然而，生命体的作用，总少不了物质与功能两种结合，始能产生生化作用。作为医学哲学的《内经》，也不得不从此而论述。但《内经》中论述到真人、至人等，深受道家的影响，仍然隐含着"形而上"的"神"之义理。故形体之外，尚有一"形而上"的精神主体，此乃牟宗三先生所谓的超越性、主体性的"神"。故广义的"神"结合了形体，才算是完整的生命体。

《黄帝内经》是中医理论的渊薮，其论述有关"神"的内容至为重要，举凡人的生理、病理、诊断、治疗、针术、摄生等，都以治神为第一要义。而《内经》中的"神"字的意义，主要指生命活动的开始和表现，生理机能的主宰，人的精神、意识、思维活动。《内经》有三十五篇对于"神"字提出重要解释，如生理上，神具有主宰性；病理上，神具有关键性；诊断时，首要"察神"；治疗上，旨在"得神";针灸上，一本于神；摄生时，"独立守神"的各种方法和原则等，均已具体地述及。

所以，《内经》言"神"是广义的。有其物质性的意义，也有其功能上的意义，在其理想性而言，当然也有其"形而上"的意义。因此，《内经》所指的"神"，可以说是广义的。如就"神"的"物质性"言，《灵枢·平人绝谷篇》曰："五脏安定，血脉和利，精神乃居，故神者，水谷之精气也。"①《素问·上古天真论》曰："精神内守，病安从来?"②"神"在《内经》中的认识，它虽不是一种具体的物质，但却可由其表现的生命现象得知其能力的存在，就如"风吹云动"一般的清楚，故"神"有其功能性。

由以上可知，神之功能，乃是一切生命现象的基础能力，有则生，无则死。故《灵枢·小针解》亦谓神者，正气也。这里把神看作正气，是与七情病因相对而言的。说明心神在防御七情致病方面有着重要的作用。所以，自古以来养生家多把"养神"当作防御疾病的措施。

然而，"神"的功能，在《内经》则将其分宅于五脏，于是便有了"神藏五"的理论。"志"有三义，一为心理活动，二为意志过程，三为记忆的意思。也因此，"心神"统摄五脏，"心动五脏六腑皆动摇"。可见，《内经》在生命调养方面，首重于"心神"的调养。

《内经》对于"养神"有其理想性，把"神"的意义往上推至"形而上"的境界。一如道家（庄子），谈到真人、至人、圣人等，无非在强调他们"精神内守"的修养功夫，而欲成就其"养生"的崇高目标。在《素问·上古天真论》之中有详细的叙述："余闻上古，有真人者，提挈天地，把握阴阳，呼吸精气，独立守神，肌肉若一，故能寿敝天地，无有终始，此其道生。中古之时，有至人者，淳德全道，和于阴阳，调于四时，去世离俗，积精全神，游行天地之间，视听八达之外，此盖益其寿命而强者也，亦归于真人。其次有圣

---

① 河北医学院：《灵枢经校释》，人民卫生出版社1995年版，第27页。
② 山东中医学院、河北医学院：《黄帝内经素问校释》，人民卫生出版社1995年版，第69页。

人者，处天地之和，从八风之理，适嗜欲于世俗之间，无恚嗔之心，行不欲离于世，被服章，举不欲观于俗，外不劳形于事，内无思想之患，以恬愉为务，以自得为功，形体不敝，精神不散，亦可以百数。其次有贤人者，法则天地，象似日月，辨列星辰，逆从阴阳，分别四时，将从上古，合同于道，方可使益寿而有极时。"①

论起真人、至人之最详者，非《庄子》莫属。其在《逍遥游》提道："至人无己，神人无功，圣人无名。"《庄子》在此亦提到"圣人"。"圣人"一词，儒家常提及，但非儒家之专利，《老子》书中也多次提到"圣人"。《庄子》在此增加了"神人"，并借肩吾的话来形容"神人"说："藐姑射之山，有神人居焉。其神凝，使物不疵疠而年谷熟。吾以是狂而不信也。"又借用连叔的话形容说："……之人也，之德也，将旁礴万物以为一世蕲乎乱，孰弊弊焉倚天下为事！之人也，物莫之伤，大浸稽天而不溺，大旱金石流土山焦而不热。是其尘垢秕糠，将犹陶铸尧舜者也，孰肯以物为事！"②《庄子》笔下的"神人"，因为"其神凝"，而外物无法伤害他，也不会因为俗事而劳形役心。

在《逍遥游》中，庄子漏掉了"真人"，但在《大宗师》中，则五论"真人"："一论真人：若然者，登高不㗫，入水不濡，入火不热。是知之能登假于道者若此。二论真人：其寝不梦，其觉无忧，其食不甘，其息深深。真人之息以踵，众人之息以喉。屈服者，其嗌言若哇。其嗜欲深者，其天机浅。三论真人：古之真人，不知说生，不知恶死；其出不欣，其入不距；翛然而往，翛然而来而已矣。不忘其所始，不求其所终；受而喜之，忘而复之，是之谓不以心捐道，不以人助天，是之谓真人。四论真人：其心志，其容寂，其颡頯；凄然似秋，暖然似春，喜怒通四时，与物有宜，而莫知其极。五论真人：其状义而不朋，若不足而不承，与乎其觚而不坚也，张乎其虚而不华也；……愧乎忘其言也。"③

---

① 山东中医学院、河北医学院：《黄帝内经素问校释》，人民卫生出版社1995年版，第140页。
② 陈鼓应：《庄子今注今译》，商务印书馆2016年版，第62页。
③ 同上书，第74页。

《庄子》与《内经》谈论真人、至人与圣贤之人等，几近神话，然无非在强调，这些人"守神""养神"之修养功夫，其成就则为养生家所追求之理想。除此之外，《吕氏春秋》亦论及"真人"，《吕氏春秋·先己》谓："凡事之本，必先治身，啬其大宝。用其新，弃其陈，腠理遂通。精气日新，邪气尽去，及其天年。此谓之真人。"①可见，吕氏所谓的"真人"是通过修身的功夫而达到的境界。无论是真人、至人或者圣贤人等，《内经》将这些人物，一律视为养生家的"模范"，因此把他们通通带进了"形神观"。也对他们赞叹有加，如谓真人为"能寿敝天地，无有终始"；谓至人为"益其寿命而强者也，亦归于真人"；谓圣人"形体不敝，精神不散，亦可以百数"；谓贤人至少是"可以益寿而有极时"。这些人物之所以被称为真人、至人、圣人等，乃由于真人"独立守神"致"肌肉若一"；至人"积精全神"才能够"视听八远之外"；圣人"精神不散"使"形体不敝"。此外，《淮南子》之论真人之详，并不亚于《庄子》，主要是说："真人性合于道"，其养神贵在使精神活动顺应道的规律，不受外物之干扰。能使自己"处其一不知其二，治其内不识其外"并"体本抱神，以游于天地之樊"。唯其论真人其义多本于《庄子》之论真人、至人、神人、圣人者。以上所论这些人物，都是在强调，因他们擅长"养神"，而得到如此崇高的地位与境界。当然，如能效法他们，对于身体的健康，绝对有正面的帮助。

四 以神制形

对于《内经》来讲，内化在生命体的"神"，亦即"心"的作用。"心"与"神"的"合能"，统称为"心神"功能。"心神"即"心主神明"的活动，包括意识、思维、情感、感觉对外界刺激的反应等内容。

人类的情志活动是肌体对外界刺激产生反应的表现。在正常情况下，情绪乃人类情感的自然流露，《左传·昭公二十五年》曾记载子产的说法："审则宜类，以制六志，哀有哭泣，乐有歌舞，喜有施舍，

---

① 王范之：《吕氏春秋选注》，中华书局1981年版，第90页。

怒有战斗；喜生于好，怒生于恶……生，好物也；死，恶物也。好物，乐也；恶物，哀也。哀。乐不失，乃能协于天地之性，是以长久。"①

情绪的产生各有原因，人因情绪的不同，而有相异的行为表现，此乃自然之人情。《荀子·天论》也说："好、恶、喜、怒、哀、乐藏焉，夫是之谓天情。"② 虽是如此，子产却指出：人的情绪容易流于放荡，若不加以节制，则会失去该有的分寸，因此必须"审则宜类，以制六志"，以礼来调节情绪，使其合于规范，如此生命才能长久；也就是说，情绪的宣泄，虽然是必要的，但它不能失去常态，超过限度。否则，情绪也会转变成致病的因素，危害人的生命。孔子对于悲喜的情绪，也要求"中和"，《论语·八佾》说："关雎乐而不淫，哀而不伤。"③ 便是教人情绪的发泄勿过度。

《素问·玄机原病式》说："五志七情过度而卒病也。"④ 七情过激会成为所谓的"七情内伤"。中医学以"怫郁"和"过激"来描述情志活动的两种状态。"怫郁"为情绪不舒但尚未成为病因的状态，"过激"即是情志在发生的强度或持续时间方面超过了机体的耐受能力，成为病因的状态。换言之，"怫郁"若超过机体的耐受限度，就称为"过激"。疾病的发生和加剧，都是在过激的状态下出现。如《素问·举痛论》说的怒则气逆，甚则呕血及飧泄。《淮南子·精神训》亦云人大怒破阴，大喜坠肠。大喜、大怒都是情绪"过激"的表现，会使疾病发生，甚至生命产生危险，为养生者戒。

《内经》对养神的重视，可以说是《内经》继承于老庄思想而来的。所以《内经》在精神的调摄方面扮演着重要角色。《内经》举圣人为例，若要回避四时不正之气与风寒的侵袭，必须做到情绪安静，这样自会真气充足，精神内守而不耗损，疾病就无从发生。能这样做，便不致有思想上的负担和分外的贪求，心地光明磊落，没有不必

---

① 杨华：《左传译注》，商务印书馆 2015 年版，第 73 页。

② 王先谦：《荀子集解》，中华书局 1981 年版，第 352 页。

③ 杨伯峻：《论语译注》，中华书局 2006 年版，第 15 页。

④ 山东中医学院、河北医学院：《黄帝内经素问校释》，人民卫生出版社 1995 年版，第 63 页。

要的顾虑，即使形体经常劳动亦不感到疲乏。人从"恬憺虚无"到"精神内守"，就是要清心"寡欲"，亦是一种"养神"的功夫。

《内经》的"养神"也主张节制欲念，并认为一个人是否能守住"精气"，要看其养神的功夫做的如何。可见，如能养神，便能守住精气。不能守住精气，精神亦随之废弛败坏。故养神不宜欲念太多，否则必将耗散精神，影响身心健康。故《素问·汤液醪醴篇》云："针石道也，精神不进，志意不治，故病不愈。今精坏神去，营卫不可复收，何也？嗜欲无穷而忧患不止，精气弛坏，营泣卫除，故神去之，而病不愈也。"①《内经》在此揭示了嗜欲无穷则会伤人精神的严重性。盖病者嗜欲无穷，而忧患不止，精神志意，精气营卫皆非其故，故神已去，而病不能愈，安望针灸之能立功哉！纵使华陀在世亦枉然！

所以，长期的焦虑，造成久病不愈，就算给予效果神速的"针灸"疗法，亦难见效。因此，欲治病人首先要排除精神困扰的因素，然后治之，才有良好的效果。一个人如果能养护好他的精神，疾病就很难入侵，而且能延年益寿。故《素问·上古天真论》有精神内守，病安从来，精神不散，亦可以百数等言论。可见，"养神"在《内经》中的分量。然而，《内经》养神的基本要求就是不从事一些"害生"的行为，如《素问·上古天真论》所说的"以酒为浆""以妄为常""醉以入房"都是害生的行为。而这些也是由于欲念的作祟以致造成过度的饮食与不良的生活习惯。

养生还有一个困难处，是一般人经常忽略的两种情境——"寂寞"与"诱惑"。"诱惑"宛如是"寂寞者"的"调情圣手"。"寂寞者"心灵空虚，很容易被"诱惑"乘虚而入，而听任指挥。这也是修养家与养生家常常半途而废的原因。圣凡之所以不同，乃在其杜绝"诱惑"的功夫。像颜回就被孔子称许说："回也，其心三月不违仁；其余，至日月至焉而已矣。"②这是形容颜回对修养的坚持。因此，

① 山东中医学院、河北医学院：《黄帝内经素问校释》，人民卫生出版社1995年版，第331页。
② 杨伯峻：《论语译注》，中华书局2006年版，第64页。

诱惑是养生者的病毒；"精神"是养生者的"抗体"；"寂寞"则是人
在失魂落魄的状态，这个状态是最无法去把持的。孟子教人"养浩然
正气""存夜气"便是怕人的心灵空虚，而置于寂寞的窘境，更易受
到诱惑而激起欲念。孟子以"存养充扩"的功夫去防止心灵的空虚
以及欲望的暴增。老子则以"致虚"和"守静"的功夫，教人要
"虚其心，实其腹；弱其志，强其骨"①。这给了《内经》在养生思想
上一个很大的启示。《内经》要我们"恬惔虚无""志闲而少欲"是
受《老子》的虚其心、弱其志的影响，与《淮南子》所说的静漠恬
惔、所以养性和愉虚无、所以养德是同意义的。

　　另外，老子"实其腹"与"强其骨"的说法，《内经》亦赞同。
"实其腹"是满足人的最基本生理需求，并不算过度。而人之欲求若
仅止于此，则再多的诱惑，亦无所摇撼。《内经》认为阴精的产生，
是源于饮食五味，藏精的五藏因而获得营养的供给。只要饮食有节
度，在养生上饮食是绝对必要的。《淮南子·精神训》形容至人量腹
而食，也认为连至人都必须在适当而不过度的情况下进食。所以，
《淮南子·精神训》又说："尊势厚利，人之所贪也。使之左据天下
图而右手刎其喉，愚夫不为。由此观之，生贵于天下也。圣人食足以
接气，衣足以盖形，适情不求余，无天下不亏其性，有天下不羡其
和。有天下、无天下，一实也。今赣人敖仓，予人河水，饥而餐之，
渴而饮之，其入腹者不过箪食瓢浆，则身饱而敖仓不为之减也，腹满
而河水不为之竭也。"②

　　故《淮南子》一再强调"养性之具不加厚"，因为名位、财货等
享受太过丰厚，反倒是一种负担。因此说是"增之以任重之忧"。孔
子也对贪求华衣美食者，很不以为然，故说："士志于道，而耻恶衣
恶食者，未足与议也。"③ 至于"强其骨"是体格的锻炼，《内经》提
到"和于术数"便是运用各种体育活动，达到强身的目的。饮食与
运动，在养生上属于"养形"的范畴，在前已多有论述，故在此不

---

① 陈鼓应：《老子今注今译》，商务印书馆 2003 年版，第 79 页。
② 刘安：《淮南子》，中华书局 2014 年版，第 93 页。
③ 杨伯峻：《论语译注》，中华书局 2006 年版，第 203 页。

再多加叙述。唯《老子》提"实其腹"与"强其骨",重点不在于强调"养形"的重要,只有形体健康,精神才能够有所依附,形体毁坏,精神也必然脱离。《内经》也持这种想法。然而,《内经》倡导运动养生与"诱惑""寂寞"有何关系?任何有意义的活动,都可排遣寂寞,运动当然也不例外。人只要不是"寂寞难耐","诱惑"就无法入侵,欲念当然就少。这是一种"移情"作用。故"强其骨"不但是"养形"的方法,也属于一种"动态"的"养神"方法。

纵观诸多养生家,为了怡情冶性都会从事一些有意义的活动,不但可排遣无聊,亦可陶冶心性,对养神有很大的帮助。如唐代名医孙思邈所著《千金要方·养性篇》就提到"偃仰之方以调筋骨,吐纳之术以祛邪,……忍怒抑喜以全阴阳,服草木以救亏缺,服金丹以定无穷"①。所以,孙氏不但不反对"服食""服气"之法,也运用一些活动来达到养神的目的。

从事一种有意义的活动,不但可健身,也可使精神不随外界的波动而往外奔驰,这难道不是很好的养生之道吗?老子说的"强其骨"正可对抗"寂寞"的困苦;而"弱其志"也恰巧对于"诱惑"的排拒。至于"实其腹"只要得到基本的生理需求,就已心满意足,等于间接地杜绝了诱惑;再者,"虚其心"以纯然达到"虚无寂静"的境界,就无所谓"寂寞"难耐了。这就像《淮南子·俶真训》说的:"是故圣人之学也,欲以反性于初,而游于虚也;达人之学也,欲以通性于辽阔,而觉于寂漠也。若夫俗世之学也则不然,擢德塞性,内愁五藏,外劳耳目,乃始招蛲振缱物之豪芒,摇消掉仁义礼乐,暴行越智于天下,以招号名生于世。此我所羞而不为也。"②

《淮南子》肯定圣人与达人之学,提倡人们通过学习做到"返性于初""游心于虚"。否定了压抑德性、显扬智巧以求声名的俗世之学。圣人要求自己本性恢复到起初的纯朴状态,就能够使他的心游戈在虚空的境域之中;而通达事理的人,希望使他的本性和旷远空阔的境域相通,而能在寂寞的境域中觉醒。至于世俗之人则不然,他们拔

---

① 高文柱:《备急千金要方》,学苑出版社 2016 年版,第 609 页。
② 刘安:《淮南子》,中华书局 2014 年版,第 275 页。

除"德"抽取本性，内使五藏发愁，外使耳目辛劳，以此得到外物的毫芒之利，显扬其智巧以招来好的名誉与声望。因此，圣人与达人能够安于寂寞中而自觉自省，能够在清静中而无为自在。人的本性，本来安静，如水之清澈，是人的欲望扰乱他的心性，如水被泥土扰乱而混浊，心性安得清明？故《淮南子·俶真训》云："水之性清，而土汩之；人性安静，而嗜欲乱之。夫人之所受于天者，耳目之于声色也，口鼻之于臭味也，肌肤之于寒燠，其情一也。或通于神明，或不免于痴狂者，何也？其所为制者异也。是故神者智之渊也，神清则智名矣；智者心之府也，智公则心平矣。人莫鉴于流潦，而鉴于止水者，以其静也；莫窥形于生铁，而窥于明镜者，以其易也。夫唯易且静，形物之性也。由此观之，用者必假之于弗用者也，是故虚世生白，吉祥止也。"①

耳、目、口、鼻、肌肤和感觉，宛如佛家所谓"六根"——眼、耳、鼻、舌、身、意。每个人对周遭的色、声、香、味、触、法都会有感受。但是有的人或通如神明，有的人却不免于如痴如狂，《淮南子》认为是因为指挥他们的精神不一样而有不同的差别。《黄帝阴符经》云"九窍之邪，在乎三要，可以动静"，人身上有九个窍，容易招致各种疾病。这些病邪主要由眼、耳、口三个器官侵入，发作的时间有快有慢。

而何以说"九窍之邪，在乎三要"？老子在《道德经》中作了回答："五色令人目盲，五音令人耳聋，五味令人口爽，驰骋畋猎令人心发狂，难得之货令人行妨。"② 所谓的"病从口入"的"病"，也非仅指生理上的病；所谓的"口"，也非仅指挂在嘴上的"口"，《周易·说卦传》认为"兑"为"口"，亦即孔窍，此处泛指耳目口等器官。这些孔窍是病邪所入的地方，无论是佛家、道家以及《黄帝阴符经》讲的，都一致认为它们是人所以成圣成凡的要害。故佛家主张"六根清静"，对于在家居士提出八戒：戒淫、戒盗、戒杀生、戒妄语、戒饮酒、戒眠高床、戒观妖冶歌舞、戒非时食。大半在教人谨防耳目之

---

① 刘安：《淮南子》，中华书局 2014 年版，第 146 页。
② 陈鼓应：《老子今注今译》，商务印书馆 2003 年版，第 368 页。

欲和口舌是非。《道德经》说不见可欲，使心不乱。又如《淮南子·精神训》云五色乱目，使目不明。五声华耳，使耳不聪。五味乱口，使口爽伤。这与《道德经》的五色令人目盲，五音令人耳聋，五味令人口爽的诸语意义是一样的。

儒家的"非礼勿视，非礼勿听，非礼勿言，非礼勿动"①，也是在强调这些孔窍必须在"礼"的规范下，有所节制。所以，这耳目口的感官倘若接受了外物的刺激，便进入了内心，使人执着于外物而滋扰心神，为养神者所当谨慎。故魏伯阳在《周易参同契》中也告诫修炼者要留意耳、目、口，固塞勿发通。意在强调因为耳、目、口这些感官，过度的贪求物欲，使人心性迷乱，以至于如《老子》说的"令人心发狂"或如《淮南子》说的"趣舍滑心，使性飞扬"。

然而，《淮南子·俶真训》又说："夫人之所受于天者，耳目之于声色，口鼻之于芳臭也，肌肤之于寒燠也，其情一也。或通于神明，或不免于痴狂者，其所为制异也。"② 因此，其受于物欲迷惑的流转而痴狂者在于我，其能摆脱污浊而反于清静亦在于我，可见，人是否会被物欲所迷惑，要看个人的把持。

然而，人在寂寞的时候，是最不能把持的。耳、目、口之官也是在这时候最容易松动并受外界的诱惑，从这些感官进入了容易被侵蚀的心灵。于是产生了"心动""心发狂"。"寂寞"就像不流动的清水；"诱惑"就像流动不停的河流；"欲念"更像是已被激起的浪花。人原本可以在"寂寞"的时候来反观自照，但是却被"诱惑"扰乱得像"土石流"一般地到处乱窜奔驰，而且常常是一发不可收拾。故《淮南子·俶真训》说水之性清，而土泪之。人性安静，而嗜欲乱之。

"寂寞"又像明亮的铜镜，用它来看自己既清且明；"诱惑"，就像生锈而粗糙的生铁，用它来窥看自己，往往让人越看越不清，甚至越迷惑；"欲念"更像是混在泥中的顽石，往往让人越陷越深，看似非常坚固，其实是固执而难以撼动的阻挡在人的"心门"，让人无法

---

① 杨伯峻：《论语译注》，中华书局 2006 年版，第 230 页。
② 刘安：《淮南子》，中华书局 2014 年版，第 50 页。

打开心胸，使"内心世界"陷于沉重、黑暗之中！但是，它又脆弱得不堪一击，当人世间不如想象的美好，或是遭遇挫折之时，人欲望落空，终究摔得遍体鳞伤！故《淮南子·原道训》说嗜欲者，性之累也。

静漠恬澹，所以养性；和于虚无，所以养德。所以，圣人与达人对待"寂寞"的做法是"虚寂以待"，故"势利不能诱也，声色不能淫也"。因为他们"外不滑内，则性得其宜"，故能"养生以经世，报德以终年，可谓能体道矣"。此如《素问·上古天真论》形容至人"此其道生"与真人之"淳德全道"。然而，世俗之人岂能如圣人与达人之"虚极以待"，更遑论于至人、真人乎？《庄子·刻意篇》云："夫恬淡寂漠，虚无无为，此天地之平也，而道德之质也。圣人休休焉则平易矣，平易则恬淡矣。平易恬淡，则忧患不能入，邪气不能袭，故其德全而神不亏。"① 说明人之行事要能合乎天。如《淮南子·本经训》所言："和顺以寂寞，质真而素朴，闲静而不躁。……在内而合乎道，出外而调于义。其言略而循理，其行悦而顺情，其心愉而不伪，其事素而不饰。"② 使精神至于以恬养性，以漠处神，则入于天门。如此便能不以身役物，不以欲滑和，从而"反性于初，而游心于虚也；通性于辽廓，而觉于寂寞也"。更能回归于人生而静的天性。

人的天性本来爱好恬愉清静，而不喜受到干涉、干扰。这种恬愉清静即是在人心里之各种心理、生理因素互相调和而致平衡，无所摇荡。然则是何原因扰乱了人之清静恬愉呢？淮南子认为这种扰乱分为内在与外在的原因。内在的仍是来自人本身的缺陷，即是欲念、感觉、情绪、生理机能以及不纯净之知识与本身身体之生死。而外在原因，仍是来自自然界与人际社会之制度风俗、庸俗的价值观以及其他种种活动。倘若能排除这些干扰清静恬愉的因素，便能返回人性之初，质直朴素，恬愉清静。

内在因素相当于《内经》的"恬憺虚无""心安而不惧""志闲

---

① 陈鼓应：《庄子今注今译》，商务印书馆2016年版，第251页。
② 刘安：《淮南子》，中华书局2014年版，第233页。

而少欲""精神内守"等思想;在身体生理机能方面,《内经》则强调"形劳而不倦";而外在的因素则与环境以及流俗习染有关,也符合世界卫生组织的健康观念,即应注重心理的、生理的以及社会的各个影响身体健康的因素。

社会因素着重在人际关系的和谐与摒除劣质的流俗习染和恶质的环境。在人际关系方面,应首推老子"不争"的主张,才能确保人与人之间的和谐。因为人在你争我夺的情况之下,互相斗争、厮杀,不但不利于整个养生过程,而且可能危害到身体安全,甚至于伤害生命。在《道德经》中提到"不争"的言语有"上善若水,水善利万物而不争"① 等。

由老子对于不争、处柔、用弱的言论,可知,老子深懂与人相处之道,也深谙情绪的调解方法。人与人之间最忌讳的是双方的争执,这是引发恶劣情绪的最大因素。再则,若不幸已经冲突了。老子便教人要"以柔克刚"去应对。这种方法看似软弱,但一方面可缓和自己的情绪,理智地去处理冲突事件,同时,一方面也可避免再度激发对方不必要的过度情绪。所以,《道德经》说:"和大怨必有余怨,安可以为善?是以圣人执左契,而不责于人。有德司契,无德司彻。天道无亲,常与善人。"②

可见,老子在人际关系中是最注重和平相处的,以其之不争和柔弱的主张,可避免与人结怨。而其"宽以待人"更是与人和谐相处的最佳态度。故其情绪,可保持平稳安详,且可能因排除了冲突的发生,而免去流血伤亡之灾。这符合了名医陈无择"三因学说"中的"不内外因"之一的金刃之灾。同时,也是《吕氏春秋》中提到的"害生"行为。因此,《颜氏家训·养生篇》主张养生者先须虑祸,并评曰"嵇康《养生》之论,而以傲物受刑;石崇冀服饵之征,而以贪溺取祸,往世之所迷也"③。是故防止与人的冲突、厮杀,即是避免灾祸。更何况,与人冲突受伤害最重的是心神的耗损,在养生方

① 陈鼓应:《老子今注今译》,商务印书馆2003年版,第67页。
② 同上书,第134页。
③ 王利器:《颜氏家训集解》,中华书局2016年版,第231页。

面可以说最不利于养神。所以，维持良好的社会人际关系，是一个养生者所不可忽视的一个重要的课题。

世人往往置身于声色的环境，即不堪诱惑。故《孟子·告子上》云："富岁，子弟多赖；凶岁，子弟多暴。非天之降才尔殊也，其所以陷溺其心者然也。"① 环境优劣也影响了人的性格型塑，并非天生材质不一样，只因为人心受到环境的迷害。"所以陷溺其心者"就是指影响人心的或丰或歉的年成，用今天的话来说就是"自然条件"。年成丰歉的变迁可以导致人行为的变化，即丰年耽于安逸，灾年行为强暴。这种年成变化也是环境构成的因素，甚至会影响人心、行为以及情绪。《养性延命录·教诫篇》云："夫养生之道，有都领大归，未能具其会者，但思每与俗反，则阇践胜辙，或过半之功矣。有心之徒可不查歟！"②

此言要养生，先要抛弃流俗的习染，即使有人尚未领悟养生的总旨纲要，也没有特别去强调养生，只要时常与流俗习染相反，就获过半之功了。所以，有心养生的人更要体察所谓"流俗习染"对养生的害处。"流俗习染"究竟为何物？事实上，"流俗习染"乃是人们所处环境中一些非理性而较为劣质的习俗文化，这也是不利于养生的恶劣环境，对生命的历程会造成负面的影响。劣质的"流俗习染"可能是一种诱惑，"孟母三迁"就是为了这个缘故。

"流俗习染"是一个影响身心健康的环境因素，至于人际关系的和谐与冲突，更是不时地影响人之情绪与精神。老子主张"不争""处柔""用弱"以缓和人与人之间的紧张关系，而儒家更重视人际关系的和谐，而且提出了具体的主张与办法。现代人所重视的人际关系，早在中国古代就成为儒道两家的真知灼见且一致关怀的议题。所以，世界卫生组织主张的"健康"定义，除了把生理性、心理性纳入健康的要求之外，社会性的群体关系也一并列入健康的条件。

孔子极重视人际关系，他说："谨而信，泛爱众，而亲仁，行有

---

① 杨伯峻：《孟子译注》，中华书局 1960 年版，第 92 页。
② 陶弘景：《养性延命录》，上海古籍出版社 1990 年版，第 13 页。

余力，则以学文。"① 可见，孔子非常重视人际关系的和谐。个体无法摆脱一定的人际关系，个体所受人际关系的决定性影响一般来自众人。众人的包围往往形成引导个体行善或为恶难以抗拒的潮流。这也可说是前述所谓的"流俗习染"之一，从心理学来讲，就是"社会化"。《荀子·劝学》说："蓬生麻中，不扶而直；白沙在涅，与之俱黑。"② 但这并不意味着单个人的影响可以不重视，事实上，突出的个人，如值得信赖的朋友、令人尊敬的老师，常常也能对个体关键性的抉择产生重要的作用。

虽然，孔子主张广交朋友，并且和睦相处。但对于朋友也并非没有选择性的考虑。儒家对于交友，孔孟都有提供辨别与选择的方法。如孔子说："君子和而不同，小人同而不和。"③ 所以，孔子是举君子与小人的比较以及人的言行作风为观察重点，作为择友的条件。并且告诫人们不要结交道德不仁义之人。因为，道德差劲的人常会带来自身的困扰与麻烦。

在孟子方面，特别主张要与"善士"为友，而且要正确地从师交友。认为老师应比自己的德才高超，中也养不中、才也养不才才能"以其昭昭使人昭昭"。交友也一样，友也者、友其德也，这与孔子的精神是一样的。所以儒家的主张，无论是从师交友，都希望我们得到"良师益友"，对我们才有正面的影响。人际关系也算是人们周遭环境的一环。孟子认为，环境的艰难困苦能给人积极的影响。他说："人之有德慧术知者，恒存乎疢疾。独孤臣孽子，其操心也危，其虑患也深，故达。"④

艰难困苦虽给人带来不幸与痛苦，但它逼得人学习如何应对不幸，解脱痛苦，寻找冲破难关迈向成功之路，并把这不寻常的经历转化为自身宝贵的精神财富，以至于在不利的条件下也能长志气、长骨气、长毅力、长才智，最后脱颖而出。

因此，恶劣的环境并非不利于个体的发展，反而是促进成长、获

① 杨伯峻：《论语译注》，中华书局 2006 年版，第 224 页。
② 王先谦：《荀子集解》，中华书局 1981 年版，第 249 页。
③ 杨伯峻：《论语译注》，中华书局 2006 年版，第 46 页。
④ 杨伯峻：《孟子译注》，中华书局 1960 年版，第 125 页。

得经验，刺激成功的原动力；恶劣的环境也并非不利于养生，反倒是使人懂得"虑祸"以求福，使人更加珍惜与爱护自己。当然也有些不堪环境的考验，而让自己堕落的情形。所以，孟子说："饥者甘食，渴者甘饮；是未得饮食之正者，饥渴害之也。岂惟口腹富有饥渴之害，人心亦皆有害。人能无以饥渴之害为心害，则不及人，不为忧矣。"① 人往往到了"饥不择食"的地步，很难不因困穷而败节。孔子也说君子固穷，小人穷斯滥矣。然而，之所以有成长与堕落的殊别，主要取决于个人如何看待环境，以及如何调整心态，来处理遭遇的客观环境之人事。所以，我们要重视客观条件的影响，并充分发挥才力，修养心性，兼及形色，实现心性的自我完善，这是孟子修身养性的主张，也是"精神养生"的重要一环。

从本节的研究可知，养神在养生活动中占有重要的地位，而情绪的调节要中和，不可过度，使心情保持怡然舒适。人际关系能够和谐圆满，避免冲突以滋生烦恼，这样才是真正的"精神养生"。

第二节 《黄帝内经》养形说的探解

《内经》认为，人的精神意识思维活动依赖于形体。因此，神、魂、魄、意、志等精神活动不但需要健全的机体存在，而且需要后天五脏精气的供养。气形盛，神、魂、魄、意、志才强；气形衰，神、魂、魄、意、志则弱。精神对形体的依赖，还体现在人的感知有赖于形之所触、目之所及；甚至体现在夜之所梦，有赖于日之所见、所闻。《杂病广要》云："所谓昼之所思，夜之所梦，神魂依形而至，形体未到之处，梦亦罕能到也。"② 梦正是在这种感知的基础之上，通过不自主地加工而炮制出来的产品。

所以，精神必须依附于形体，精神活动的功能，也必须靠形体才能完成。所以，养生、养神方面固然重要，养形也是不可忽视的一环。当然，形体的生、长、衰、老、死有其一定的规律与必然的趋

---

① 杨伯峻：《孟子译注》，中华书局1960年版，第276页。
② ［日］丹波元简：《杂病广要》，中医古籍出版社2002年版，第736页。

势。衰老虽是人类正常活动的自然规律，但是，合理的养生，必然可以延缓生理性衰老的进程，从而延长人的寿命。形体的健康也能避免精神上的困扰。同时，情志调和，精神愉快，这也是脏腑功能良好的外在表现。

一 生命的形成与生长的规律

（一）生命的形成

《内经》在"精气学说"的基础上，针对人的生命起源，进行了深入的讨论，《灵枢·经脉篇》道出了生命体的形成过程："人始生，先成精。精成而脑髓生。骨为干，脉为营，筋为刚，肉为墙，皮肤坚而毛发长。谷入于胃，脉道以通，血气乃行。"这是《内经》在其认知上所理解之人类生命体形成的过程。而《内经》又认为这个过程的基础是"精"。但对于母体内九个月胎儿生长发育的情形，内经并不详述，仅说精成而脑髓生，接下来就是"骨、脉、筋、肉、皮、毛"等的发育而"身生"。《淮南子》说的比《内经》清楚，《淮南子·精神训》云："夫精神者，所受于天也；而形体者，所禀于地也。故曰：一生二，二生三，三生万物。万物背阴而抱阳，冲气以为和。故曰：一月而膏，二月而胅，三月而胎，四月而肌，五月而筋，六月而骨，七月而成，八月而动，九月而躁，十月而生。形体以成，五脏乃形。"[①]

在《淮南子》的"气化宇宙论"思想下，万物的生成，是源自阴阳二气的融合之气，也就是万物的生成是阴阳二气交互冲击、相互作用的结果。直至人禀受这"冲和之气"，再加以父精母血（卵子）的"阳施阴受"，人类的形体开始有了"着落"。《淮南子》亦在"天人相应"的架构下，说明人是由"精神"与"形体"两大结构所组成的，而且更进一步地把人出生之前的孕育进程交代得详细清楚。《灵枢·决气篇》说："两神相搏，合而成形，常先身生，是谓精。"[②]而"精"之由来，《内经》也类似"遗传学"的说法，做了一个

---

① 刘安：《淮南子》，中华书局2014年版，第325页。
② 河北医学院：《灵枢经校释》，人民卫生出版社1995年版，第37页。

交代。

　　《灵枢·天年篇》谓："以母为基，以父为楯。失神者死，得神者生。"① 说明胚胎的形成，乃是以母之精（卵子）在内为基础，父之精在外为防卫而组成其形，再发育为身。而最后的"成人"阶段则说："血气以和，营卫以通，五脏已成，神气舍心，魂魄毕具，乃成为人。"《灵枢·天年篇》显示，《内经》谓生命体的形成，不仅是单单的一个"形体"，还要包含精神要素，方为完整。所以，《灵枢·本神篇》有更进一步的说明："天之在我者，德也；地之在我者，气也。德流气薄而生者也。故生之来，谓之精。两神相搏，谓之神。随神往来，谓之魂。并精而出入者，谓之魄。"② "德流气薄而生者"是说：天德下流散布，地气上侵依着，二者的施化，万物始能成形而生，并有种种的生机转化。事实上，这也是《内经》在讲"遗传"和"环境"两个因素，让人有所以"生"的依据，亦即生命体形成之后，其所以产生种种生机变化之由。而在此说的"遗传"是来自"天"。因为"天"遗传的是万物的本性——"德"。也就是说，天赋予万物的是它的本性，此即本性的遗传因素，如《中庸》谓天命之谓性。所以，《内经》的"天人合一"思想在此表露无遗。"地之在我者，气也"中的"气"指大自然气候的更替（天气），生态环境的变迁（地气），这是说，大地所影响的是节候的更替，生态环境的变化。所以此处的"地"，就是环境因素"神气舍心"所谓的"神气"，指神借着"心"表现出来的"意、志、思、虑、智"等心智活动，故曰"舍心"。"神气舍心"简单地说就是具有心智思维活动的能力。而"意、志、思、虑、智"五者，可统称为"神"。而《内经》的"神"很明显有"生命活动力"之意涵。它通过"魂"与"魄"体现在人的生命现象。如"情""志""思""虑"等能力，叫作"魂"，即今之"心理能力"；又如"视""听""呼""食""行"等能力，叫作"魄"，即今之"生理能力"，需有"精"才能表现。而两者都是"神"的活动能力。故上述《内经》所言生成一个完整

---

① 河北医学院：《灵枢经校释》，人民卫生出版社1995年版，第115页。
② 同上书，第15页。

的人，不单是生一个形体而已，而且还包括了情志、思虑等精神要素，才算完整。

《内经》对"遗传"的认识还可以从它的"形体盛衰论"表现出来。《内经》认为人体生理除了自然演化之外，同时亦受"基因遗传"的影响。"基因遗传"是现代医学名词，但是，事实上，在《内经》时代就有这种"遗传"的观念。如《灵枢·天年篇》说："黄帝问于岐伯曰：愿闻人之始生，何气筑为基？何立而为楯？何失而死？何得而生？岐伯曰：以母为基，以父为楯，失神者死，得神者生。楯为栏杆的横木，亦为古战具名，作战之时，用之遮蔽身体、防范矢石的盾。引伸之，有护卫、遮蔽、建构之义。以母为基，以父为楯，形容人体胚胎的形成，有赖父精母卵、阴阳两性的结合而成。"① 人体的气血精神，皆是奉养生命以维持其正常生理功能的物质。故血气精神包括人体全部生化运作的物质及其过程，亦包括遗传与基因在内。遗传有优、有劣，《内经》依据人的体形、体质判断人的寿命长短。《灵枢·天年篇》又云："黄帝曰：人之寿夭各不同，夭寿，或卒死，或病久，愿闻其道。岐伯曰：五藏坚固，血脉和调，肌肉解利，皮肤致密，营卫之行，不失其常，呼吸微徐，气以度行，六腑化谷，津液布扬，各如其常，故能长久。"② 人之寿夭，可以从五脏六腑之调和与血脉之流畅，外而皮肤之疏密、滑涩，与呼吸之徐急以及从脸部之"人中""轮廓"等，去了解一个人的健康与判断寿命之长短。这些征候都是来自先天的"父母生成"，而非自身的选择。

（二）生长的规律

《内经》认为一切事物发展都有一定的规律和程序，这是自然的原理。人由发育而成长，由成长而茁壮以至衰退，最后乃至于死亡，这是必然的结果。《内经》把这个过程谈得很透彻。《内经》了解人类的生命活动力是随着年龄的增长而有所改变；这些变化，主要是受到脏腑经气的强弱及气血的盛衰、神气的有无等各方面的影响。因此，维护脏腑功能的强盛，并且保持气血精神的充沛，就可长保生命

① 河北医学院：《灵枢经校释》，人民卫生出版社1995年版，第210页。
② 同上书，第324页。

活力，这也是长寿的重要关键。借由《内经》的叙述，我们可以了解人体自然老化的过程。《灵枢·天年篇》说："黄帝曰：其气之盛衰，以至于死，可得而闻乎？岐伯曰：人生十岁，五藏始定，血气已通，其气在下，故好走；二十岁，血气始盛，肌肉方长，故好趋；三十岁，五藏大定，肌肉坚固，血气盛满，故好步；四十岁，五脏六腑十二经脉，皆大盛以平定，腠理始疏，荣华颓落，发颇斑白，平盛不摇，故好坐；五十岁，肝气始衰，肝叶始薄，胆汁始减，目始不明；六十岁，心气始衰，苦忧悲，血气懈堕，故好卧；七十岁，脾气虚，皮肤枯；八十岁，肺气衰，魄离，故言善误；九十岁，肾气焦，四藏经脉空虚；百岁，五藏皆虚，神气皆去，形骸独居而终矣。"①

本段经文，把人生的生长、发育、壮盛以及衰老、死亡等几个阶段，做了详细的叙述：人类出生至十岁，五脏的运作才开始健全，全身的气血已经畅通，经气由下而上逐渐升起，此时经气主要聚集在下肢，所以这个阶段喜欢到处走动。到了二十岁左右，气血开始旺盛，肌肉也开始生长，所以喜欢跑动。三十岁的时期，五脏充分健全，肌肉变得坚固，血脉充满，整体趋向稳重，所以喜欢缓步慢行。到了四十岁，生理开始走下坡，"四十而衰"，所以腠理开始疏松，脸色逐渐失去光泽，头发也开始斑白，此时人的经气平稳充足，故喜欢静静地坐着。五十岁之时，肝气开始衰退，胆汁逐渐减少，视力也就开始减退了。六十岁，心气开始衰退，因此情绪上常常容易产生悲伤或忧愁的现象，气血也显得不流畅，且常有不足的现象，所以喜欢躺卧而懒于活动。到了七十岁，脾气也虚弱了，皮肤更变得枯燥。八十岁之时，肺气也跟着衰退，精神、意识模糊，所以容易说错话。到了九十岁，肾气枯竭，肝、心、脾、肺、肾四脏及经脉也都已经空虚。直至约莫百岁左右，五脏气都已经空虚殆尽了。

《内经》此说，是指一般人生命的演化过程，并非人人如是，而且也非完完全全照着《内经》的剧本进行，更非每个人都有这样的福分可以活到"百岁"，或者一定"百岁"而亡。寿命的长短，有太多的变数。像《淮南子·原道训》就说凡人中寿七十岁，谓七

---

① 河北医学院：《灵枢经校释》，人民卫生出版社1995年版，第41页。

十岁是人的平均寿命，很接近现代医学的讲法。上述话语给我们两个启示：其一，人的生命历程，可以说迟早要走向衰老，甚至于难逃死亡的劫数，这是人力无法抗拒的。其二，我们掌握这一规律，可以按照不同的年龄，运用不同的补养方法，从而可以维护健康，预防早衰。《素问·上古天真论》也说："帝曰：人老而无子者，材力尽耶？将天数然也？岐伯曰：女子七岁，肾气盛，齿更，发长；二七而天癸至，任脉通，太冲脉盛，月事以时下，故有子；三七肾气平均，故真牙生而长极；四七筋骨坚，发长极，身体盛壮；五七阳明脉衰，面始焦，发始堕；六七三阳脉衰于上；面皆焦，发始白；七七任脉虚，太冲脉衰少，天癸竭，地道不通，故形坏而无子也。"①

又："丈夫八岁，肾气实，发长齿更；二八肾气盛，天癸至，精气溢泻，阴阳和，故能有子；三八肾气平均，筋骨劲强，故真牙生而长极；四八筋骨隆盛，肌肉满壮；五八肾气衰，发堕齿槁；六八阳气衰竭于上，面焦，发鬓颁白；七八肝气衰，筋不能动，天癸竭，精少，肾藏衰，形体皆极；八八则齿发去。肾者主水，受五脏六腑之精而藏之，故五藏盛乃能写；今五藏皆衰，筋骨解堕，天癸尽矣，故发鬓白，身体重，行步不正，而无子耳。"②

在此，《内经》举"肾气"的盛衰，表示男女生理现象过程的差异。同时，也透露了"肾""发""齿"的同源器官之间具有互病的特点，即只要其中一个器官有病，则另外一个器官也会相应而病。因此在病理上也"同病相连"，在客观上则提供了从外在的"发""齿"而预测到内脏的"肾"病的理论依据。这是《内经》所蕴含的"内外相应"的原理。非但如此，《内经》还列举人的活动姿态，作为判断"老化"或者"生理衰败"的象征。《素问·脉要精微论》云："夫五藏者，身之强也。头者，精明之府，头倾视深，精神将夺矣；背者，胸中之府，背曲肩随，府将坏矣；腰者，肾之府，转摇不能，

----

① 山东中医学院、河北医学院：《黄帝内经素问校释》，人民卫生出版社 1995 年版，第 172 页。

② 同上书，第 204 页。

肾将惫矣；膝者，筋之府，屈伸不能，行则偻俯，筋将惫矣；骨者，髓之府，不能久立，行则振掉，骨将惫矣。得强则生，失强则死。"①

《内经》从外在的头、背、腰、膝、骨的活动姿态，来判断内部的脑、心、肺、肾、筋、髓等的退化与衰败，更进一步地显示生命体内外相连的密切关系。因此，当五藏的功能失常时，便导致头、背、腰、膝和行动上表现出反常的体态。这也是中医学强调生命体内外平衡和谐的缘故。

人好像一部机器，用久了会旧、会坏、也有报废的一天，养生的目的在于增进健康，延迟老化，增加寿命，并使心情怡悦，以此度过快乐而有意义的人生。故形体衰败是自然的生理现象，不但是难以抗拒，也是无可奈何的事。但是，儒家以"身体发肤，受之父母，不敢毁伤"认为是孝道的根本，故尽量维护形体健康，乃是为人子分内的事。况且，人体也像植物一般，要给它灌溉，补充营养，预防虫害以及不要任意砍伐折损，它们就会长得鲜艳充实，并能延长生命。所以，养生家常用"呼吸吐纳""按摩导引"或针灸的方法来进行养生的活动。例如《扁鹊心书》说："人于无病时，常灸关元、气海、命门、中脘……亦可保百年年寿矣。"② 书中选择这些穴道之主要功用，不但可以驻颜美容，还可以延年益寿，故用"灸法"以进行养生、抗老的活动。

二　保健的益处

在中医的病因学里有陈无择所谓的"三因学说"。前述已论述过"三因学说"分为内因、外因和不内外因等。除此之外，传染病也是致病之因。在甲骨文有"疫年"一词，它说明中国在商代时，就已对传染病有了防范意识。在先秦文献中有关于传染病的记载。像《山海经》就有"疫疾""大疫""御疫"（预防疾病）；《黄帝内经》有"厉""疫""瘵"的记载，在秦代也已有对麻风的隔离制度。传染病

---

① 山东中医学院、河北医学院：《黄帝内经素问校释》，人民卫生出版社1995年版，第32页。

② 窦材：《扁鹊心书》，学苑出版社2010年版，第36页。

因于"疠气",也就是疫厉之气,是具有强烈传染性的病邪。在中医文献中,还有疫气、疫厉、瘟疫、杂气、戾气、毒气、乘戾之气等别名。总而言之,对于传统中医来说,疠气是天地之间的一种不正之气。

"疠气"因其传染迅猛,故与六淫有别,又称为"异气"。明代末年,疫病猖獗,名医吴有性在《瘟疫论》中进行了重新认定:"夫瘟疫之为病,非风非寒,非暑非湿,乃天地间别有一种异气所感。"① 故像"瘟疫"(厉气)这样的传染病,并非属于六淫外因之病。

疠气所导致的疾病,大多容易传染,容易流行,所以被称为"疫厉"或"瘟疫"。"疫"自有传染的意思;在人群之中广为流行的疾病,就被称为"瘟疫"。在古代称以发热为特征的流行性传染病为疫病、疫厉、天行、热病、瘟疫、温疫等。

《诸病源候论》说:"人感乘戾之气而生病,则病气转相染易,乃至灭门,延及外人,故须预服药及为法术以防之。"② 这里多少已推测出传染病的存在,并且认为"乘戾之气"是可用药物预防的。又说:"其病与时气温热等病相类,皆由一岁之内,节气不和,寒暑乖候,或有暴风疾雨,雾露不散,则多疾疫。病无长少,率皆相似,有如鬼厉之气,故云疫厉病。"③ 宋代陈无择《三因极一病证方论·叙疫论》的说法与巢元方类似,他指出:"夫疫病者,四时皆有不正之气,一方之内,长幼患状,率皆相类者,谓之天行是也。……在天行之病,大则流行天下,次则一方一乡,或偏着一家。"④ 这说明"疫厉"传染之迅速而惊人,有操家灭族之虞,可能波及整个国家,甚至于国际社会,如近年来的 SARS 即是。而其成因一则由于气候的特殊变化使然,如非时令的寒、暑、疾风、淫雨、久旱、苦潦、山岚瘴气;一则为环境卫生不良之故,如病死的动物没有掩埋,秽杂之物的处理不善等。

大凡身体虚弱之人,易生疾患。对于传染病更是首当其冲,其他

---

① 吴有性:《瘟疫论》,上海古籍出版社 1991 年版,第 368 页。
② 南京中医学院:《诸病源候论校释》,人民卫生出版社 1980 年版,第 163 页。
③ 同上书,第 182 页。
④ 陈无择:《三因极一病证方论》,中国中医药出版社 2007 年版,第 61 页。

疾病亦然。然而，纵使传染病非常可怕，但是如果能够及早勤于养生，则身体自然强健，抵抗力便旺盛，则"厉气"亦无法侵犯人体。养生对于凶猛的传染病，都有预防的作用，更遑论于其他六淫病邪。

养生的作用是在"调养后天，以补先天之不足"。所以，只要养生有"道"，不但能降低上述传染病罹患的机会，亦能对其他疾病有预防的作用。纵然是先天性的"遗传"，还是有防止"罹病"的可能，人如能少患疾病，就能够使寿命延长。故《素问·上古天真论》云："帝曰：有其年已老而有子者，何也？岐伯曰：此其天寿过度，气脉常通，而肾气有余也。此虽有子，男不过尽八八，女不过尽七七，而天地之精气皆竭矣。帝曰：夫道者，年皆百岁，能有子乎？岐伯曰：夫道者，能却老而全角，身年虽寿，能生子也。"①

所谓"天寿"，是来自先天的禀赋。先天的禀赋好，加上养生有道，使气脉常保畅通，同时肾气也保持充盈的状态，就能够在年老时仍然具有生育能力了。《内经》言保养得当，纵使"年过百岁，亦能生子"似乎太夸张，"百数有子"，女子应不在其中。因为女子如其言"七七任脉虚，太冲脉衰少，天癸竭"，此时已无月经，如何生子？若是男子，只要身体正常，营养充足当然还有生育能力。女子的月经也非很刻板的一定在"七七"四十九岁就要停止，以现代人之营养较好，可以延长。古代就有因为"气血有余"，五十几岁都还有月经，所以还是有生育的能力。所以，现代人当了祖母都还在生小孩的例子，可说是屡见不鲜。因此，女子保养得好，可以延迟更年期的到来。

影响更年期的迟早有两个因素，一个因素是"禀赋不同"，这是先天的；另一个因素是"后天调养"的问题，这是后天的。所以，更年期并没有一定的年纪，《内经》所言"七七天癸竭"是一个大概而已，不必拘泥于数字。但是我们要了解到，所谓的"生育能力"并非单指生殖功能而已，自然界万物，皆起于"生"，经过"衰老"，终于"死亡"。而"生育能力"也是生命机体健康的指标之一，只有

① 山东中医学院、河北医学院：《黄帝内经素问校释》，人民卫生出版社1995年版，第91页。

在脏腑功能健全，饮食合度、肾精充满的状况下，才会有良好的生育力。而身体欲得健康，有赖于后天的调养，故《素问·五常政大论》说："养之和之，静以待时，谨守其气，无使倾移，其形乃彰，生气以长。必养必和，待其来复。"①

此处顺便提一下气与形的密切关系。《内经》把形体健康的首要条件认定为"守气"。人不但要能蓄养元气，也要使之以和。由于气的运化，使饮食变现为"精"，以营养形体，促进形体之维续与健康。故《素问·阴阳应象大论》又云："阳为气，阴为味，味归形，形归气，气归精，精归化，精食气，形食味，化生精，气生形，味伤形，气伤精，精化为气，气伤于味。"②

"气"是无形而属阳，相对于气，就是有形而属阴的"味"。这里的味，即饮食的五味（酸、苦、甘、辛、咸），泛指一切食物。食物能滋养形体，而形体的生成，又赖于气化，由气化的功能，促进精的产生，也就是说精的生成赖于气化。所以说，形的充实有赖于味，因为由气化产生了精，由精的供给而生成形体。然而，如前述饮食过量或不当，反而能使形体受伤，气不调和，也有碍于精的产生。因此，精的形成有赖于气，而气的损伤，也可能由于饮食失调所致。由上可知，味、精、形、气的关系可以联系到人体机能的整体性，它不论哪一部分发生异常变化，都可能引起对全身的影响或病变。因此，平时对各方面的均衡调摄与保养，都是非常重要的。就所谓的"形"来讲，人身之五脏六腑以及肌肉、血脉、筋骨、皮毛等，都属于形。当然也包括"血液"在内。"精"指体内最精微的物质，由饮食的精华变化而来，简单地说，就是营养。那么，"气"究竟如何与它们打交道，而产生如此密切之关系？"精"如何因为"气化"而产生，进而生成了形体？"气"内化在生命体里，实分为好多种"气"。如"先天之气"，来自天地间的大气中，此"气"最为奥妙！人自始赖之以生，又赖之以存。如《周易·序卦传》言："有天地，然后有万物，有万物然后

---

① 山东中医学院、河北医学院：《黄帝内经素问校释》，人民卫生出版社 1995 年版，第 105 页。

② 同上书，第 162 页。

有男女。"① 可见天地并称，都是指外在的自然界，为万物之所资始资生。"先天之气"就是来自自然界的天地间之大气。

由此可知，"营气"行于经脉之中，有着荣养之作用。故"营气"又称为"荣气"，与"卫气"合称"营卫之气"或"荣卫之气"。营气如上所言之"化生精，气生形"的作用。故形体之所以生，乃"气化"之使然也。形体欲得健全，有赖于"气化"的功能发挥正常，而养生保健之作用，即是要达到此一目的，使气血充盈，形体濡润而健康。中医学也谈到类似王充说的"元气""精气""精气学说"等。除此之外，中医讲气并有内在于生命体的"脏腑之气""卫气"和"营气"等，在《内经》与《难经》许多的章节中都有详细记载，可以说吸收了各家"气思想"之大成。不仅如此，《内经》亦深信"气"主导着宇宙间一切事物的变化与发展。《素问·六微旨大论》说："气之升降，天地之更用也。升已而降，降者谓天；降已而升，升者谓地。天地下降，气流于地；地气上升，气腾于天。故高下相召，升降相因，而变作矣。"②

《内经》所言的气之升降与天地更用实沿自《易经》之泰卦的体会而来，前述一直强调《内经》继承老庄的思想，其实在《内经》里，亦发现有很多思想也源自《易经》。《泰》卦，上坤下乾，故能天气下，地气上，阴阳交感万物通。以天地气通，喻万物之情通，所以为泰。《周易·泰象》曰："泰，小往大来，吉亨。则是天地交而万物通也，上下交而其志同也。"③

（一）饮食对养形的益处

人与外界息息沟通，除了呼吸之外，饮食是极为重要的环节。饮食更是"养形"的基本活动，形体莫不借由饮食而能永续生存。《难经·第四十三难》曰："人不食饮，七日而死者何也？然，人胃中，常有留谷二斗，水一斗五升。故平人日再至圊，一行二升半，日中五升，七日五七三斗五升，而水谷尽矣。故平人不食饮七日而死者，水

---

① 孔颖达：《周易正义》，中华书局1987年版，第35页。

② 山东中医学院、河北医学院：《黄帝内经素问校释》，人民卫生出版社1995年版，第52页。

③ 孔颖达：《周易正义》，中华书局1987年版，第256页。

谷津液俱尽，即死矣。"① 在《内经》的《灵枢·绝谷篇》有同样的叙述且更为详尽："黄帝曰：愿闻人之不食七日而死，何也？伯高曰：臣请言其故：胃大一尺五寸，径五寸，长二尺六寸，横屈受水谷三斗五升，其中之谷，长留二斗，水一斗五升而满，上焦泄气，出其精微，慓悍滑疾，下焦下溉诸肠；小肠大二寸半，径八分分之少半，长三丈二尺，受谷二斗四升，水六升三合合之大半，回肠大四寸，径一寸寸之少半，长二丈一尺，受谷一寸，水七升半；广肠大八寸，径二寸寸之大半，长二尺八寸，受谷九升三合八分合之一；肠胃之长凡五丈八尺四寸，受水谷九斗二升一合合之大半，此肠胃所受水谷之数也。平人则不然，胃满则肠虚，肠满则胃虚、更虚、更满，故气得上下。五脏安定，血脉和利，精神乃居，故神者，水谷之精气也；故肠胃之中，当留谷二斗，水一斗五升，故平人日再后，后二升半，一日中五升，七日五七三斗五升，而留水谷尽矣！故平人不食饮七日而死者，水谷、精气、津液皆尽故也。"② 《灵枢·绝谷篇》不但比《难经》更为详尽，他更彰显出在《内经》时代已具有"生理解剖"的概念。然，观今之人也，有绝谷（绝食）逾七日，而不死者多矣，今何以《难经》甚至于《内经》皆言"七日而死"者何也？其所谓"七日"亦以一日二行之量言之，不必拘泥日数也。于此说明饮食对于生命体之重要，不得饮食生命就会结束，纵使精神如何的好，亦难维持于长久！可见，饮食对于养形的重要。

谷、菜、果、畜等，皆能以"气味"补精益气，何以谓之"药"为"毒"乎？盖前者用之以养人，后者处之以治病。养人者食物之类也，治病者药物之类也。然"药"者，何以谓之毒？所谓"毒药"，是指无论任何药物都难免有一定的毒性。这样说，岂不是治病的"药"，通通是"毒"，故"药"用之治病，不得以而用之，无病用之不得也。然，观之今人动辄吃药，已丧失《内经》养生的主旨矣。

所谓"养"，就是说五谷是营养的主要来源。"助""充"就是说水果、菜蔬是辅助一类的食品。这是中国农业社会的传统观念，至于

① 南京中医学校：《难经校释》，人民卫生出版社1979年版，第37页。
② 河北医学院：《灵枢经校释》，人民卫生出版社1995年版，第140页。

西方国家，饭前先吃水果则是他们跟我们不同的习惯。"益"就是说牛、羊、鸡、犬、豕等家畜肉都有补益人体之作用。但谷、肉、果、菜四者，要相互配合应用，才能起到调节补益精气的作用。这是从饮食上"养形"的一个最基本的做法。宋代医家陈直，运用饮食作为调治身体的手段。他把饮食调治置于《养老奉亲书》的篇首，突出食治对养生防病的重要作用。《养老奉亲书·饮食调治第一》说："食者生民之天，活人之本也。"① 可见他强调饮食调理得当，则可以化生气血，濡养五脏，增强抵抗力，有利于健康。

服食起源于战国方士，与行气、房中术同为当时方数三流派。服食是道教养生修炼的重要方术之一，服食，又名服饵。"饵"指一切天然药物和人工药物的方法来健身延年。道家修真炼养的方法，有内修和外养两种，服食养生属于外养。服食术在道教养生文化中占有极为重要的地位。而服食术又分为两种，一为服食天然药物，一为食人造丹药。天然药物多为草木之类，《神农本草经》收药三百六十五种，分为上中下品。上品一百二十五种有不老延年作用的有一百一十五种，中品一百二十种含四十种，下品一百二十种含十种，共一百六十五种。其作用除轻身、益气、不老、延年外，还有不饥、面生光华、媚好如童子、耳目聪明等。近代药理实验证明，所言"成仙""不死"之药，大多具有抗衰延年之作用。

"金丹术"初见于西汉。金丹服食，就是以丹砂、金石药为主。金丹又称大丹、还丹，是由铅、汞、硫、金及多种矿物质制炼而成的"仙药"，在金丹术流行以后，这种服食金丹的养生术，又被称为"外丹"。葛洪在《抱朴子·内篇》云："长生之道，不在祭祀鬼神也，不在导引与屈伸也，升仙之要，在神丹也。"② 可见，当时道教对服食金丹的喜爱。

然而，从历史上服用金丹的实践教训和现代药物学的分析，金丹的化学成分都是金属元素，大量服用会严重危害身体，轻则慢性中毒，累积致死，重则急性中毒，立即丧命。故《颜氏家训》中描绘

① 陈直：《养老奉亲书》，上海科学技术出版社1988年版，第93页。
② 葛洪：《抱朴子内篇校释》，中华书局1980年版，第77页。

当时服食金丹的情形，是"学如牛毛，成如麟角。华山之下，白骨如莽"①。中医临床现在仍使用这类金石药，但都不是大量使用，而且还经过严密的炮制，使用上也都有一定的规范，在安全上亦极为重视。

嵇康在精神修养上受道家影响，在形体养生上更深受道教的影响。故亦宗"服食"之术。嵇康《嵇中散集·卷四答难养生论》说："鸟兽不足报功于五谷，生民不足受德于田畴也。……味之口爽，服之者短祚。岂若流泉甘醴，琼蕊玉英，金丹石菌，紫芝黄精，皆众灵含英，独发奇生，贞香难歇，和气充盈，澡雪五脏，疏撤开明，吮之者体轻。"② 嵇康亦相信食物与药物的养生效果。所谓"性命之理"指人禀受的生命之原理，亦即气性生命所以然之理。嵇康"服药饵"的养形方法不但来自道教的养生术，还具有与传统中医相同的养形观，如《素问·阴阳应象大论》云："形不足者，温之以气，精不足者，补之以味。"③ 也就是运用"服药饵"的方法以促进身体的健康。如其服食中药黄精、苍术堪称上药之品，的确对人体有益。如《本草备要》谓黄精曰："甘平，补中益气，安五脏，益脾胃，润心肺，填精髓，助筋骨。除风湿，下三虫，以其得坤土之精粹，久服不饥。仙家以为芝草之类，服之长生。"④ 故嵇康服黄精、苍术期待长生以成地仙也。古代"服食"亦为养生法，而且是多少人以为圆"神仙梦"的途径。如今"服食"之术，有待于科学、医学的实验，不然恐落入迷信的窘境。道教喜以"服食"作为养生之法，然相对于儒家的孔子而言，服食药物却非常慎重。如《论语》有记载季康子赠药而被孔子婉拒的事："康子馈药，拜而受之，曰：'丘未达，不敢尝。'"⑤ 这也给一些动辄就服药的人们一个很好的教育与警惕。

（二）饮食不节的危害

老子在《道德经》中对于饮食作了原则性的提示："五味令人

---

① 王利器：《颜氏家训集解》，中华书局 2016 年版，第 281 页。
② 嵇康：《嵇中散集》，商务印书馆 1937 年版，第 53 页。
③ 山东中医学院、河北医学院：《黄帝内经素问校释》，人民卫生出版社 1995 年版，第 19 页。
④ 汪昂：《本草备要》，余力等校，中国中医药出版社 1998 年版，第 62 页。
⑤ 杨伯峻：《论语译注》，中华书局 2006 年版，第 273 页。

口爽。""爽"不是指舒服的"爽",而是指"伤害"的意思。所以，饮食不当，不仅不能养生，反而导致伤生。饮食对于肉体来讲，可说是"成也萧何，败也萧何"。但"成"或是"败"，要看饮食是否得当。故《素问·上古天真论》就率先提出"食饮有节"，也就是在饮食的时候要求有规律，定时定量，不过饥过饱，不过冷过热，食物的选择与烹调要合理，不偏食等。《素问·痹论》言饮食自倍，肠胃乃伤。《稽康集·养生论》也说饮食不节、以生百病。《吕氏春秋·本生》也提到在进餐时应当"味不众珍"，只要做到"适味充虚"即可，如老子的"实其腹"的思想一样。古人所谓的"众珍"，也就是现代的高脂肪、高热量之饮食。《内经》更以营养过盛造成各种病症，举了很多实例来警示人。如《素问·生气通天论》的高粱之变，足生大疔。所以，吃得太好，对身体不见得就好。《内经》的饮食观念也合乎现代人讲究的以"清淡"为主，故《素问·生气通天论》云："阴之所生，本在五味；阴之五宫，伤在五味。是故味过于酸，肝气以津，脾气乃绝；味过于咸，大骨气劳，短肌，心气抑；味过于甘，心气喘满，色黑，甚气不衡；味过于苦，脾气不濡，胃气乃厚；味过于辛，筋脉沮弛，精神乃殃。是故谨和五味，骨正筋柔，气血以流，腠理以密，如是则骨气以精。"[1]

此五味太过，以致内伤五脏之气，外而筋、骨、肌肉、气血亦相应而伤。这是《内经》根据五行生克的原理，强调以"清淡"为宜。实践证明，久食肥甘厚味之人并非长寿者，而是容易生湿、生痰、生火，导致糖尿病、高血压、慢性胃肠病、脂肪肝、心脑血管疾病等的人。故《养生四要》："五味稍薄，则能养人，令人神爽，稍厚随其脏腑各有所伤，初伤不觉，久之则成病也。"[2] 可见中医强调淡食为主是有道理的。《道德经》更明白地主张恬淡为上，胜而不美，简言之，即在平淡中去显其无穷的妙味，大凡太过脍炙或重口味的食物均

① 山东中医学院、河北医学院：《黄帝内经素问校释》，人民卫生出版社1995年版，第363页。
② 万全：《养生四要》，上海科学技术出版社2000年版，第182页。

有害于身体健康。最好的佳肴一如人生淡雅的生活，在乎不腻。唯有在淡味中才含藏有无穷之妙味。名医朱震亨认为，淡味意有两点：一是少盐为淡，二是味的厚薄。味有天然及人为的不同。天赋之物，贵在自然清淡，但并不是没有五味区分。若能用这些自然之物加以调和，而有所节制，则不失清淡冲和的性质。五味调和才能长养脏腑，气血充实。所以清淡为主的饮食则更利于增龄益寿。元朝的忽思慧所著的《饮膳正要》中提出四时所宜与五味偏走以作为饮食的宜忌。该书的"四时所宜"对饮食有这样的建议："春三月，此谓发陈，……春气温，宜食麦，以凉之，不可一于温也。禁温饮食及热衣服。夏三月，此谓蕃秀，……夏气热，宜食菽，以寒之，不可一于热也。禁温饮食，饱食，湿地，濡衣服。秋三月，此谓容平，……秋气燥，宜食麻，以润其燥。禁寒饮食，寒衣服。冬三月，此谓闭藏，……冬气寒，宜食黍，以热性治其寒。禁热饮食，温炙衣服。"①

"四时所宜"可以说是参考《内经》的内容并遵循其指导，即"温者凉之，热者寒之，燥者润之，寒者热之"，以作为四时饮食的原则。《饮膳正要》又云："酸涩以收，多食则膀胱不利，为癃闭。苦燥以坚，多食则三焦闭塞，为呕吐。辛味熏蒸，多食则上走于肺，荣卫不时而心洞。咸味涌泄，多食则外注于脉，胃竭，咽燥而渴。甘味弱劣，多食则胃柔缓而虫过，故中满而心闷。"②

中国医籍卷帙浩繁，营养学专著之书未见，而古代之各种"食经"及食疗著述，多已散佚。《饮膳正要》可以说是一本"营养食谱"，若与《内经》对照，有很多地方则取自《内经》的内容，可知，这本"营养学专著"也是一本"食疗"书籍。如"五味偏走"从食物的酸、苦、甘、辛、咸知性味，说明偏食（多食）的坏处，并教导五脏各病，所宜何物、所忌何物。书中所述兼具"食"与"疗"的特色，当可为今之"营养师"与"养生家"所取用。而对于"食疗"最为推崇者，应该是唐代名医孙思邈。孙氏在其所著《千金要方》一书中，特辟《食治》一章，对食疗作用有精辟之论述："安

---

① 忽思慧：《饮膳正要》，上海古籍出版社 2014 年版，第 248 页。
② 同上书，第 95 页。

身之本，必资于食。……食能排邪而安脏腑，悦神爽志以资血气。若能用食平痾释情遣疾者，可谓良工。长年饵老之奇法，极养生之术也，夫为医者，当先洞晓病源，知其所犯，以食治之，食疗不愈，然后命药。"① 可见，孙思邈把"食疗"的优先性摆在"药治"之前。

陶弘景更于《养性延命录》中单设《食戒》一篇，除了具体地提出在春、夏、秋、冬不同季节中的饮食宜忌，即在平时哪些食物不能吃或不能同时吃等，甚至于饮食后的注意事项及卫生观念，都有很多具体论述。很多疾病，都是由于吃得过多，也少运动而起的。故《食戒》中云："人食毕，当行步踟蹰"；②也主张人不要夜食，此又为现代人常吃"宵夜"者戒。而现代医学"少量多餐"的观念，在此即已说过："食欲少而数，不欲顿多。"不但如此，还教导人食后应进行腹部按摩，使人以掌摩腹数百以帮助消化。可见，《养性延命论》中的《食戒》是从日常生活上的细节去注意饮食的调节，而道家与《内经》则着重于原则上的指导。

至于儒家，事实上也很重视饮食的讲究。对于"节食"方面，孔子说："食无求饱。"《论语》意在教人不必强求肥美餍足。孔子对饮食的要求甚多，如在《论语·乡党》中说："食不厌精。脍不厌细。食饐而洁，鱼馁而肉败，不食。色恶不食。臭恶不食。失饪不食。不时不食。割不正不食。不得其酱不食。肉虽多，不使胜食气。唯酒无量，不及乱。沽酒、市脯不食。不撤姜食，不多食。祭于公，不宿肉。祭肉不出三日；出三日，不食之矣。食不语，寝不言。虽疏食菜羹瓜祭，必斋如也。"③

这都是孔子的"饮食守则"，也是日常养生之道。由此也看出孔子对饮食注重"色、香、味"的正常，一有异样即不食用，同时也注意烹饪要合宜及吃的时机要恰当，甚至连切肉的形状都讲究，但不主张多吃肉，适量就好。对于饮酒更不能喝到失态的程度，街上的酒肉恐怕不卫生，亦劝人少买为宜。孔子对饮食的论述无论在卫生、营

---

① 孙思邈：《备急千金要方》，鲁兆麟主校，辽宁科技出版社 1997 年版，第 263 页。

② 陶弘景：《养性延命录》，上海古籍出版社 1990 年版，第 192 页。

③ 杨伯峻：《论语译注》，中华书局 2006 年版，第 81 页。

养以及饮食的时机方面都很注重。至于"不时,不食",意谓非时令的食物,没有营养价值不适合食用。这和《内经》的"食岁谷"有相同的意义。如《素问·六元正纪大论》所指出的:"食岁谷以安其气,食间谷以去其邪。"① 所谓"食岁谷",即指与天时气化相一致的食物,因为得天地之助而气全味正。由此可知,吃要吃当季、当令的食物,而且要定时食用,全身的筋骨百骸自然就很顺畅、健康。食物既能养人,又可伤人,只有定时定量,取我所需,并且注意饮食卫生,"食其时"才能补充足够的营养,使全身得到调理。

三 劳动与运动

《内经》认为人体内部之气应当处于不断运动的状态。若运动迟滞,人就得病,应该采取相关的措施来促进"气"的运动。适宜的劳作运动有助于气血流通,能强壮体质,增进健康。必要的休息睡眠,有助于消除疲劳,能恢复精力,养精蓄锐。故劳与逸均是人体生命活动所必要的。只有劳逸相宜,才能气血充盛,形体壮实,精气充沛,而过劳与过逸均可成为致病因素。

《素问·上古天真论》把"和于术数"作为保健养生的重要内容。"和"即调和,适当运用之义。"术数"是古代人锻炼身体的养生方法,如导引、按蹻、吐纳等。导引,古称"行气",就是反映了促进"气"的运动可以保持健康的观点。如《庄子·刻意》中就提到"吹呴呼吸,吐故纳新,熊经鸟伸,为寿而已矣;此道引之士,养形之人。彭祖寿考者之所好也"② 尽管庄子如此注重养神,然亦不否认导引、吐纳等对养形的益处。而处于《内经》时代的人们,已认识到适当而有规律地锻炼身体,是增强体质、防病抗衰老的重要措施。在此以前民间就有以舞蹈健身驱疾之风流行,如《吕氏春秋·古乐》记载道:"昔陶康之始,阴多滞伏而湛积,水道壅塞,不行其原,民气郁阏而滞者,筋骨瑟缩不达,故作舞已倡导之。"③ 当今有

---

① 山东中医学院、河北医学院:《黄帝内经素问校释》,人民卫生出版社1995年版,第73页。
② 陈鼓应:《庄子今注今译》,商务印书馆2016年版,第163页。
③ 王范之:《吕氏春秋选注》,中华书局1981年版,第236页。

人倡导"心灵舞蹈"不但对于形体有强健之帮助，并能陶冶情志，更可化解身心之僵硬与固执。可见，古今皆认为舞蹈有助于身心健康。

历代医家、养生家在《内经》"合于术数"思想的指导下，倡导和创造了许多便于人们活动锻炼的好方法。如东汉名医华陀所创的"五禽戏"是简单易行的锻炼方法，即模仿虎、鹿、熊、猿、鸟五种动物之动作。华陀勉人"亦以除疾，兼利蹄足，当以导引"。《内经》认为运动之所以能强体，其机理是运动能促使气血流通，顺养精神，强壮筋骨，调节脏腑。《灵枢·脉度篇》说："气之不得无行也，如水之流，如日月之行不休。"① 说明人们在生活和劳动中，因长期拘泥于某种固定的动作，使气血运行不周，利用休息时间进行一些全面活动身体的运动，以达到运动均衡，以使气血流通周身。所以，《吕氏春秋·尽数》说："流水不腐，户枢不蠹，动也。形气亦然。形不动则精不流，精不流则气郁，郁处头则为肿为风，处耳则为挶为聋……"② 这说明了人体不运动一旦造成气的郁滞，则身体就会招致各种各样的病变。反之，则气血循环良好，患病的概率较少。一般人以为每天在工作就是"运动"，其实例行性的工作只能说是"劳动"。人们在计算机之前打字，一坐下就打好几个小时，身体肩膀等部位难免产生僵硬与酸疼，这就是所谓的"劳损"。故《素问·上古天真论》告诫人应使肌体"形劳而不倦"，应"不妄作劳"。所以，运动就是在纠正"劳动"的不均。

既然说运动就是在纠正劳动的不均，那么身体的活动也都不宜过久。过久则伤人身心。如《素问·宣明五气篇》说："五劳所伤：久视伤血，久卧伤气，久坐伤肉，久立伤骨，久行伤筋，是谓五劳所伤。"③ 虽说是"五劳"，其实这包含了"过劳"与"过逸"的范围。久视、久行、久立应该是过劳无疑，但久坐有时是"劳"，有时是"逸"。一般来说，坐卧是休息和消除疲劳的最好方法，特别是睡眠。

① 河北医学院：《灵枢经校释》，人民卫生出版社1995年版，第149页。

② 王范之：《吕氏春秋选注》，中华书局1981年版，第62页。

③ 山东中医学院、河北医学院：《黄帝内经素问校释》，人民卫生出版社1995年版，第93页。

然而，坐卧过久而不事劳动，则是"过逸"。虽然《养性延命论·食戒》也说流水不腐，户枢不朽蠹，以其劳动数故也。但它又说：人欲小劳，但莫至疲，即强所不能堪胜耳。一般情况下，劳作用力后出现一定的疲劳感，经适当的休息即可消除。因此，运动虽然有益健康，但是也要适当地休息。尤其是劳动，更应多做一些调剂身心的休闲，才不会因过度劳累而对身体有不良之后果。"过劳死"是现代人常见的疾病。"过劳"多指长时间的持续劳作，使身心始终处于绷紧、疲惫状态，或承受力所不能的持重、运动等，以致损伤脏腑，阻碍气血而引发疾病。《庄子·刻意》云："形劳而不休则弊，精用而不已则劳，劳则竭。"① 这是"劳力过度"耗伤元气的现象。然而，适当的用心善思并不会致病，反而有利于思维敏捷而延缓衰老至少能够预防"老人痴呆症"。

由上可知，"过劳"不利于养生，"过逸"也是不利于养生的。

四 "牝牡之合"与七损八益

除了"劳力""劳心"过度之外，《内经》亦讲"房劳过度"，如《素问·痿论》所说的入房太甚，宗筋弛纵，发为筋痿及白淫。当人欲望无穷，却又不遂其愿时，易伤其肝。如果房事再不知节制，因肝主筋，又伤宗筋，而"宗筋主束骨，而利机关也"，故有手足无力及白淫等症状，这是因房事过度而伤身的说法。《素问·金匮真言论》云精者，身之本也，肾精与人体的生长、发育、衰老、健康息息相关。《素问·生气通天论》也说因而强力，肾气乃伤，高骨乃坏。人若因房事不知节制而过度耗损肾精，自然多病短寿。再如《景岳全书·虚损》说："有年将未冠，任水方生，保养萌芽，正在此日。而无知孺子，遽姚女精。余见苞萼未成，而蜉蝣旦暮者多矣。"② 可见，《内经》不赞同过于频繁的性生活，而中医学亦反对太过于早婚。

此外，《内经》亦提及其他房事禁忌，如《素问·上古天真论》

---

① 陈鼓应：《庄子今注今译》，商务印书馆 2016 年版，第 29 页。
② 张介宾：《景岳全书》，中国中医药出版社 1994 年版，第 221 页。

说："醉以入房……务快其心，逆于生乐，故半百而衰也。"① 除了房事不知节制，醉后行房也会使人早衰。《素问·腹中论》说：若醉入房中，气竭肝伤，故月事不来。所以，房事的卫生影响所及的不仅是男性而已，至于女性亦应注意。然而，对于婚姻，古代人也未必遵从《内经》教诲，反而比现代人早婚多。至于"房事"问题，本来就没有一定标准，还是看个人需要与体力，不过《内经》给我们一个很好的建议，我们不得不遵从，那就是不要"过度"。《周易·节卦》云："过则凶，节则安、甘、亨。"②

关于《内经》"七损八益"的主张，事实上主要是在"调气养生"。"七损八益"还被有些人认为是古代"房中术"的重要法则，是论述性生活方法与注意事项的一门学问。所谓的"七损"是：一闭、二泄、三渴、四勿、五烦、六绝、七费；所谓的"八益"是：一治气、二治沫、三智（知）时、四畜气、五和沫、六窃（积）气、七寺（持）赢、八定顷。因恐篇幅过于冗长，故不再为"七损八益"的意义作解释。在养生方面，道家亦有被附会于"房中术"领域。《道德经》言未知牝牡之合而朘作，精之至也被引伸为男女交媾问题。葛洪也附会老子的思想，在《抱朴子·微旨》中说："凡服药千种，三牲之养，而不知房中之术，亦无所益也。"③《汉书·艺文志》中说："房中者……乐而有节，则和平寿考；及迷者弗顾，以生疾而损性命。"④ 认识到有节制的性生活可以延年，而放纵色欲，则能患病，乃至丧生。古代提倡"房中术"，实际上是讲男女性交卫生与注意事项，应属于养生的内容。《素女经》说："男女相成，犹天地相生也。天地得交会之道，故无终竟之限。人失交绝之道，故有夭折之渐。"⑤ 这里指出男女的性生活是"天经地义"的事，但要有规律，不可过度，过度则对身心健康有损。故所谓的"劳逸均衡"，除了劳

① 山东中医学院、河北医学院：《黄帝内经素问校释》，人民卫生出版社1995年版，第38页。

② 孔颖达：《周易正义》，中华书局1987年版，第356页。

③ 葛洪：《抱朴子内篇校释》，中华书局1980年版，第205页。

④ 班固：《汉书艺文志》，商务印书馆1955年版，第125页。

⑤ 刘凝：《素女经》，中央编译出版社2008年版，第53页。

作与休息要均衡，适当的性生活也是调节身心的养生之道，但勿使过度，过度则有害于健康。

第三节 《黄帝内经》形神交养说的合流

一 形神交养的意义

《管子·内业》说："凡人之生也，天出其精，地出其形，合此以为人，和乃生，不和不生。"① 认为人自有了生命，便具有形体与精神两大结构，精神与形体有着"一损俱损，一荣俱荣"的关系。内业篇说明了"形体交养"的绝对必要性。《灵枢·平人绝谷》说五脏安定，血脉和利，精神乃居。表明五脏精气充盛，气血和调，则能养心神，安五脏，从而使人精神充沛，心情舒畅，五志和平。《灵枢·天年》观察到百岁，五脏皆虚，神气皆去，形骸独居而终矣。意即死者"形神分离"，生者其"形神相即"于斯明矣！《素问·上古天真论》说形体不敝，精神不散。张介宾又说："形者神之体，神者形之用；无神则形不可活，无形则神无以生。"②

"形神关系"运用于"脏象学说"，有所谓的"形脏"与"神脏"之说。脏象学的五脏，既是五志所藏的"神脏"，又是五精所藏的"形脏"。所谓的"神脏"，即《素问·宣明五气篇》言："心藏神，肺藏魄，脾藏意，肝藏魂，肾藏志，是谓五脏所藏。"③ 说明五脏所藏的"神"的生理活动，发自"精明之府"，故五脏相应地产生"神、魂、意、魄、志"等精神活动，即思维意识活动，以这种活动起因的矛盾变化，产生了"喜、怒、悲（忧）、思、恐（惊）"的"五志"或"七情"。

所谓的"形脏"，如《素问·阴阳别论》说的："心生血、肺生皮毛、脾生肉、肝生筋、肾生骨髓。"④ 说明五脏所生的"形"

---

① 黎翔凤：《管子校注》，中华书局 2004 年版，第 46 页。
② 张介宾：《景岳全书》，中国中医药出版社 1994 年版，第 31 页。
③ 山东中医学院、河北医学院：《黄帝内经素问校释》，人民卫生出版社 1995 年版，第 32 页。
④ 同上书，第 75 页。

的生理活动，相应地产生"气、血、精、津、液"等形体活动，以这种活动为起因的矛盾变化，产生和表现为"汗、涕、涎、泪、唾"的五液。此外，六腑中的胃、小肠、大肠和膀胱，亦称"形脏"，脏象学关于"形神相得"的身心统一观，是脏腑整体生理模式的重要组成部分。人的脏腑功能和生理现象是一个不可分割的整体，没有形体的精神活动都是不存在的。"形脏"与"神脏"的功能活动是息息相关的。《素问·五常政大论》说："根于中者，命曰神机，神机去则机息；根于外者，命曰气立，气止则化绝。"① 说明形神的互相依赖、互相联系和互相为用，是"气"介乎于形神之间的作用机制。如果是"阴平阳秘"，则表现为"精神乃治"；如果是"精气竭绝"，则表现为"形神毁沮"。有诸内必形诸外，反映着现象与本质的一致性。

《内经》的"形神相依论"，其实就是"身心互动论"，生命的现象和生命的活动力都依赖"气"以展现。故丹波元简《杂病广要》指出："人禀天地阴阳之气以生，借血肉以成其形，一气周流于其中以成其神，神形具备，乃为全角。"② 所以，"气"是形神矛盾统一运动的关键，是先天与后天精气化生的生命动力。《素问·玄机原病式》谓形以气充，气耗形病；神依气立，气合神存。《寿世新编》亦谓气衰则神散，神散则形坏。故形神矛盾运动的活动力是自身的"元气"，它是发于神而见于形的。由此可见，生命体的健康并不单是注重形体的机能健全，还要使精神愉悦，身心要保持在健康正常的最佳状态，这样才能形与神合，得其天年而去。

"形"是指肉体、行为动作，"神"也可指为精神、情绪。论形神交养，在《素问·上古天真论》最为透彻："夫上古之圣人之教下也，皆谓之虚邪贼风，避之有时，恬淡虚无，真气从之，精神内守，病安从来。是以志闲而少欲，心安而不惧，形劳而不倦，气从以顺，各从其欲，皆得所愿。……是以嗜欲不能劳其目，淫邪不能惑其心，

---

① 山东中医学院、河北医学院：《黄帝内经素问校释》，人民卫生出版社 1995 年版，第 132 页。

② ［日］丹波元简：《杂病广要》，中医古籍出版社 2002 年版，第 621 页。

愚智贤不肖，不惧于物，故合于道。所以能年皆度百岁，而动作不衰者，以其德全不危也。"①

所谓的"形神交养"，首先就是要避免四季中乘虚而入的病邪伤害人体健康，尤其是风邪。因为"风为百病之长"，各种病邪都可与风邪相合，共同侵犯人体。但是《素问·评热病论》有云邪之所凑，其气必虚。人体之所以会被外邪所侵袭，必定是其人的正气先有虚弱的现象，而后才会生病。因此保持健康的良善体质，更是对抗疾病的重要环节。其次，精神方面要保持清静少欲及淡泊的态度，这样的心境就能时常保持如道家所说的"纯真自然"，不受外物的干扰，也不会为七情所伤了。如此，则六淫"风、寒、暑、湿、燥、火"无法伤其形，七情"喜、怒、忧、思、悲、恐、惊"也不能伤其志，自然能怡然自在了。所以，一个人不仅要维持身体的健康，更应注意精神及情绪的健康，过度的欲望与长期的忧虑紧张，都会使人体失去和谐，降低抵抗疾病的能力，紊乱身体的免疫及内分泌系统，身心健康因而受损。所以，少欲、淡泊、纯真、自然会保持情绪的稳定和谐，使形神无伤、形神相合，才是养生长寿的不二法门。

《淮南子》认为养生"贵在养神"，但始终也不忽略养形的重要性，所以，《淮南子》的养生方法也和《内经》一样主张"形神交养"。但《淮南子》的"形神交养"在"形"与"神"之间，还有一个"气"，三者一起构成人类的生命体，形、气、神三者都要处于适宜的地位，人才有旺盛的生命力。而"气"可充形、又可从神，我们可认定"气"作用在形神之中，"气"是构成形神之中的成分。如此，《淮南子》的"生命结构"才从三元论"正名"为"二元论"。这样形与神在生命体中，才能够因"气"的成全与冲和，形成相辅又相依的二元结构。形体为生命寄存和显示机能的物质场所，气为产生生命能力的基础，神为生命的主宰，控制人体活动的中枢，人的生命二元结构因为有了"气"，才能让生命得以永续经营。没有它人就没有"生气盎然"的"神气"。形体若无"气"以充，则血衰肉

① 山东中医学院、河北医学院：《黄帝内经素问校释》，人民卫生出版社1995年版，第215页。

薄，形将衰败。但比较起来，神为"生之制"，可说最为重要。所以，"形气神"三者之关系密切，如人之"生死存亡"。《淮南子·原道训》谓："今人之所以眭然能视，惑然能听，形体能抗，而百节可屈伸，察能分白黑、视丑美，而知能别同异明是非者，何也？气为之充，而神为之使也。"① 可见生命体的活动是形、神、气三者共同发挥作用的结果，其中神起着支配作用，神可以驾驭在形之上。

然而，如以"形、气、神"来理解《淮南子》的养生之道，似乎让人误解为《淮南子》是讲"生命三元论"，而与"形、神"一体的二元论相违背。观魏人嵇康《养生论》云形神相亲，表里俱济；故养生家均视神形紧抱为生命的理想状态。又《饮膳正要》云："……善摄生，薄滋味，省思虑，节嗜欲，戒喜怒，惜元气，简言语，轻得失，破忧阻，除妄想。远好恶，收视听，勤内固，不劳神，不劳形，神形既安，病患何由而致也。"② 故《饮善正要》除了教导饮食的宜忌与卫生外，亦注重精神调摄的重要性，所以，它也是主张"形神交养"的养生方法。从以上诸家论述，皆站在"形神二元论""形神相倚"的观点而主张"形神交养"的养生之道。

二 生命的二元结构论

人的自然生命是阴阳气化而成者，此阴阳二气根源于一气，一气也必然要表现为或阴或阳，显示了此一宇宙的生成变化是互补、相乘的，人的生命结构也具体反映此二元相乘对立互补的形态。《淮南子》对人之自然生命的结构也是依循这种思维去理解的。《淮南子》的生命结构论，在某些场合看似"形、气、神"的三元论，如在《原道训》就说："夫形者，生之舍也。气者，生之充也；神者，生之制也。一失位，则二者伤矣。是故圣人使（人）各处其位，守其职，而不相干也。故夫形者非其所安而处之则废，气不当其所充而用之则泄，神非其所宜而行之则昧。此三者，不可不慎守也。"③ 但并

① 刘安：《淮南子》，中华书局 2014 年版，第 42 页。
② 忽思慧：《饮膳正要》，上海古籍出版社 2014 年版，第 208 页。
③ 刘安：《淮南子》，中华书局 2014 年版，第 157 页。

不因此而认定，《淮南子》是三元论的立场。反倒是一针见血地揭开了其二元论的真实面目。《淮南子》的"形、气、神"，形气是一边，心、性、神、精又是一边，简而言之，就是形神二元论。并举《淮南子》多处言论，以证明其形神二元论的立场。如《精神训》的形有摩而神未尝化、《本经训》的静而体德与动而理通。尽管内容大同小异，但无不都两两对举。这体现了《淮南子》在"生命结构"二元论的立场，同时，形与神的对立互补、二元相乘之形态也一览无遗。

《淮南子》的"形、气、神"就是这样被人误解为三元论，然而，若详加解读实是二元论。因为，形神都是"气"，他之所以介入形神之中，并非形、神之外还有一个"气"，而是形、神都具有气的成分，故谓之"形气""神气"，而且形神都是借气展现出它们的生命力。生命本是一气之所现，生命的现象和生命的活动力虽然是气，且生命现象必含生命的活动，如果把生命现象说是形与神的结合，而勉强把生命力独立表达而称为气，这也无可厚非，它依然是形神二元论的基本主张，只是别扭一点而已。这和《内经》的气概念是非常吻合的。如《圣济总录·神仙导引上》说：人之五脏六腑，百骸九窍，皆一气之所通。气流则形和，气滞则形病。因此，"气"在生命体之中的角色，可以扮成在形神各自中的一部分，那么气就是物质性的气；而形、神借气以展现生命力，此时气就可以说是功能性的气。气虽是在生命体中具有双重性质，但还是无法与形、神等形成三足鼎立的局面。胡适先生认为，气可分为两种：一种是血气之气，近于形体；一种是气志之气，稍近于精神，但不是精神。由此更进一步说明，气不太容易和形、神鼎足为三以呈现人的生命观，理由是神是气、形也是气。

由"生命二元论"的启示我们得知，形神可以交互影响，形神也要同时调养。而无论是《淮南子》或者是《内经》都主张养形、养神的同时还要养气，就是孟子也主张养浩然正气。"气"有形而上的气，也有内化在生命体的形而下之气。一个是属于精神性的，一个是属于物质性的。所以，气也可从神，也可从形。没有气，也就没有办法形充神足，身体便无法健康了。

三 心身互动论

人类在面对广大的物性环境对象而投入其中之时，当然会有"同为一体"的感受，此一感受开始时是以"心"为主体而对环境之"物"加以包容。然而当物性之力逐渐加强时，生命内容会受影响而逐渐"物化"，于是"心"与"物"的关系发生变化；反而是生命融入于气化之中而为一体，因而产生"同构型"。此时所谓的"天人合一"重点也将由"心"而逐渐向"物"的方向转换。而基于生命与天地气化的融入感，"身"与"形"等有关身体思维的观念也逐渐取代原来的"心"而成为生命内容的新思维主轴的时代背景。

《庄子》在《内篇》中所谓"养生"，展现出来的是一个"乘物以游心"的生命境界。"心"能乘"物"，则此"心"可以不与"物"相摩而"游乎天地之一气"，"心"与"物"只是一种"同步运作"的功能，似乎尚未意识到"心与物同质"的观念，这是内篇和外杂篇在养生问题上最值得注意的不同。而外杂篇之所以开出"养形""尊身"及"重生"的观念，正是由于当时先秦"阴阳气化"的思想已经发展至"主观生命"与"客观天地"的"同构型"思维。

上述思维把"心"与"物"的关系变化衍生为"同构型"，而"身"与"形"相对于"心"即是所谓的"物"。"心"与"物"是"同质"的，那与"身心平行论"的想法是非常迥异的。因为"身心平行论"认为心灵和身体有本质不同。事实上，"气化宇宙论"认为生命因为气化而产生，故才有"生命融入于气化之中"的可能。《内经》谓此为"气交"。"神"与"形"是生命体的两大结构，故心与物是"同质"；"身"与"心"应是"互动"而不是"平行"。《内经》将"心"的层次置于"身""形"之上，故《内经》并不认为"心"与"身"是"平行"的，只承认它们的"互动性"。故《素问·灵兰秘典论》云："心者，君主之官也，神明出焉。肺者，相傅之官，治节出焉。肝者，将军之官，谋虑出焉。胆者，中正之官，决断出焉。膻中者，臣使之官，喜乐出焉。脾胃者，仓廪之官，五味出焉。大肠者，传道之官，变化出焉。小肠者，受盛之官，化物出焉。肾者，作强之官，伎巧出焉。三焦者，决渎之官，水道出焉。膀胱者，州都之官，津液藏焉，气化则能出矣。"①

由此，我们知人体十二藏相互为用，而以"心脏"的地位最为重要，就像一国的国君，主宰全身的生命活动。其他脏腑亦各司其职。如果君主（心）贤明则群下安定，依照这个原理保养身体，就可以长寿而且不易发生病害。"殁世不殆"是源于《老子》的"殁身不殆"的讲法。《内经》也把人体比喻一个国家，心脏是一国的君主，而肺脏如同协助君主的宰相，肝好比作将军，胆为中正之官……如此，又一次印证了古代"治身如治国"的养生思想。同时，把"心"至于最高层次，身体各个部位都是他的臣子，是在执行"心"的命令。"心"有所指挥，其他的器官或肢体才会有动作。所以，《内经》由"心""身"的"层次"高低而证明"心"与"身"不是同质，也不是平行。

心理现象和生理现象是两个完全互相关联的活动系列；可以以两座保持相同时间的钟作模拟。对平行论来说，人想举起手臂的心理活动就立即伴随着手臂举起的生理活动，但并不一定需要解释为直接的因果关系。平行论通常和 17 世纪德国哲学家、科学家、数学家莱布尼兹联系在一起，他强调心身之间完美的相互作用，是最初由造物主按先定的调和所保证的。心身平行论受到批评的理由是：既然身心存在相互的联系，却又认为不必要解释为因果关系，这和现代科学所承认的经验过程是相抵触的。现代科学倡导，当两组现象的相关系数接近于 1 时，就推论它们之间存在相互联系的协同因素。不过平行论的论证，与其说有赖于统计理论，不如说有赖于否定身心相互作用的可能性论断。然而，欲探讨"心身问题"，首先对"心"的含义要清楚。其实，《内经》关于"心"的解释，非指一般狭窄而"器质性"的心，它包含着"精神"与"心理"的层面，甚至是大脑的思考能力。

《内经》中阐述精神能影响形体，形体亦能影响精神，故知精神

① 山东中医学院、河北医学院：《黄帝内经素问校释》，人民卫生出版社 1995 年版，第 527 页。

（心）与形体（身）是两个不同的"实体"。但在关系上它们不是平行的，而是"互动"的，这可能是因为《内经》是从一个哲学与医学的角度出发而论的。在《内经》的养生思想中，无论是心理与生理都要符合健康的要求，故在修养上务必达到"形体交养"的境界。《素问·宣明五气》有所谓"五神藏"的理论，如"心藏神，肺藏魄，肝藏魂，脾藏意，肾藏志"。即说明了"五神"与"五脏"之间的密切关系，尤其强调了"形"与"神"之间的作用与反作用的病理关系。

由于七情致病发乎人体之内，而人体内部又以五脏六腑为主，可见情志活动又是以五脏精气作为物质基础的。与六淫致病发乎外，入乎内的特征相反，七情致病则发乎内，表于外。故《素问·阴阳应象大论》云："怒伤肝，喜伤心，思伤脾，忧伤肺，恐伤肾。"① 当然，在"心身互动"的思维之下，不同的情志刺激对人体的各脏腑都会产生不同程度的影响。所谓"摇"，就是受到牵扯后产生疾病。而所谓的"外形于肢体"，就是由于内脏病发使人外表发生病态之状，如遇事恼怒，肝阳暴涨，可使人体发生眩晕、昏厥之状，或者昏仆不语，半身不遂，口眼㖞斜等。

然而，七情发病虽是人体内因所致，但仍可为外因所感。因为人之情志作为一种精神现象，本来就是客观世界作用于人体，特别是五官的一种反应。所以，作为"内伤七情"的"发乎内表于外"的发病途径与"六淫致病"的"发乎外入乎内"的状况，正好互为补充，并构成《内经》病因学的主干与"心身互动"观点的明证。

四　形体影响精神

形体的不适会引起精神上与情绪上不良的反应。在《内经》中多有记载。如人体的"气机"有余不足，也会影响情绪与精神的亢奋或低落。如中气充足，则易怒；中气不足，虽怒不威。《素问·病能论》说："阳气者，因暴折而难决，故善怒也；病名曰阳厥。"② 这是

---

① 山东中医学院、河北医学院：《黄帝内经素问校释》，人民卫生出版社1995年版，第115页。

② 同上书，第146页。

气血不顺畅导致的生理性善怒。在中医来讲，肝主怒，怒伤肝，不知节制的话，会导致恶性循环。精神疾病，我们一般都认为一定是心理因素，但是在临床上可以发现很多疾病是因肉体上的不适所造成的。

此为五脏病虚实证所引发的精神与情绪的症状。虚与实是精神或神经亢奋和低落的对照。悲恐都是属于比较低落和下沉的情绪，而喜怒则为亢奋、强暴的情绪，分属一虚一实，所治有别。又《素问·调经论》言："神有余则笑不休，神不足则悲。"① 盖"神"者，心之所藏也。心在声为笑，在志为喜，故实则笑不休。肺在志为悲，在声为哭，故心气衰不能胜肺，则不足而悲。上述意义是大致一样的。此所谓的"有余不足"，乃指功能上之强弱而言，非指"精神"而言。此"神"为心之所藏，若肝者藏魂，脾藏意，肺藏魄，肾藏精与志，此五脏之所藏，即谓之"五脏神"。而这里的"神"同样不是指"精神"，乃指五脏所表现之功能。而神、魂、魄、意、志五者皆统称谓之"神"，因为五脏安定，则能表现出正常之功能，故皆谓之"神"。然而，五脏功能之过度表现，则谓之"劳"，"劳"则精神散，而情绪乱。

再如"经络气血阻滞"也会引起精神与情绪方面的疾病，此时应用"活血化瘀"的药物来治疗这种疾病，才是正确的方法。《素问·调经论》说："血并于阴，气并于阳，故为惊狂；血并于阳，气并于阴，乃为炅中；血并于上，气并于下，心烦惋，善怒；血并于下，气并于上，乱而善忘。"② 又《伤寒杂病论·太阳中篇》云："太阳病不解，热结膀胱，其人如狂，血自下，下者愈，其外不解者，尚未可攻，当先解外，外解已，但少腹急结者，热与瘀血，下蓄膀胱，桃核承气汤主之。"③ 以上皆由气血的瘀滞，造成情绪的失调与心神的不安，适当地疏导气血使之通畅，不但生理上的疾病可以痊愈，而且心理上的不安与烦躁都可获得解决。

就如阳病、阴病的不同，也有不同的情志反应。《素问·宣明五

---

① 山东中医学院、河北医学院：《黄帝内经素问校释》，人民卫生出版社1995年版，第182页。

② 同上书，第215页。

③ 张仲景：《伤寒论》，中国医药科技出版社2016年版，第231页。

气篇》说："五邪所乱，邪入于阳则狂，邪入于阴则痹；搏阳则巅疾，搏阴则为瘖；阳入阴则静，阴出阳则怒。"① 而阴阳之盛衰，对于人之精神状态则有更大影响，如《灵枢·行针篇》说："多阳者多喜，多阴者多怒。"至于经脉的毛病，也会使精神状况有反常甚至离谱的表现。如《素问·阳明脉解篇》说："足阳明之脉病，恶人与火，闻木音则惕然而惊，钟鼓不为动。……病甚则弃衣而走，登高而歌，或至不食数日，踰垣上屋，所上之处皆非其素所能也。足阳明者，胃也。足阳明脉病，即足阳明胃经脉之病也。胃者，土也。故闻木音而惊者，土恶木也。钟鼓不为动者，钟鼓属金，金乃土之子。阳明主肉，其脉多气多血，邪克则热，热甚故恶火也。此依五行制化原理而言。再者，胃病所以登高而歌，弃衣而走，妄言而骂者，皆以其邪之盛也。邪盛故热盛，热盛则阳盛，阳盛故症如是。"②

　　事实上，精神疾病在中医诊治里本来就分阳证与阴证，且都是阴阳之盛也，《难经·五十九难》说："狂之始发，少卧而不饥，自高贤，自辩智，自贵倨也，妄笑，好歌乐，妄行不休是也；癫病始发，意不乐，直视僵仆；其脉三部阴阳俱盛是也。"③ 由此可知，阳盛、阴盛分别在精神疾病上造成阳证的狂疾以及阴证的癫疾。所以，生理上的疾病与人体阴阳的不平衡，对个人的精神会产生相当大的负面影响。

　　就连做梦的内容，不仅是"日有所思，夜有所梦"，身体的违和，阴阳偏盛，也会影响梦中的剧情。如《素问·脉要精微论》则以阴阳的亢盛来论述睡梦的内容：是知阴盛则梦涉大水恐惧，阳盛则梦大火燔灼，阴阳俱盛则梦相杀毁伤。上盛则梦飞，下盛则梦堕。甚饱则梦予，甚饥则梦取。肝气盛则梦怒，肺气盛则梦哭。短虫多则梦聚众，长虫多则梦相击毁伤。盖做梦为人精神活动之一环，而人体阴阳之偏盛，而有如是之不同梦境。

　　还有五脏虚弱也会引起各种不同的情绪表现。故《素问·宣明五气篇》说："五精所并：精气并于心则喜，并于肺则悲，并于肝则忧，

---

① 山东中医学院、河北医学院：《黄帝内经素问校释》，人民卫生出版社 1995 年版，第 46 页。
② 同上书，第 81 页。
③ 南京中医学校：《难经校释》，人民卫生出版社 1979 年版，第 242 页。

并于脾则畏，并于肾则恐，是谓五并，虚而相并者也。"① 精气之所以并于五脏，乃因五脏之虚也。诚如《素问·阴阳应象大论》所言的肝在志为怒，心在志为喜，脾在志为思，肺在志为忧，肾在志为恐。

《内经》对于不当服药也相当重视，如果吃错药，亦有可能造成精神的损害。《素问·腹中论》说："热中消中，不可服膏粱、芳草、石药，石药发癫，芳草发狂，……二者相异，恐内伤脾。"② 说明人们有时容易发怒与不高兴，皆由肝肾所引起，而为肝肾病重要证候之一。《素问·调经论》云："百病皆生于五藏也。夫心藏神，肺藏气，肝藏血，脾藏肉，肾藏志，而此成形。志意通，内连骨髓，而成身形五藏。五藏之道，皆出于经隧，以行血气，血气不和，百病乃变化而生。"③ 这也是由于五脏有病与阴阳失调而造成精神情绪的不安。

由上可知，形体上的疾病也会影响精神与心理的安定。所以，健康的身体是使心理与精神舒适的必要条件。

五　精神影响形体

中国医学在很早以前就认识到，疾病的产生与心理活动有着密切的关联。中国最早的经典医学著作——《内经》就有关于"形神合一"的学说，认为人是生理与心理的统合体，所以，不但形体影响着精神，同时，精神亦会影响形体。两者交互影响，甚至于有"恶性循环"之不可收拾的状况。

那是身心健康的一个关键。情绪良好的人对于精神来讲必定神采奕奕；对于形体来讲也必然是体力充沛。所以，精神影响形体，首先就是受情绪的过极引起。在中医称"七情内伤"。那什么是"情绪良好"呢？就是要"中和"，不要过极。故《中庸》说喜、怒、哀、乐之未发，谓之中；发而皆中节，谓之和。《淮南子·精神训》也说人大怒破阴，大喜坠肠；大忧内崩，大怖生狂。《淮南子》对于喜、怒、忧等情绪，也有相当程度的要求，勿使过度，深怕过度后对身体

---

① 山东中医学院、河北医学院：《黄帝内经素问校释》，人民卫生出版社 1995 年版，第 53 页。
② 同上书，第 120 页。
③ 同上书，第 203 页。

造成负面的影响。而早在《内经》时代就记载了数十种情志病症。唐代医家王冰在《内经》基础上增载为五十二种情志病症。后世医家不断地加以探索发挥，致情志病遍布内、外、妇、儿、眼、口、鼻、咽、喉等科，极大地丰富了情志病的内容与范围。如《灵枢·百病始生》指出：喜怒不节，则伤藏，藏伤则病起。这是由不良的情绪造成内脏器官的伤害。在中医学里属于标准的"七情内伤"，《灵枢·口问》说悲哀忧愁则心动，心动则五脏六腑皆摇。《内经》强调情志所伤则"心"首当其冲，所谓"悲哀忧愁则心动，心动则五脏六腑皆摇"。即是突出在情志病变中的地位。此与《灵枢·邪客篇》所谓的"心者，五脏六腑之大主也"这一重要的生理功能有着极为密切的关系。故"心动"则五脏六腑皆动摇。动摇者，不安之谓也。

《素问·举痛论》说："怒则气上，喜则气缓，悲则气消，恐则气下，寒则气收，惊则气乱，思则气结。"① 其认为外因刺激诱发情志病变，首先扰乱五脏气机，导致气机逆乱，发生病变。七情发病与郁症关系非常密切，在情绪不快时，往往导致"气机郁滞"发病，而在气机郁滞时，亦易扰乱五脏，导致五神不宁，发生情志病变，故陈无择说郁不离七情。又如疝气病人，愈大喜大笑，气失固护，使小肠下降至阴囊后难以回纳腹腔，形成嵌顿疝等危候。七情危害所导致的危候还很多。如癫狂病症，遇大怒刺激，致肝气升发过极化火扰心，亦促使癫狂复发或加重，甚至病深难愈。又《灵枢·癫狂》也说："狂者多食，善见鬼神，善笑不发于外者，得之有大喜。"② 所以，"喜""怒"的情绪都可以激发精神疾病的病情，也都可以表现在精神疾病的症候上。对于精神疾病来讲，情绪与精神是互为因果，且是恶性循环。

《灵枢·邪气》说："若有所大怒，气上而不下，积于胁下则伤肝。"③ 肝配于五季之春，主升发。大怒则肝气升发太过，积于胸中而不下，故伤肝。《素问·举痛论》进一步说："怒则气逆，甚则呕

① 山东中医学院、河北医学院：《黄帝内经素问校释》，人民卫生出版社1995年版，第31页。
② 河北医学院：《灵枢经校释》，人民卫生出版社1995年版，第142页。
③ 同上书，第252页。

血及飧泄，故气上矣。"①《黄帝内经》强调的大怒则形气绝所引起的
肝气上逆，致使肝脏不能贮藏调节血液，血气失调，可引起吐血，甚
而气血并走于上，则会出现昏厥的症状。又如心悸、眩晕、中风痼
疾，在剧烈的情绪刺激下，亦导致《素问·生气通天论》所说的大
怒则形气绝以及《素问·痿论》所说的悲哀太盛则胞络绝等卒死证
候。例如，有中风先兆者，脾气原本就已不好，若加以刺激，使其发
怒，致使肝阳上亢，极有可能引发中风而昏厥。所以，七情不但可导
致疾病的发生，还可以使旧病加重。

"惊"与"恐"在《内经》来讲，看似两种情绪的反应，事实上
可合而为一。"恐"是在有知觉的情况下，对发生的情境产生恐惧；
"惊"是人体对外界突发的或意想不到的事件骤至而产生的情志变
化。但两者为同一属性的情绪。中医的"五志"惊恐只以"恐"为
代表。"恐"对于生命体，不但造成心里的不安，同时也会引起肉体
的疾病。如《灵枢·本神篇》云："恐则精却，却则上焦闭，闭则气
还，还则下焦胀，故气不安。"② 这里是指"恐惧"的情绪，伤人之
"精气"，危害到生理的健康以及心理的不安。中医常讲"精、气、
神"，"精、气"能被情绪所伤，而所谓的情绪"伤神"，在中医也有
很多相关的论述。心理活动的"志"（情绪）和"意"（思想），其
源泉也出自"神"。若神有所伤，也可由其志意的异常活动表现出
来。因为"神"属于"心"的藏象，故由"喜、悲"的情绪，最能
看出神之有余不足。

此外，情绪失调亦伤人"魂魄"。而"魂魄"者是何物也？《素
问·宣明立气篇》说："肺者，气之体，魄之处也。肝者，罢极之
本，魂之居也。"③ 由以上可知，中医认为魂魄寄藏于肝、肺。然而
以上的解释太抽象，进一步阐释：魂、魄是推理所得，属于神的两种
能力。其不借由形体得以发挥功能，如情绪、思想叫作魂。即所谓

---

① 山东中医学院、河北医学院：《黄帝内经素问校释》，人民卫生出版社 1995 年版，
第 80 页。

② 河北医学院：《灵枢经校释》，人民卫生出版社 1995 年版，第 142 页。

③ 山东中医学院、河北医学院：《黄帝内经素问校释》，人民卫生出版社 1995 年版，
第 93 页。

"随神往来谓之魂"。至于需要借由身体以发生作用，如各种生理机能的，叫作魄。故曰："并精出入者，谓之魄。"然而，情绪如何伤人魂魄？所伤者何脏腑也？喜、怒等情绪原是有机体对于外在刺激所表现亲拒反应的性质，是属于正常的。但若情绪反应超过一定的限度也会引起身心病态。临床所见，暴怒每每使人交感神经功能亢奋，心跳加快，血压升高，从而诱发脑出血、脑梗塞、心肌梗塞、心绞痛等疾病的发作或加重。由以上论述可知，喜、怒等情绪之伤人魂、魄，亦即伤人肝、肺等脏腑器官。

妇女病情大多由于"内因"所造成。《医宗金鉴·妇科心法·调经门》云："妇人从人不专主，病多忧忿郁伤情，血之行止与顺逆，皆由一气率而成。"① 故妇人经病因于七情者居多。或如师尼室寡之人，由于受到道德礼教的约束，更容易由于郁闷不舒，而导致"经闭"者，尤甚于常人。《医宗金鉴·妇科心法·调经门》又云："师尼室寡异乎治，不与寻常妇女同，诊其脉弦出寸口，知其心志不遂情。调经若不先识此，错杂病状岂能明，和肝理脾开郁气，清心随证可收功。"② 又《素问·阴阳别论》云："二阳之病发心脾，有不得隐曲，女子不月，其传为风消，其传为息贲者，死不治。"③ 所以精神抑郁能引起消化不良，进而使女子月经失调，或风消或息贲，甚至发生死亡，从此又令人体会到恬淡虚无、真气从之与精神内守、病安从来的正确性。

不仅如此，中医亦注重孕妇的情绪，深怕由于孕妇的"恐惧"造成胎儿的不安。就连生产时也极注意安静，避免吵闹喧哗，引起产妇及初生儿的惊吓。因而，《内经》把小孩的一些疾病归咎于其在母腹时，由于其母受到惊吓所致。《内经》以为胎儿"在母腹中时，其母有所大惊，气上而不下，精气并居，故令子发为癫疾"。由此而说明小孩之癫疾有其先天性的因素，而因于孕妇受惊恐所致。《淮南子》亦认为，七情六欲足以害性，七情过极也会影响身心的不适，故其

① 吴谦：《医宗金鉴》，辽宁科学技术出版社1997年版，第25页。
② 同上书，第634页。
③ 山东中医学院、河北医学院：《黄帝内经素问校释》，人民卫生出版社1995年版，第328页。

《原道训》说："夫喜怒者，道之邪也，忧愁者，德之失也，好憎者，心之过也，嗜欲者，性之累也，人大怒破阴，大喜坠阳，薄气发瘖，惊怖发狂，忧悲多恚，病乃成积，好憎繁多，祸乃相随，故心不忧乐，德之至也，通而不变，静之至也，嗜欲不载，虚之至也，无所好憎，平之至也，不与物散，粹之至也，能此五者，则通于神明，通于神明者，得其内者也。"①

《淮南子》不但教人要节制欲念，甚至要求人之情绪，亦应有所节制。可见，情绪过极或失衡是身心疾病的媒介。人可因情绪失衡引发疾病或使病情加剧。但也可以因为身体上的疾病引发过极的情绪。生活环境亦然，大自然如四时更迭，气候一时无法适应，或"非其时而有其气"的"不正之气（异气）"或生活周遭的人和事物，皆可引发人过极或恶劣的情绪。此时，无论是生理上的或是精神上的疾病都可能产生。

综上可知，七情致病与六淫致病往往有密切的联系。当人体情绪低落，心境不良时，很容易感受六淫时邪发病；当人体感受六淫时邪后，很容易导致七情内伤加重病情；又七情亦可与六淫时邪同时发病为患。故陈无择说："内外兼并，淫情交错"即指此而言。所以，情绪影响生理"肉体"的健康，而身体的健康是维持良好情绪的必要条件。所以，人要学会适应大自然，也要对周遭的人和事物所引起的一些不愉快的情绪做最好的心理调适。同时，无论是生理、心理都要维持最佳的健康状况，这样我们才能和情绪"和平相处"。

六 养生的观念与功夫

饮食、运动（包括舞蹈、五禽戏等健身操）以及呼吸吐纳的"调气"功夫等都是具体的养形方法，并强调饮食有节、劳逸均衡，始能有效地供养形体，促进体格的强健。因前述对于养形的方法已叙述很多，故下文只针对精神调养进行论述。

《内经》对于养神的方法，其重点在强调守住"精气"与节制欲

① 刘安：《淮南子》，中华书局2014年版，第321页。

念。而对付欲念的方法，必须要有如道家"知足常乐"之观念，以及"致虚守静"的修养功夫，兹分述如下。

（一）知足常乐

《黄帝四经·道法》说："生有害：曰欲；曰不足。"① 人拥有生命就拥有烦恼，烦恼的起源在于有所欲求。更甚的是，欲求有所得后还不知足。反之，"寡欲"就能"知足"。能够"知足"就可以"常乐"。"常乐"则精神爽、焦虑除，烦恼不生。烦恼不生，则诸病不患。因此，欲念的伤害最先让人受损的是"心神的耗弱"，这是危害身心最大的致命伤。

老子对付欲念的方法，是采取"铲断源头"的政策，也就是把足以引起欲念的"起心动念"一开始就给它断除，不让名位、财货以及一切足以扰乱心神的欲念等变成伤神害生的祸首。故《道德经》说："不尚贤，使民不争；不贵难得之货，使民不为盗；不见可欲，使民心不乱。"② 然而，世人之有欲望，这是人类的"本能"。通常会因为受到外界环境的刺激所引起的感应就产生欲念。老子就看透了这一点，所以在《道德经》说："吾所以有大患者，为吾有身；及吾无身，吾有何患？"③因为有此血肉之躯：百骸、九窍、五脏、六府，对外接触；在内反应，而有饥、寒、病、苦、死、生之大患。

心是恶源，形为罪薮；一切烦恼，由此而起。《道德经》曾曰是故甚爱必大费，多藏必厚亡。这是老子言有"欲"的实际情况及祸害。"甚爱""多藏"都是人的"自私"的表现，此种欲望的发展，必至贪得无厌。由此观之，人类因为有"身"，就有"我执"。所以才有"私"、有"欲"，对待一切事物常站在"我"的立场去维护"我的"，甚至想争取一切名利、财货变成"我所有"。欲望太多，不但有伤身心，甚且有父、子、兄、弟、君、臣之间互相亏害的地步；这正是老子所说的"大罪""大祸"。

所以《淮南子》师承老子的思想，在《精神训》亦说养性之具

---

① 《黄帝四经》，余明光校注，岳麓书社2006年版，第79页。
② 陈鼓应：《老子今注今译》，商务印书馆2003年版，第213页。
③ 同上书，第246页。

不加厚，而增之以重任之忧。就是勉人要"知足"，因为太多的欲求却增加了负担沉重的忧愁，在《淮南子》看来是不必要的。所以，能顺应所处的环境，并安于所处的地位，不做分外的奢求而乐于自己的工作岗位，这便是"知足常乐"的写照。

声色和滋味是生理官能的欲望，若沉溺于声色、滋味感官欲望的享受，则感官在无节制之下，身体功能必然疲惫不堪，日益亏损而多病短命，故需要耳目去声色、绝滋味。嵇康在《嵇中散集·卷三养生论》说："世人不察，惟五谷是见，声色是耽，目惑玄黄，耳务淫哇，滋味煎其府藏；醴醪鬻其肠胃，香芳腐其骨髓……其自用甚者，饮食不节以生百病，好色不倦以致乏绝，风寒所灾，百毒所伤，中道夭于众难，世皆知笑悼，谓之不善持生也。"[1] 五谷、声色、滋味、香芳皆是世之所欲，然而，这些欲求如果漫无节制，就会损害身体的健康。嵇康肯定适当的生理欲求，但是反对生理本能的放纵和过度滥用。嵇康对声色和滋味的欲望，强调用"去"和"绝"的方法，即对感官活动的节制。嵇康的思想本来受道家的影响，所以他对欲念的节制是继承老子所说的"五色令人目盲，五音令人耳聋，五味令人口爽"看法，进一步解释感官欲望对人的害处。这些追求感官的欲望不仅伤害身体，更伤害人之心性。故嵇康《嵇中散集·卷四答难养生论》又说："然后神以默醇，体以和成，去累除害，与彼更生，所谓不见可欲，使心不乱者也。纵令滋味常染于口，声色已开于心，则可以至理遣之，多算胜之。声色和滋味造成心理的扰乱。"[2] 说明"去声色"和"绝滋味"的养形方法，不仅对形体的健康有相当的帮助，对精神的修养也有调节作用，从而能实现形与神相互平衡的养生效果。

（二）致虚守静

老子主张"致虚极，守静笃"。《第十六章》"致虚"与"守静"是修心养神的功夫。所谓"致虚"是"虚其心"，也就是虚掉心中的执着。而心中之所以有执着，乃是欲念的盘缠所致。"守静"是守住人本好静的本性。《淮南子·原道训》："人生而静，天之性也。"[3]

---

① 嵇康：《嵇中散集》，商务印书馆 1937 年版，第 93 页。
② 同上书，第 105 页。
③ 刘安：《淮南子》，中华书局 2014 年版，第 217 页。

《淮南子》认为人的心性，本来就是安定清静的，是人的嗜好欲望把它扰乱的，如同本来清澈的水，被泥土搅和而致污浊。如此精神即被遮蔽，而欲使精神清明，就要让它恢复清静的本性，所以，《淮南子·原道训》说故圣人不以人滑天，不以欲乱情。在对治欲念之时，《淮南子》则提出了"虚""静"的方法，亦即以"空虚寂寞"和"清静无为"去对付欲望诱惑，纵使权势财力、音乐女色也无法迷乱人心，纵使能言善辩的人也说不动他，美好的东西也无法使他产生非分之想，智巧也打动不了他，勇猛的人也无法让他心生恐惧。这和老子的"致虚极，守静笃"的观点是一致的。

在养神层面，道家可谓是这方面的"大内高手"，许多养生家就是根据道家"清静无为""清虚自守"的思想，相继提出清静养神的方法，当然节欲是这些主张与方法的基础。如《老子指归》说："游心于虚静，节志于微妙，委虑于无欲，归计于无为，故能达生延命，与道为久。"①《列子》说："闲心劳形，养生之方也。"② 由以上论述所得到的启示：基本的欲求，如渴、饥、性等是无法舍弃不要的，完全灭绝既无必要，也办不到。只要满足这些基本的"生理需求"，就无须过分贪求，便能使心清而神静，减少欲念的产生，身心因之而安泰。

（三）《黄帝内经》的情志调摄

中国医学在很早以前就认识到，疾病的产生与心理活动有着密切的关联。中国最早的经典医学著作《内经》就有关于"形神合一"的学说，认为人是生理与心理的统合体，指出"喜怒不节，则伤藏，藏伤则病起"。中医理论也提出过"喜、怒、忧、思、悲、恐、惊"七情在疾病发生中的作用，并进一步指出"怒伤肝""喜伤心""思伤脾""悲伤肺""恐伤肾"论点，阐述了"身心合一"和"阴阳五行平衡"的观念，与现代心身医学不谋而合。人体的疾病大致可分为躯体疾病、神经官能症和心身疾病三大类，疾病都与心理因素的影响有密切关系。故"身心医学"从注重身体心理和社会的良性循环来讲，首先要从"情绪"的调节着手，在中医亦然。

---

① 严遵：《老子指归》，王德有点校，中华书局1994年版，第34页。
② 列御寇：《列子》，张湛注，中华书局1985年版，第119页。

"七情"与"六淫"一样，首先与阴阳五行观中的五行相配伍，即怒配木、喜配火、思配土、悲配金、恐配水。七情参与五脏之情感，有喜伤心、怒伤肝、思伤脾、悲伤肺、恐伤肾，如果这些情感没有过度，就不会发生疾病。若将此五种感情，以脾的"思"为中心来考察，则思考之后，心喜与肝怒的感情，都属于阳性，表示发扬；肺的悲与肾的恐都属于阴性而沉退。若以行动来看，则喜与怒为实行，忧与恐为退避。疾病的原因，通常是上述感情的过度所造成，在中医称之为"内伤"，其严重性有时超越外因六邪所造成的伤害。

《内经》有关这些情志与疾病相互影响的论述在很多地方都出现过。而七情为了模拟五行，《内经》把它们分成"五志"。"五志"即上述之怒、喜、思、悲、恐。"五志"过度即伤人之形体。《内经》调摄情志皆是运用阴阳平衡与五行生克的原理而进行。所以，根据这个原理，中医对于不良的情绪有一套很完整的医治方法。《黄帝内经》曾云：悲胜怒、思胜恐。即善怒者，应令之悲伤；喜之过极者，应令之恐惧；愁思忧虑过甚者，应激怒之，以"怒"的波涛激其神思，使归于平静单纯；悲哀太甚者，应令之喜悦，以喜悦冲淡悲哀之情；恐惧者，应令之作理性的思考，方不至于"杯弓蛇影""草木皆兵"。如此，可以无须汤药，不用针灸，随时随地"迎而夺之""随而济之"，可以戏剧化、艺术化、哲学化地灵活运用，治疗于无形之中，而臻于至妙至善之境。

然而，"七情"是五种情志（情绪），为了配合五行、五脏以进行调摄。即从喜、怒、悲、思、恐来做配伍。然而七情中的另外两种情志"忧"和"恐"不就没有"行"可配？更谈不上去伤人五脏，不就也没有需要调摄的问题？事实上，"忧"和"恐"是根据其特性相应归入"金"和"水"行。如《素问·宣明五气篇》说："忧者，愁虑也，情之迫。悲者，哀苦也，情之惨。然悲极则忧，悲忧同情，故皆为肺志。"① 根据五行配五脏，五脏中的肺脏配金，所以"悲"和"忧"为同一特性。所谓"恐"与"惊"的特性也是同理。"惊"

---

① 山东中医学院、河北医学院：《黄帝内经素问校释》，人民卫生出版社1995年版，第52页。

是心理上先无准备，突然受到外界的刺激而感到惊骇、恐惧；"恐"是未受突发性的惊吓，而内心自感恐惧，所以，"惊"与"恐"情感相似，可以相合，于是同归于"水行"。于是，"七情"遂变为"五志"，以应五脏、五行。能调和"五志"即是情绪的"五行平衡"，则五脏因之通利，身心安泰矣。

由以上可知，中医与《黄帝内经》的"情志调摄"目的在求其达到情绪的"中和"与"和谐"。这可说是"精神养护"或"精神养生"的一种。但由于身心是互动的，精神与形体也是互相影响，故做好精神上的调节与养护，形体也跟着健康无病。《黄帝内经》的"情志调摄"，不能视为只是"养神"的功夫，它还兼具"养形"的效果。而人能够抱着"知足"的态度，并能节制欲念，使心灵达于"虚静"的境界，如此，情绪平和、安详，身心因此获得充分的解放而逍遥。这是"形神交养"在养生上所欲追求的理想目标。

第四节 《黄帝内经》的养生文化原则

《吕氏春秋·尽数》曾对长寿下定义说："长也者，非短而续之也，毕其数也。"[①] 因此，所谓的"养生"，并不是增加自己的寿命，而是使人能享尽应有的天年。人的寿限究竟有多长？《素问·上古天真论》说："上古之人，其知道者……能形与神俱，而尽终其天年，度百岁乃去。"[②]

一 保养五脏，避免早衰

（一）五脏与寿夭

尽管一般人应享的"天年"在百岁左右，但如上说，能真正"终其天年，度百岁乃去"的人却少之又少，造成这种结果的原因很多，就先天的条件而言，《内经》认为，一个人的寿夭可以从"立形

① 王范之：《吕氏春秋选注》，中华书局 1981 年版，第 125 页。
② 山东中医学院、河北医学院：《黄帝内经素问校释》，人民卫生出版社 1995 年版，第 41 页。

定气"得知,《灵枢·寿夭刚柔》说:"黄帝问于伯高曰:余闻形有缓急,有盛衰,骨有大小,肉有坚脆,皮有厚薄,其以立寿夭奈何?伯高答曰:形与气相任则寿,不相任则夭;皮与肉相果则寿,不相果则夭;血经络胜形则寿,不胜形则夭。黄帝曰:何谓形之缓急?伯高答曰:形充而皮肤缓者寿,形充而皮肤急者夭;形充而脉坚大者顺也,形充而脉小以弱者气衰,衰则危矣;若形充而颧不起者骨小,骨小而夭矣;形充而大肉,䐃坚而有分者肉坚,肉坚则寿矣;形充而大肉,无分理不坚者肉脆,肉脆则夭矣。此夭之生命,所以立形定气而视寿夭者。"①

在《灵枢·天年》中,黄帝曾以"人之寿夭各不同,或夭寿,或卒死,或病久"来请教岐伯,岐伯说:"五藏坚固,血脉和调,肌肉解利,皮肤致密,营卫之行,不失其常,呼吸微徐,气以度行,六府化谷,津液布扬,各如其常,故能长久……其五藏皆不坚……中寿而尽也"②。五脏的情形和人的寿夭则血脉和调,气血充足;"脾主肌""肺主皮",脾、肺脏健康,则肌肉、皮肤致密,外邪难以入侵;"肺行营卫阳",肺脏健康,则营、卫二气运行正常,能负起输送养分和抵御外邪的工作;"肾藏精",肾脏健康,能储藏食物所化生的养分,如此则精气充足。所以,五脏健康情形良好的人,自然身体强壮,得以长寿。

在《灵枢·本藏》中岐伯说:"心坚,则藏安守固;心脆,则苦病消瘅热中……肺坚,则不病咳上;肺脆,则苦病消瘅易伤……肝坚,则藏安难伤,肝脆,则善病消瘅易伤。脾坚,则藏安难伤;脾脆,则善病消瘅易伤……肾坚,则藏安难伤;肾脆,则苦病消瘅易伤。"③ 因此,人之所以有"独尽天寿,而无邪僻之病,百年不衰;虽犯风雨卒寒大暑,犹有弗能害也;有其不离屏蔽室内,无怵惕之恐,然犹不免于病"的差别,正是《灵枢·本藏》所说:五藏皆坚者,无病;五藏皆脆者,不离于病的缘故。所以,五脏的坚、脆来自

① 河北医学院:《灵枢经校释》,人民卫生出版社 1995 年版,第 70 页。
② 同上书,第 312 页。
③ 同上书,第 243 页。

先天禀赋，同时也决定了人的寿夭。

另外，五脏的坚脆如何得知？《灵枢·官能》："五藏六府，亦有所藏……得其位，合于明堂。"① 所谓"明堂"，原指"王者南面以朝诸侯，布政令之所"，以人来说，是指面、鼻的部位。《内经》认为，五脏的强弱可以从脸部的情况来观察，《灵枢·五阅五使》说："黄帝曰：五色之见于明堂，以观五藏之就，左右高下，各有形乎？岐伯曰：藏府之在中也，各以次舍，左右上下，各如其度也。"② 说明脏腑在身体中的位置，相应于脸部左右、上下的部位，《灵枢·五色》进一步作出了解释："雷公问于黄帝曰：五色独决于明堂乎？小子未知其所谓也。黄帝曰：明。雷公曰：五官之辨堂者，鼻也；阙者，眉间也；庭者，颜也。奈何？黄帝曰：明堂骨高以起，平以直，五藏次于中央，六府挟其两侧，首面上于阙庭，王宫在于下极。"③

依据《黄帝内经》内外相应、上下相候、左右相配的整体观来看，五脏（除了肾）在内，六腑在外；其位置以鼻子（明堂）为基准。首先，肺位于额头（庭）与眉毛（阙）之间，像其位于五脏之上；沿着鼻子往下，依其于体内位置的高低，依次是心、肝、脾，六腑的位置则在鼻子两侧，即同篇所说：阙中者，肺也；下极者，心也；直下者，肝也；肝左者，胆也；下者，脾也；方上者，胃也；中央者，大肠也；挟大肠者，肾也……面王以上者，小肠也；面王以下者，膀胱处（子宫）也。关于肾，张志聪说："肾为水藏，故挟大肠而位于藩蔽之外，应地居中而海水之在外也。"这是相对于脾为土，相应为地而言。古人认为，中国位居世界的中央，外有大海围绕，上有天，君王则居其中统治万民，如搭配人体的五脏，是肺在上，应天；脾在下，应地；心在中，为人身之主，应君王；肾为大海，位于脾之旁，相当于脸颊的部分。

依上所说，由脸部的情形来断定人的寿夭就有所依据，《灵枢·五阅五使》说："黄帝问于岐伯曰：余闻刺有五官五阅，以观五气。

---

① 河北医学院：《灵枢经校释》，人民卫生出版社 1995 年版，第 57 页。
② 同上书，第 91 页。
③ 同上书，第 162 页。

五气者，五藏之使也，五时之副也，愿闻其五使当安出？岐伯曰：五官者，五藏之阅也……脉出于气口，色见于明堂，五色更出，以应五时。"①

通过观察五官，可得知五脏的情形；五之气，其色见于明堂，因此说："五官为五脏之外阅，而五色尤验于明堂。"《灵枢·五阅五使》："五官已辨，阙庭必张，乃立明堂，明堂广大，蕃蔽见外，方壁高基，引垂居外，五色乃治，平博广大，寿中百岁……五官不辨，阙庭不张，小其明堂，蕃蔽不见，又埤其墙，墙下无基，垂角去外。如是者，虽平常殆，况加疾哉？"② 关于"蕃""蔽"，《灵枢·五色》说：蕃者，颊侧也；蔽者，耳门也。其间欲方大，去之十步，皆见于外，如是者寿，必中百岁。以脸部来说，"方壁"指耳的四周方正，"高基"则指下颚的骨骼宽厚。"蕃""蔽""壁""基"平正宽厚，再加上五官气色正常，其位置明显开豁，十步之外清楚可见的人，表示五官的禀赋良好，当然也就长寿。

人脸部的情形正好反映体内五脏、六腑的强、弱。因此，"道隧以长，基脑高以方……骨高肉满"的人，表示五脏强健，故能百岁而终；反之，"使道不长，空外以张，喘息暴疾；又卑基脑薄，脉少血，其肉不石"的人，其五脏柔弱。假使再不善加保养，引起外邪交侵，则不免早夭，如《灵枢·寿夭刚柔》说："黄帝曰：余闻寿夭，无以度之？伯高答曰：墙基卑，高不及其地者，不满三十而死。其有因加疾者，不及二十而死也。"③

（二）五脏与衰老

先天的寿夭条件既然无法改变，如何预防衰老就成了十分重要的课题。前述变动观的探讨已言，对于内在生命之变，要居安思危，避免早衰；人之所以衰老，又与五藏的变化有关，《灵枢·天年》曾对人由生到死，体内五藏盛衰变化的情形加以描述："生十岁，五藏始定，血就已通，其气在下，故好走；二十，血气始盛，肌肉方长，故

---

① 河北医学院：《灵枢经校释》，人民卫生出版社 1995 年版，第 21 页。
② 同上书，第 59 页。
③ 同上书，第 103 页。

好趋；三十岁，五藏大定，肌肉坚固，血脉盛满，故好步，四十，五藏、六府、十二经脉，皆大盛以平定，腠理始疏，荣华颓落，发颇斑白，平盛不摇，故好坐。"① 人在三十岁之前，属于成长阶段，其气在下，故好走、好趋、好步，"趋"疾于"走"，"步"却缓于"趋"，已略有气衰之征，四十岁时好"坐"，倦态已见。因此，《素问·阴阳应象大论》说："年四十，而阴气自半也，起居衰矣……故曰知之则强，不知则老……智者察同，愚者察异；愚者不足，智者有余。有余则耳目聪明，身体轻强。老者复壮，壮者益治。"②

人到了四十岁，五脏六腑皆已盛极，如不善加保养，血气、肌肉开始由盛转衰。因此，在衰老的过程中，四十岁可说是一个关键的年龄。《礼记·曲礼》说："三十曰壮，四十曰强"，③ 相应于上述"四十岁……皆大盛以平定"的去，此处的"自半"，不应视为体内之气仅剩一半，而是提醒我们：智者应防患于未然，在五脏尚未出现衰老的特征时，就善加保养，如此虽过四十岁，依然可以身强体壮，精气有余；愚者常后知后觉，总是在五脏出现衰老信息后，才想要养生，却为时已晚，因其不可逆性，往后的情形当然是精气日衰，每况愈下。

《灵枢·天年》接着说："五十岁，肝气始衰，肝叶始薄，胆汁始灭，目始不明；六十岁，心气始衰，善忧悲，血就懈惰，故好卧；七十岁，脾气虚，皮肤枯；八十岁，肺气衰，魄离，故言善误；九十岁，肾气焦，四藏经脉空虚；百岁，五藏皆虚，神气皆去，形骸独居而终矣。"④ 五十岁以后为老，除了脏气的不足，人的感官、言行、情绪都深受影响。若以"平盛不摇"的四十岁作为分界，前半部是壮盛期，五脏随着人体的发育，不断增强、满盛，直到成熟；后半部为衰老期，往后每隔十年，五脏依肝、心、脾、肺、肾的顺序依次衰败。但我们要问的是，为何从"肝"开始衰败？历来学者甚少关注

---

① 河北医学院：《灵枢经校释》，人民卫生出版社1995年版，第363页。
② 山东中医学院、河北医学院：《黄帝内经素问校释》，人民卫生出版社1995年版，第629页。
③ 朱元弼：《礼记通注》，中华书局1985年版，第40页。
④ 河北医学院：《灵枢经校释》，人民卫生出版社1995年版，第451页。

到这个问题，马莳也未能清楚说明其原因。肝"易于耗损"如何理解？《灵枢·师传》说："肝者，主为将，使之候外。"① 肝乃将军之官，具有抵御外侮的职责。在人体中，肝正好负责人体解毒、排毒的功能，其负担之重不在话下；若再以肝与肺作比较：肝应春，"主动，损耗最大，衰退也最早"；肺应秋，"主收，耗损相对为小，故衰老较迟"，肝脏的早衰，正是其易于耗损之故。自此之后，五脏则依五行相生，即木、火、土、金、水的次序衰老。

《黄帝内经》用了极大的篇幅介绍男、女"生、长、壮、老"等不同阶段的情形。如前述，天地因"互藏阴阳"才能交流而有变化，在天人一体的体系下，人也是如此。《灵枢·根结》说：阴道偶，阳道奇，女子有阳数七为阴中有阳；男子有数八，为阳中有阴，故能生变。同时也突出了"肾"的地位，为什么特别重视"肾"呢？此乃篇中黄帝的设问使然，询问的主题既为人体的生殖能力，也就以传统医家认为司职生殖能力之"肾气"的衰亡，作为对应的上限。

因此，《灵枢》的"天年"有百岁之多，《素问》所言却仅止于"四十九""六十四"岁。关于"肾"，《素问·六节藏象论》说："肾者主蛰，封藏之本，精之处也。"② 此"蛰"的含义有二：《说文解字》说："蛰，藏也。藏者，善也，善必自隐……凡虫之伏为蛰。"③ 相较于阳腑之"泻而不藏"，肾脏为"阴中之蛰"，以"藏"为基本特性，故《素问·上古天真论》说肾者主水，受五藏六腑之精而藏之。可知"肾"的主要功能就是藏精。

"蛰"虽然有虫、兽冬季潜伏不出之意，但一等到"惊蛰"时节，阳气初发，万物则又开始活跃、繁衍。因此，以蛰喻肾，暗指其蕴含强大生机，凡繁衍生殖、生长发育，莫不赖肾脏作用。《素问·金匮真言论》说："夫精者，身之本也。"④ 前面已言，食物经过五脏六腑的作用后，所产生的精气最后都收藏在肾脏中；肾脏有了精气的

---

① 河北医学院：《灵枢经校释》，人民卫生出版社1995年版，第492页。
② 同上书，第63页。
③ 山东中医学院、河北医学院：《黄帝内经素问校释》，人民卫生出版社1995年版，第221页。
④ 同上书，第542页。

供养，得以不断地充实、旺盛，同时也促进了生理的发育。所以，到了青春期，男、女皆因肾气盛，而有梦遗和月经等代表生育能力成熟的性征。

在成熟期，人的肾气充足，故筋骨强健、毛发润泽、身体盛壮；由中年步入老年之后，肾气逐渐衰弱，就出现筋骨不便、齿摇发白等衰老特征。可见"肾"的强、弱与人生命活动的情形息息相关。

二　以适为度，有所节制

（一）过用与致病

避免衰老的方法除了上述的"保养五脏"之外，前述章节的"平衡观"亦加以探讨，可知凡事"太过"或"不及"，同样会使人体失去"和"的状态而生病早衰。虽然打破这种平衡有"太过"和"不及"两种情形，但是《素问·六元正纪大论》"太过者暴，不及者徐，暴者为病甚，徐者为病持"[①]。"太过"致病所造成的伤害，显然远大于"不及"致病；而如何避免生病，正是养生所追求的另一方向。因此，当此特点表现在养生上时，就是提醒我们；凡事过度，都会造成不好的影响。《吕氏春秋·本生》说："世之富贵者，其于声、色、滋味也多惑者，日夜求，幸而得之则遁焉。遁焉，性恶得不伤？……出则以车，入则以辇，务以自佚，命之曰招蹶之机，肥肉厚酒，务以自，命之为烂肠之食；靡曼皓齿，郑、卫之音，务以自乐，命之为伐性之斧。"[②]

"遁"即流连陷溺其中，无法自拔之酽。万物对于人，"莫不为利，莫不为害"，声、色原本可以调剂身心，滋味则有养人之功；一旦沉溺其中，需求过度，反而成为致病之源。因此，善于养生的人无不尽力去其害，《吕氏春秋·尽数》："毕数之务，在乎去害。何谓去害？大甘、大酸、大苦、大辛、大咸，五者充形则害生也；大喜、大怒、大忧、大恐、大哀，五者接神则害生也；大寒、大热、大燥、大

[①]　山东中医学院、河北医学院：《黄帝内经素问校释》，人民卫生出版社 1995 年版，第 371 页。

[②]　王范之：《吕氏春秋选注》，中华书局 1981 年版，第 213 页。

湿、大风、大霖、大雾，七者动精则害生也。故凡养生，莫若知本，知本则疾无由至矣。"①

口味嗜欲太过，会伤形；情绪起伏过大，必伤神；气候变动过烈，人体来不及适应，则伤精。形、神、精为人之本，伤此三者，必危害生命，能从这些地方去调养身体，不使生病，才是养生的根本之道。这种不知节制而生病的情形，最常发生在君王身上，君王因为生活优渥，过度纵欲的结果，往往体弱多病，其器官因过度使用而丧失了应有的功能。这样的人，纵使本有彭祖之寿也无法长生，《庄子·天地》说："失性有五：一曰五色乱目，使目不明；二曰五声乱耳，使耳不聪；三曰五臭熏鼻，困瘙中颡；四曰五味浊口，使口厉爽；五曰趣舍滑心，使性飞扬。此五者，皆生之害也。"② 当人的耳、目、鼻、口、心贪求所好与失其本性时，都会对健康造成伤害。

人的寿命如瓶中之酒，是有限的，若不能好好珍惜，就如同喝酒一样，人越多，酒越快喝完。无穷的欲望若不停地戕害生命，人当然不免半百而衰，中道而夭。这种"过用致病"的观念同样见于《黄帝内经》，主要表现在以下方面。

在房事层面，《素问·痿论》："思想无穷，所愿不得，意淫于外，入房太甚，宗筋弛纵，发为筋痿，及为白淫。"③ 强调人如果房事太甚，索求无度，一味"竭其精""耗散其真"，就会产生疾病。于情绪层面，《灵枢·本神》说："怵惕思虑者则伤神，神伤则恐惧流淫而不止；因悲哀而动中者，竭绝而失生，喜乐者，神惮散而不藏；愁忧者，就闭塞而不行；盛怒者，迷惑而不治，恐惧者，神荡惮而不收。"④ 可看出情绪一旦失常、过度，同样会使人体失衡而生病。在饮食层面，饮食能滋养形体，为人体所必需，《黄帝内经》对饮食的看法是"食饮有节"，饮食如果过度而不知节制，则会伤身。在居处层面，日常的行为也是如此，指出凡事只要过度，就会依其性质的

① 王范之：《吕氏春秋选注》，中华书局1981年版，第235页。
② 陈鼓应：《庄子今注今译》，商务印书馆2016年版，第42页。
③ 山东中医学院、河北医学院：《黄帝内经素问校释》，人民卫生出版社1995年版，第531页。
④ 河北医学院：《灵枢经校释》，人民卫生出版社1995年版，第106页。

不同，对身体的某个部位造成伤害。《素问·经脉别论》对此提出"生病起于过用"的结论："故饮食饱甚，汗出于胃；惊而夺精，汗出于心；持重远行，汗出于肾；疾走恐惧，汗出于肝；摇体劳苦，汗出于脾。故春、秋、冬、夏，四时阴阳，生病起于过用，此为常也。"①

"汗"从何而来？人体吸收食物后产生的精气，内藏于五脏之中，汗即此精气所化。今饮食过饱、形体劳甚、情绪过当，此"忧患、饮食之失节，起居之过度"皆伤害人之精气，故五脏之精气外泄为汗，其病因正是"过用"之故。此"过用"之说，王冰曾论述曰："不适其性，而强云为，过则病生，此其常理。五藏受气，盖有常分，因而过耗，是以病生。"②马莳亦曰："其有病皆起于过用，如饮食饱甚等义，人之所常犯者也。"③从人体平衡观的探讨可知，原本人对于体内、外的变化具有自我调适的能力，其目的在于保持本身"平人不病"的状态；一旦此变化超过限度（即"过用"），导致人体失去平衡而无法适应时，则会使人生病。人可以"小劳"，不可使之"大疲"，凡事"不休""不已"则不免伤身。过用的原因通常来自人无穷的欲望。

由上可知，饮食与情欲的过度放纵，是人体精气耗损，导致失衡、生病的主因。能知所节制，不情纵欲恣的人，才能保后天之精（即饮食所产生之精气）而获寿，凡事"妄作妄为，务以勉强"的人，因伤后天之精，则不免早夭。

（二）适欲与全生

《吕氏春秋·情欲》曾曰："天生人而使有贪，（贪）有欲，欲有情，情有节。圣人修节以止欲，故不过行其情也。故耳之欲五声，欲之五色，口欲之五味，情也。此三者，贵、贱、愚、智、贤、不肖欲之若一，虽神农、黄帝其与桀、纣同。圣人之所以异者，得其情也。

---

① 山东中医学院、河北医学院：《黄帝内经素问校释》，人民卫生出版社1995年版，第327页。
② 王冰：《黄帝内经素问》，广西科学技术出版社2016年版，第214页。
③ 马莳：《黄帝内经素问注证发微》，田代华校，人民卫生出版社1998年版，第279页。

由贵生动则得其情矣，不由贵生动则失其情矣。此二者，死生存亡之本也。"①

五者，圣王之所以养性也，非好俭而恶费也，这种凡事求其"适"的看法，亦见于《管子》，《内业》说："食莫若无饱，思莫若勿致，节适之齐，彼将自至……凡食之道，太充，伤而形不臧；大摄，骨枯而血冱。充摄之间，此谓和成。"② 不论是求"适"，或是求"和"，均有避免过度极端的意味，《内业》等篇的作者所要诠释或表达的，似乎不仅止于《老子》的去甚、去奢、去泰，去甚、去奢、去泰之余，作者似乎有意揭示另一论题，这个论题和《礼记·中庸》里"中和"一类概念十分近似，应该是战国晚期以迄秦汉间，融合性思想的共同特征。作者显然不以老子的俭、啬为满足，正面提出了"和"的问题，有意辟出一条避免两极化的中间路线，作为新的理想和标准。《内经》同样有这种以"适"或"和"为理想与标准的见解，如《灵枢·师传》的饮食衣服，亦欲适寒温，以免伤身；衣服需配合季节替换。《论语·乡党》说的当暑袗绤，使"寒无凄怆，暑无出汗"，以维持体温的正常。

《内经》所谓"德"相契于《庄子》所言"哀乐不易施乎前""无以好恶内伤其身"，颇类于道家主张涤除好恶、哀乐、恚嗔、惊惧、嗜欲，而后得以朗现的恬淡虚静……有德者既是"哀乐不易施乎前""知其不可奈何而安之若命"的人，自然也就能排除由心乱引起的疾病，一如《素问》所言的人有德也，则气于目。有德之人之所以长寿，正是因为其心"恬淡虚无"，能避免由心乱所引发的疾病。《庄子·刻意》说："平易恬淡，则忧患不能入，邪气不能袭，故其德全而神不亏……虚无恬淡，乃合天德。故曰：悲乐者，德之邪；喜怒者，道之过；好恶者，德之失。故心不忧乐，德之至也；一而不变，静之至也；无所于忤，虚之至也；不与物交，淡之至也；无所于逆，粹之至也。"③

① 王范之：《吕氏春秋选注》，中华书局1981年版，第7页。
② 黎翔凤：《管子校注》，中华书局2004年版，第146页。
③ 陈鼓应：《庄子今注今译》，商务印书馆2016年版，第292页。

1. 年龄与性别

古代养生思想十分重视"因人制宜"的原则,本着这个原则,依据个人不同的体质差异,在养生方法上作相应的调整是必要的,这在《内经》称为"别异比类",即通过同中求异,异中求同的分析、比较,希望对于人体各种不同的情况,都能加以正确掌握。《灵枢·五变》说:"黄帝曰:一时遇风,同时得病,其病各异,愿闻其故。少俞曰:善乎哉问!请论以比匠人。……秋霜疾风,则刚脆之木,根而叶落。凡此五者,各有所伤,于人乎!"① 岐伯以"木"为喻,认为:同一棵树木,因其向阳面、背阳面的差异,树皮就有坚、脆的不同;相较之下,枝节处则更显坚硬,甚至连斧头也无法伤害它。既然在同一棵树木之中,已有部位"坚脆"、树皮"厚薄"、树汁"多少"的不同,不同种类的树,其差异更大。因此,每种树皆因其特性的不同,损伤、枯萎于不同的气候。人的情形也是如此,因其"地域"的不同,产生了不同的体质,同一"地域"中又可分成"男、女"两种性别;同一"性别"之中,随着年龄的增加,身体状况又有"少、壮、老"的变化。

在《灵枢·天年》中,《内经》曾以十年为一个周期,将人一生的形貌特征、感官功能、言行情绪等变化加以详细描述,《灵枢·卫气失常》又将之约略分为"小、少、壮、老"四个阶段。它说:"人年五十以上为老,二十以上为壮,十八以上为少,六岁以上为小。"② 依据原文,此处关于"少"的说法,因为只有两年,其说似乎有误。此说之"壮"年在三十岁,同于《礼记·曲礼》"三十曰壮"的看法。如此一来,对每个阶段的年龄划分较接近实际的情形,比上述说法更为合理,应是较正确的说法。在养生上,《内经》则因应人生不同的阶段,提出了保养之道。《素问·示从容论》说:"夫年长则求之于府,年少则求之于经,年壮则求之于藏。"随着年龄的变化,身体容易生病的部位也有所不同。对此,王冰说:"年之长者甚于味,年之少者劳于使,年之壮者过于内。过于内者则好伤精就,劳于使者

---

① 河北医学院:《灵枢经校释》,人民卫生出版社1995年版,第82页。
② 同上书,第160页。

则经中风邪，恣于味则伤于府，故求之异也。"①

老年人对于饮食的需求较为丰厚，故主司消化、传导的六"腑"较易生病；年少者多服劳役，身体过劳则伤及脉气，邪气得以循脉入侵，故易有"经脉"方面的毛病；年壮者往往纵欲房事，消耗精气，五脏乃藏精之处，故五脏易于受伤。各阶段因其"生活习性"的不同，容易发病的部位也有所移转。因此，养生必须针对不同的年龄阶段，对不同部位加强保养。

这种因应年龄的差异，采取不同措施的调整，正是"因人制宜"思想的发挥。在治疗寒、热之病时，以艾草灸穴道的次数，必需依照患者的年龄而定，其原因即在于身体上的差异，孙思邈说："凡言壮数者，若丁遇病，病根深笃者，可倍多于方数；其人老小羸弱者，可复灭半。"② 其次是依据身体的强、弱而定，判定的标准则在气血的盛衰上，《灵枢·营卫生会》说："黄帝曰：老人之不夜瞑者，何气使然？少之人不昼瞑者，何使然？岐伯答曰：壮者之气血盛，其肌肉滑，气道通，营卫之行，不失其常，故昼精而夜瞑；老者之血衰，其肌肉枯，气道涩，五藏之气相搏，其营气衰少，而卫气内伐，故昼不精，夜不瞑。"③

壮者能"昼精而夜瞑"，而老者却"昼不精，夜不瞑"的原因之一，就在于两者有气血盛衰的不同。少、壮、老因有血气盛衰之别，各有需引以为"戒"的偏差行为，孔子所言虽重在道德修养，却同时点出了各阶段的生理差异，也就是随着年龄的增加，人的血气有着"未定""方刚""既衰"的变化。因此，在论及养生时，自然也有不同的要求，以房事为例，《春秋繁露·循天之道》说："君子治身，不敢违天。是故新牡十日而一遍于房，中年者倍新牡，始衰者倍中年，中衰者倍始衰，大衰者以月当新牡之日，而上与天地同节矣，此其大也。然而，其要皆期于不极盛不遇。"④ 此中值得注意的有三点：

---

① 山东中医学院、河北医学院：《黄帝内经素问校释》，人民卫生出版社1995年版，第327页。

② 孙思邈：《备急千金要方》，鲁兆麟主校，辽宁科技出版社1997年版，第182页。

③ 河北医学院：《灵枢经校释》，人民卫生出版社1995年版，第76页。

④ 董仲舒：《春秋繁露》，中华书局1973年版，第28页。

其一，"新牡"十日行房一次，"中年"二十日一次，"始衰"四十日一次，"中衰"八十日一次，"大衰"则十个月一次。可知董仲舒认为，随着年龄的增加，气血的渐衰，行房的次数相应减少。其二，通过与《素问·上古天真论》的比较，"新牡""中年"分别在二十四五岁与四十岁。相较于古人"男三十而娶，女二十而嫁"的说法，正显示出在此年龄之前，男女均未完全发育成熟，必须等到气血旺盛的年龄才适合结婚。其三，"不极盛不相遇"则指出男女必须在气血"盛极"之时才能交合，否则易伤身。换个角度来说，身体气血特别旺盛或虚弱的人，其行房的次数即势必有所调整，不必拘泥上述说法。不过，年龄越大，行房次数越少则是古人普遍的共识。

此外，另一个值得关注的差异则是在"性别"上，《礼记·曲礼》有男女异长。以生长的过程来说有三个进程。其一，性的成熟期女子亦早于男子，此成熟的性征（即"天癸"），即女子之月事、男子之遗精，就强调出"男重精，女重血"之别，《灵枢·五音五味》说："妇人之生，有余于气，不足以血，以其数脱血也。"① 女子之血容易耗脱于月事，故不足于血，有余于气；男子则反之，其精常耗费于房事，故不足于精，却有余于血。故对于五脏，女子于肝、男子于肾尤需特别保养。其二，男子既然发育较晚，自然衰老较迟，甚至连性功能衰退的现象也会延迟）男子既已晚熟，衰老又缓于女子，这种认知影响了对配偶的选择，如《周易·大过》的枯阳生梯，老夫得其女妻，无不利，认为"老夫""少妻"的搭配如枯杨重获生机，较之于"老妻""少夫"的组合是较为合适的，这其实也是《周易》基于身心成熟度所做的考量。

除了发育和衰老有迟、速之别，男、女之间在生理上的差异是显而易见的，《素问·玉版论要》说："女子右为逆，左为从；男子左为逆，右为从。"② 男女在生理上的不同，历来有"男左女右"之说，男子以左手脉象较能体现生理状况，女子则是右手，《灵枢·五色》

---

① 河北医学院：《灵枢经校释》，人民卫生出版社 1995 年版，第 251 页。
② 山东中医学院、河北医学院：《黄帝内经素问校释》，人民卫生出版社 1995 年版，第 63 页。

又说:"能别左右,是谓大道;男女异位,故曰阴阳。既是以左为阳,以右为阴。"① 因此,若是女子病色见于右,女子属阴,而右亦属阴,是为独阴也,故为"逆"(不治);若在于左,则"以阳和阴",即为"从"(得治);男子亦然。

这种男女有别的观念,自然也渗透到养生思想中,其中又以"男尊女卑"的影响为深,女子因内心情绪无处宣泄,连月事也受其影响。在当时的环境下,《内经》能摆脱以男性为思考中心的模式,观察到女子内心细微的一面,实属不易。因此,当《后汉书·方术传》把房中术视为"御妇人法",《素问·阳应象大论》中所提及的"七损八益"却是男、女均可由此获益的养生之术。如此看来,相应于年龄的变化、男女的差异,《内经》所展现的关怀,实无男女尊卑之别,而是基于医家对生命一贯的重视。

2. 地域与体质

养生除了要注意年龄、性别的差异,"体质"的考量也是不可或缺的。《灵枢·通天》依体内阳血气的多寡,将人分成"少阴之人、太阴之人、太阳之人、少阳之人、阴阳和平之人"五类。《灵枢·阴阳二十五人》则是在体形、面色、性情上,将人分成二十五类:"伯高曰:天地之间,六合之内,不离于五,人亦应之。故五五二十五人之政,而阴阳之人不与焉。其态又不合于从者五,余已知之矣。愿闻二十五人之形,血气之所生,别而以候,从外知内,何如?"② 岐伯分类的原则,是以"五形"之人为基础,再各自细分成五小类。以"木行之人"为例,因东方之木"在色为苍,在音为角",故又分成"上角、大角、左角、钛角、判角"的木形之人。比于上角,似于苍帝,其为人:苍色,小头、长面、大肩背、直身、小手足;好有才,劳心、少力、多忧,劳于事;能春夏不能秋冬,感而病生,足厥阴佗佗然。大角之人,比于左足少阳,少阳之上遗遗然。左角之人,比于右足少阳,少阳之下随随然。钛角之人,比于右足少阳,少阳之上推推然。判角之人,比于左足少阳,少阳之下栝栝然。木形之人的肤色

① 河北医学院:《灵枢经校释》,人民卫生出版社1995年版,第215页。
② 同上书,第356页。

苍,其生理特征为身材修长,背坚肉多,力弱;心理特征则是有才华,多思多虑,且劳于外务;木长于春夏,凋于秋冬,故其人"能春夏,不能秋冬"。以上所言,无非是将木的特征投射、类比在人的身上。

木形之人中的五种类型是:"上角"之人得木气之正,"大角、左角、钛角、判角"四人皆有所偏。肝、胆互为表里,又有主(脏)、从(腑)之分,故"上角"之人得其正,配"足厥阴肝经";其余四人为偏,依"左上、右下、右上、左下"的顺序配"足少阳胆经"。在性情方面,"上角"之人雍容自得,其余四人则依次为退让不争、相随顺从、勇往直前、方正有度。其余火、土、金、水之人的情形大致仿此,各有其生理与心理的特征,也各有其适宜与不适应的季节。

此外,《灵枢·逆顶肥瘦》也以"外形"将人概分为"血气充盈"的肥壮之人、"血清气滑"的瘦人、"血气和调"的常人三类,其中肥壮之人在《灵枢·卫气失常》中依其"气血的差异"又可分成三类:"膏者多气,多气者热,热者耐寒;肉者,多血则充形,充形则平;脂者,其血清,滑少,故不能大。此别于人者也。帝曰:人奈何?伯高曰:众人皮肉脂膏,不能相加也,血气不能相多,故其形不小不大,各自称其身,命曰众人。"① 相较于常人的气血均衡、形称其身,属于肥壮之人中的膏者气多,肉者血多,相形之下,脂者则气、血皆少。又如《灵枢·论勇》还将"勇""怯"这两种人的个性与情感、皮肤和肌肉之坚脆、体内脏腑的情形详加比较。

就养生而言,对于各种体质类型的区分,其目的在于帮助医家了解人体的差异,并借此探索出最适合个人所需的治疗或养生方法。以针灸保健为例,《素问·奇病论》说:"《刺法》曰:无损不足益有余……所谓无损不足者,身羸瘦者,无用鑱石为也。"② 羸瘦者本身气血已经不足,若妄施针刺而泻其真气,反而适得其反。一般而言,畏缩胆

---

① 河北医学院:《灵枢经校释》,人民卫生出版社1995年版,第201页。
② 山东中医学院、河北医学院:《黄帝内经素问校释》,人民卫生出版社1995年版,第462页。

怯、悲观忧郁的人，的确较容易有心理上的疾病。因此，在区分性别，考虑年龄的因素后，如果能再加上体质差异的考量，就能更精准地掌握人体的情况，进而提供最适切的建议，这种"因人而异，因人制宜"的弹性原则，的确得以提高养生的效果。

东方之域相应春"生"，此地之人阳气发散于外，故宜砭石以治其外；南方之域相应夏"长"，相较于春，此地之人阳气更发越于外，故宜微针以治皮毛；西方之域相应秋"收"，此地之人阳气收藏于内，故宜毒药以治其内；北方之域相应冬"藏"，相较于秋，此地之人阳气更潜藏于下，故宜灸炳以暖阳气；中央之域则配长夏"化"，此地之人阳气亦位于身体之中，故宜导引按摩，使其得以通达四肢。这样的看法，正是"整体观"思想的发展。

此外，随着各地气候、环境的不同，人们的生活、性情与饮食习惯也就各异，由此差异所引发的疾病也各不相同，搭配五方的情形如下：其一，东方之域因滨海近水，故鱼、盐丰富，鱼性属火，过度食用容易使人火气大；又《素问·五藏生成》曾阐释多食咸，则脉凝泣而色变，故其民肤色多黑。其二，西方之域因水土不佳故其民多食肥美、多脂的肉类，以形成强壮的体格来抵御恶劣的环境，虽然如此，《素问·奇病论》曾解释有病甘者，此肥美之所发也。饮食过度丰美同时也是致病之因。其三，北方之域因气候寒冷，《灵枢·官能》曾描述经陷下者，火则当之，"经陷下者"乃是脉气不足，灸正好可以用来驱寒及温血补气。其四，南方之域地势低下，《素问·五运行大论》言道地有高下，气有温凉，高者气寒，下者气热，因此气候温暖，其民喜爱酸性的食物，酸味收敛，故身体之腠理致密、其肤色赤（应五行之火）。其五，中央之域地气潮湿，《素问·阴阳应象大论》曾解释地之湿气，感则侵害皮肉筋脉，其民多痿病、厥病。因此，《素问·异法方宜论》说："治所以异，而病皆疮者，得病之情，知治之大体也。"① 随着地域的不同，各地之人的病情也因之而异，"圣人杂合以治，各得其所宜"。最后则产生各具"地域特色"的养

---

① 山东中医学院、河北医学院：《黄帝内经素问校释》，人民卫生出版社1995年版，第31页。

250　　《黄帝内经》生命文化源流史论

生、治病之术。

此外，地域对人之寿夭也有影响，《素问·五常政大论》说："东南方，阳也。阳者其精降于下……西北方，阴也。阴者其精奉于上……其于寿夭如何？……阴精所奉其人寿，阳精所降其人夭。"① 东方温、南方热，此处之人因为气候的影响，腠理开多而闭少，精气容易外泄，故早夭；西方凉、北方寒，此处之人也因气候之故，腠理开少而闭多，精气得以固藏于内，故长寿。《淮南子·地形》有类似的说法，东方之人"长大早知而不寿"，南方之人"早壮而夭"，北方之人"寿"，其理由是"暑气多夭，寒气多寿"，仍是以气候寒、热来解释寿夭的不同。

然而，承继着"别异比类"的精神，《素问·五常政大论》接着说："帝曰：一州之气，生化寿夭不同，其故何也？岐伯曰：高下之理，地势使然也。"② 人的寿夭，从大范围来说，可概分为东、南方之人夭，西、北方之人寿。但是，再细分成小范围时，同一州之人，因其地势高、下的不同，又有"高者其气寿下者其气夭"的差别，原因正如《素问·六元正纪大论》所说至高之地，冬气常在；至下之地，春气常在。仍是以气候之寒、温来说明。地势高者，气候寒冷，属阴，人之腠理常闭而精气内藏，故寿长于应有之天年，是谓"阴生者后天"，地势低者则相反，气候温热，属阳，人之腠理常开而精气外泄，故先夭于应有之天年，所谓"阳生者先天"。

因此，《素问·五常政大论》说："地之大、小异也，小者小异，大者大异。"③ 依其所划分之区域大、小的不同，所存在的差异，也就有大、小之别。人体的情况也是如此，借由对年龄、性别、地域的划分，所设定的条件越多，医家就更能精确地掌握人体的差异，也更能提供专属于个人的养生建议。这种"因人制宜，知所权变"的弹

① 山东中医学院、河北医学院：《黄帝内经素问校释》，人民卫生出版社1995年版，第362页。

② 同上书，第47页。

③ 同上书，第213页。

性原则，对养生方法的多样化有着深远的影响。

三　未雨绸缪，及早预防

人的内在生命与外在环境随时都处在变动之中。因此，一谈到养生，我们就必须注意到"预防"的原则，这在《内经》中称之为"治未病"，其内容可分为"未病先防"和"既病早治"两方面。

首先，就"未病先防"而言，这种"防患未然"的预防思想，其实可上推至《易》。《系辞传》说："《易》之兴也，其于中古乎？作《易》者，其有忧患乎？……《易》之兴也，其当殷之末世、周之盛德耶？当文王与纣之事耶？是故其辞危。"①《易》之所以兴起，正是因为文王面临忧患的考验，而欲探求如何安身立命而作，所以《易》中的卦、爻辞多含有危惧警戒之意，因此"忧患意识"于《易》中随处可见，以"丰卦"为例，《丰卦·象传》说："日中则昃，月盈则蚀，天地盈虚，与时消息，而况于人乎？况于鬼神乎？"②《易》原本就有"变易"之意，借由观察大自然中"盛极而衰"的现象，如太阳居中即将西下，月亮盈满则将消蚀，天地万物皆依循着"盛极而衰，衰极而复"的规律而变化。因此，人应随时保持忧患意识，虽处顺境，仍要戒慎恐惧，防止事物往反方向发展；若不幸居于劣势，也要自省其身，静待转机的来到。

又如《大畜·九三爻辞》说童牛之牿，吉祥。指出若能事先将木牿缚在牛脊骨，就能避免小牛长大后，发生撞伤人的意外。同样也有及早预防之意。因此，所谓"忧患意识"，正是提醒我们，凡事小心谨慎就能平安，骄慢自满则会失败，只要能自始至终不违背此原则就能避免祸害，这正是《易》所显现的道理。

所以，《周易·既济》说君子思患而预防之，其行为表现则是："安而不忘危，存而不忘亡，治而不忘乱……其出入以度，外内使知惧，又明于忧患故，无有师保，如临父母，因其戒慎恐惧，故得以身

---

① 孔颖达：《周易正义》，中华书局1987年版，第146页。
② 同上书，第51页。

安。"①《老子》也有类似的看法，《老子》说："图难于其易，为大于其细；天下难事必作于易，天下大事必作于细。"② 为什么要"图难于其易，为大于其细"，就是因为"其安易持，其未兆易谋，其脆易泮，其微易散"，如果预见的事情容易解决就要及早处理，以免事态严重，造成更大的伤害。

相较于老子"为之于未有，治之于未乱"的思想，《黄帝内经》提出了"治未病"的主张，《灵枢·玉版》以战争为例来解释为何要"治未病"："故两军相当，旗帜相望，白刃陈于中野者，此非一日之谋也。能使其民令行禁止，士卒无白刃之难者，非一日之教也，须臾之得也。夫至使身被痈疽之病，脓血之聚者，不亦离道远乎？夫痈疽之生，脓血之成也，不从天下，不从地出，积微之所生也，故圣人自治于未有形也，愚者遭其已成也。"③

所谓"冰冻三尺，非一日之寒"，战争的出现、军民的教化、疾病的产生，都是由于"积微"的过程，这也正是《老子》"图难于其易，为大于其细""合抱之木，生于毫末；九层之台，起于累土"之意。但是，既然事物的形成都是慢慢累积而成，以养生来说，我们就应该把握及早治疗的原则，以免病情加重造成更大的伤害。

第五节　《黄帝内经》的养生文化方法

《内经》将致病的原因大致归类为六淫、饮食、居处、情绪等项目。从"养生"即是养护生命的定义来看，如何避免生病是十分重要的课题。首先，情绪乃人情所不能免，饮食又是维持生命所必需，如何合理调节饮食与情绪来达到养生的目的，由于这两部分的内容相当丰富，故分为两部分来讨论。至于六淫乃是指气候的变化，就养生而言，着重在教人如何顺应自然变化而动，故将之归类于"居处"

养生中一并讨论。以上所言大抵从日常生活论述养生方法。

一 情绪养生

关于人的情绪历来有多种说法，如《左传》有"六志"说，分为"好、恶、喜、怒、哀、乐"；《荀子》的"六情"说，内容同此；《中庸》有四情说，分为"喜、怒、哀、乐"；《礼记》有七情说，分成"喜、怒、哀、惧、爱、恶、欲"。对此，《内经》亦有论述：人有五藏化五气，以生喜、怒、悲、忧、恐。比较以上所说，虽然内容略有不同，但仍可总括为"七情"（喜、怒、忧、思、悲、恐、惊）。若搭配五脏而论，《素问·阴阳应象大论》说："肝……在志为怒；心……在志为喜；脾……在志为思；胃……在志为忧；肾……在志为恐。"[1]"七情"之中，"悲"与"忧"、"惊"与"恐"乃相似的情绪，可以合并，如此则成"五志"，主要包括怒、喜、思、忧（悲）、恐（惊）。

在正常的情况下情绪乃人类情感的自然流露。《左传·昭公二十五年》曾记载子产的看法："审则宜类，以制六志。哀有哭泣，乐有歌舞，喜有施舍，怒有战斗；喜生于好，怒生于恶……生，好物也；死，恶物也。好物，乐也；恶物，哀也。哀、乐不失，乃能协于天地之性，是以长久。"[2] 情绪的产生各有原因，人因情绪的不同，而有相异的行为表现，此乃自然之人情。《荀子·天论》也说："好、恶、喜、怒、哀、乐臧（藏）焉，夫是之谓天情。"[3] 虽是如此，子产却指出人的情绪容易流于放荡，若不加以节制，则会失去该有的分寸，因此必须"审则宜类，以制六志"，以礼来调节情绪，使其合于规范，如此生命才能长久；也就是说，情绪的宣泄虽然是必要的，但它不能失去常态、超过限度，否则，情绪也会转变成致病的因素，危害人的生命。

---

① 山东中医学院、河北医学院：《黄帝内经素问校释》，人民卫生出版社 1995 年版，第 81 页。
② 杨华：《左传译注》，商务印书馆 2015 年版，第 180 页。
③ 王先谦：《荀子集解》，中华书局 1981 年版，第 252 页。

二 情绪与疾病

(一) 情绪失常是致病之因

关于情绪失常而使人生病的例子，史书中屡见不鲜，如《左传·昭公元年》有"淫生六疾"之说，其中"明淫心疾"。当思虑过度，心神过劳时，容易使人生病。《史记·扁鹊仓公列传》载淳于意诊"齐王中子诸婴儿小子病"时说："（此乃）气鬲病，病使人烦懑、食不下、时呕沫。病得之少忧……此悲心之所生也，病得之忧也。"[①]其病实因忧虑过度，导致心情烦闷、食不知味，最后由忧转悲，致使病情加重。

此外，"杯弓蛇影"更是大家耳熟能详的故事。客人因误以为所饮之酒杯中有蛇，内心恐惧不已而生病。经过乐广推敲论证，解其疑惑之后，内心豁然开朗，此病也不药而治。关于情绪与疾病的关系，《管子·内业》说："忧郁生疾，疾困乃死；思之而不舍，困外薄。不蚤为图，生将异（让）舍。"[②] 一个人忧、思过度，除了容易生病，长久下来，甚至连性命都将不保，可见情绪对人影响之大。《内经》对于情绪致病的论述多集中在《素问·举痛论》《灵枢·本神》两篇，以下为便于讨论，将以"五志"为纲，分别叙述"五志"对五脏的影响。

1. 怒

怒为肝志，人若暴怒，容易引起肝气上逆，《灵枢·邪气藏府病形》说："若有所大怒，气上而不下，积于胁下则伤肝。"[③] 肝配五季之春，主升发。大怒则肝气升发太过，积于胸中而不下，故伤肝。《内经》进一步说，怒则就逆，甚则呕血及飧泄，故上矣。大怒所引起的肝气上逆，使得肝脏不能贮藏、调节血液，血气失调，可引起吐血；甚而气血并走于上，则会出现昏厥的症状。若肝气乘机侵入脾脏（木盛则克土）则影响消化，导致下痢（即

---

① 杨华:《左传译注》，商务印书馆 2015 年版，第 6 页。

② 黎翔凤:《管子校注》，中华书局 2004 年版，第 62 页。

③ 河北医学院:《灵枢经校释》，人民卫生出版社 1995 年版，第 50 页。

"飧泄")。

2．喜

《素问·举痛论》："喜则就和志违，荣卫通利，故就缓矣。"① 一般而言，喜乐可以缓和紧张的情绪，对健康有利；但如喜乐太过，同样会使人生病，《内经》说喜则气下。喜则神气散而下，喜为心志，又"心藏神"，人如果喜乐过度，则会导致神气涣散，难以蓄藏于心，使得行为失常。狂者之所以会有嗜吃、笑不休等病征，正是因为他情绪过喜而心神散失，无法控制形体活动的缘故。

3．思

《素问·举痛论》："思则心有所存，神有所归，正留而不行，故气结矣。"② 持续不断的苦思，容易造成神志的过度凝聚、紧绷，长久下来，难免出现"气结"，即气血郁滞不通的症状。此外，思为脾志，思虑过度则伤脾。脾病会影响胃对食物的消化，使人体无法吸收食物的养分，故气血不足而四肢无力，甚而对心神产生影响，《灵枢·本神》说："是故怵惕思虑者，则伤神，神伤则恐惧流淫而不止。"③ 思虑过度则伤脾，脾病则气血不足，气血不足则心失其养，心失其养则伤神；神伤则心失其守，故导致肾来侮之（肾水克心火），恐为肾志，肾之邪气既盛，故人恐惧不已。

4．忧（悲）

《内经》说："肺者，藏之长也，为心之盖也，有所亡失，所求不得，则发肺鸣，鸣则脑热叶焦……悲哀太甚则胞络绝，胞络绝则阳就内动，发则心下崩，数溲血也。"④ 人体气血的运行，固然来自心脏的推动，但是"师者，气之本""诸气者皆属于肺"，肺同时也是气血运行的动力来源。《灵枢·五癃津液别》说："心悲就并则心系急，心系急则肺举，肺举则液上溢。夫心系与肺不能尽举，乍上乍

① 山东中医学院、河北医学院：《黄帝内经素问校释》，人民卫生出版社 1995 年版，第 115 页。
② 同上书，第 37 页。
③ 河北医学院：《灵枢经校释》，人民卫生出版社 1995 年版，第 83 页。
④ 同上书，第 303 页。

下，故咳而气出矣。"① 以维持生命的呼吸为例，此作用必须靠心、肺共同合作才能完成，可见两者关系密切。因此，当人有所亡失、所求不得，或情绪过度忧伤时，因忧为肺志，故伤肺；除了肺之外，心同时也受影响。又"心生血"巧，属营；肺主气，属卫，故人之营、卫二气失常，甚至还有尿血的情况。至于忧伤（悲哀）与疾病的关系，因为肺主气之故，上述之病，常有气"闭塞""不通"等情形，其症状多造成人体之气的失常。

5. 恐（惊）

《灵枢·口问》说："大惊卒恐，则血气分离，阴阳破败，经络厥绝，脉道不通，阴阳相逆，卫气稽留，经脉虚空，血气不次，乃失其常。"② 恐（惊）的情绪使人精神处于紧张的状态，进而引起气血失常。恐为肾志，当情绪受到惊吓而过度恐惧时，就会伤肾；肾伤，则所藏之精气无法上达于心，心、肾不交，水（肾）、火（心）无法调和，心神之气也因之而乱。此外，惊、恐最易引起精神方面的疾病，《灵枢·癫狂》言："妄行不休者，得之大恐。"此乃惊恐过度，丧失心神所致。《素问·奇病论》说："病名为胎病，此得之在母腹中时，故令子发为癫疾也。"怀孕的过程中，如果母亲受到惊吓，胎儿受其影响，则易患癫痫等疾病。

（二）情绪致病的状况

1. 害伤五脏

《灵枢·百病始生》曾言："喜怒不节则伤藏"。情绪一旦失常，进而转变成致病因素时，则所属之脏首当其冲，《素问·阴阳应象大论》说："人有五藏化五气，以生喜、怒、悲、忧、恐……怒伤肝……喜伤心……思伤脾……悲伤肺……恐伤肺。"③ 情绪乃"五脏化气"所生，也就是说，情绪的物质基础是五之"气"，两者有忧、恐十分密切的关系，《素问·举痛论》说："百病生于气也，怒则气上，喜则就缓，悲则气消，恐则气下……惊则气乱……思则气结。"④ 情绪致病的过程，首先是引起"气"的异常变化；人体之气一旦逆

① 河北医学院：《灵枢经校释》，人民卫生出版社1995年版，第281页。
② 同上书，第101页。
③ 同上书，第234页。
④ 同上书，第256页。

乱，则先伤其所相应之脏，人则因之而生病。反过来说，人的情绪既然是透过"气"来表现，当人体之气有所变动的时候，情绪自然受影响，《素问·宣明五气》说："五精所并：精并于心则喜，并于肺则悲，并于肝则忧（怒），并于脾则畏（思），并于肾则恐，是谓五并，虚而相并者也。"① "五精"即五所藏之精气。"五精相并"的原因在于"虚而相并"，也就是当某脏精气不足的时候，为了确保此脏之正常功能，其余四脏会自动调节本身之精气，一起汇集、聚合于此，以维持五脏之平衡。因此，当气并于心，此时心气盛，心气盛而为喜；气并于肺，肺气盛而为悲；气并于肝，肝气盛而为怒；气并于脾，脾气盛而为思；气并于肾，肾气盛而为恐。

此外，《灵枢·本神》曾论述：肝气虚则恐，实则怒；心气虚则悲，实则笑不休。我们可以从《素问·调经论》得到进一步的理解："血气不和，百病乃变化而生……神有余则笑不休，神不足则悲……血有余则怒，不足则恐……血并于阴，气并于阳，故为惊狂；血并于上，气并于下，心烦惋善怒；血并于下，气并于上，乱而喜忘气、血互相资生，当然也互相影响。怒为肝志，故肝气盛（实）则易怒喜为心志，心气盛则易喜，故笑不休。"② 此外，因"肝藏血"，肝气不足（虚）即难以懾血，故血不足而恐；又"心藏神"，心气不足同样无法守神，故神不足而悲。总之，气血为情绪变化的基础，两者密不可分。因此，《灵枢·阴阳清浊》说："人之血气苟能若一，则天下为一矣，恶有乱者乎？"③ 如果能调和血气，使其不乱，情绪就得以保持稳定，人也就不易生病；否则，血气不和百病乃变化而生，人也就不免生病。

2. 主伤心神

由上可知，五脏之间彼此联系、互相影响，因此，当情绪过于激动时，除了伤及本脏，也会波及他脏，《素问·玉机真藏论》说："其卒发者，不必治其传；或其传化，不以次入者，忧、恐、悲、喜、

① 河北医学院：《灵枢经校释》，人民卫生出版社1995年版，第62页。
② 山东中医学院、河北医学院：《黄帝内经素问校释》，人民卫生出版社1995年版，第53页。
③ 河北医学院：《灵枢经校释》，人民卫生出版社1995年版，第146页。

怒令不得以其次，故令人有大病矣。因而喜大，虚则肾气乘矣，怒则肝气乘矣，悲则肺气乘矣，恐则脾气乘矣，忧则心气乘矣，此其道也。"① 原本五脏有病，乃是依循"各传其所胜"的规律来变化，如木克土，肝（木）有病，则传之于脾（土）。然而，情绪致病除了先伤本脏外，亦能一情伤多，或多情伤一脏，故人受情绪影响而生病时，其传变并排有一定的次序。然而，透过前面的分析，我们可以看出，不管情绪致病的情形如何多变，几乎都会影响到心神，进而衍生多种疾病。在《内经》中，人体之"神"乃是生命活动的总称。心既然是"神明"之所出，为"君主之官"，主宰全身的器官，故人的意识、精神、思维等"心理"活动皆受心的协调和掌控。至于心神如何产生作用？在《灵枢·本神》中，黄帝曾以"何谓精、神、魂、魄、心、意、志、思、虑、智"问于岐伯，岐伯答："生之来谓之精，两精相搏谓之神，随神往来者谓之魂，并精而出入者谓之魄。所以任物者谓之心，心有所忆谓之意，意之所存为之志，因志而存变谓之思，因思而远慕谓之虑，因虑而处物谓之智。"②

父母的精气结合就是生命现象的开始，人的意识（神）也由此产生。因此说生之来谓之精，两精相搏谓之神。关于"神"，除上述引者外，《素问·八正神明论》也曾引岐伯的话说："请言神。神乎神，耳不闻，目明心，而志先慧然独悟，口弗能言，俱视独见，视若昏，昭然独明，若风吹云，故曰神。"③ "神"是"口弗能言""耳不闻"，难以感知的；但"如风吹云"般，"神"虽遁形不可见，其作用却是真实存在。

以下"心、意、志、思、虑、智"正好详述了"心"由感知事物（任物）到处理事物（处物）的过程。张介宾说："心为君主之官，统神灵而参天地，故万物皆其所任；一念之生，心有所向而未定者，曰意；意之所存，谓意已而卓有所立者，曰志；因志而存变，谓

---

① 山东中医学院、河北医学院：《黄帝内经素问校释》，人民卫生出版社1995年版，第215页。

② 河北医学院：《灵枢经校释》，人民卫生出版社1995年版，第47页。

③ 山东中医学院、河北医学院：《黄帝内经素问校释》，人民卫生出版社1995年版，第423页。

意志坚定，而复有反复计度者，曰思；深思远慕，必生忧疑，故曰虑；疑虑既生，而处得其善者，曰智。按此数者，各有所主之藏，今皆生之于心，此正诸藏为之相使，而心为之主宰耳。"① 由"心"接触事物开始，从尚未完全决定的"意"到已经决定准备付诸行动的"志"，再进一步反复"思"考，深思熟"虑"，最后产生处理事物的"智"为止，整个过程皆以"心"为主宰。

"神、魄、魂、意、志"虽然分属五个部分，但实应视为一个整体。如何得知？《灵枢·天年》说："黄帝曰：何者为神？岐伯曰：血气以和，营卫已通，五藏以定，神气舍心，魂、魄毕具，乃成为人。"②"神"气舍心的同时，"魂""魄"也毕具于身，此其一。由"心"悲即名"志"悲；"神"不慈则"志"不悲；"志"去于目，则"神"亦离于目，涕泪因而流出。"神"与"志"的步调如此一致，此其二。由上可知，对于"神、魄、魂、意、志"，不能将之视为独立的主体。对此，张介宾说："神之为义有二：分言之，则阳神曰魂，阴神曰魄，以及意、志、思、虑之类皆神也。合言之，则神藏于心，而凡情志之属，唯心所统，是为吾身之全神也。"

因此，在《内经》的身体观中，合"神、魄、魂、意、志"为"神"，方为一整全的灵魂，其中又以心神为主宰。虽然有心神、肺魄、肝魂、脾意、肾志的差别，这就如同"首、身、四肢之于躯体般，为共名之神"，舍于有形之躯时，位居五藏各部的指谓。《灵枢·本神》说："心，怵惕思虑则伤神，神伤则恐惧自失。破䐃脱肉，毛悴色夭，死于冬……脾，忧愁而不解则伤意，意伤则挽乱，四肢不举，毛悴色夭，死于春……肝，悲哀动中则伤魂，魂伤则狂妄不精，不精则不正当人，阴缩而挛筋，两胁骨不举，毛悴色夭，死于秋……肺，喜乐无极则伤魄，魄伤则狂，狂者意不存人，皮革焦，毛悴色夭，死于夏……肾，盛怒而不止则伤志，志伤则喜忘其前言，腰脊不可以俯仰屈伸，毛悴色夭，死于季夏。恐惧而不解则伤精，精伤则骨痿厥，精时自

① 山东中医学院、河北医学院：《黄帝内经素问校释》，人民卫生出版社1995年版，第180页。
② 河北医学院：《灵枢经校释》，人民卫生出版社1995年版，第47页。

下。"① 情绪致病，除了神志的异常也对形体产生伤害，并死于相应之脏所不胜的季节。然而，心是"五脏六腑之大主，并总统魂魄，兼该意志。故忧动于心则肺应，思动于心则脾应，怒动于心则肝应，恐动于心则肾应"，人之情绪始动于心神，而发于相应之脏。所以，当人的情绪失常时，心神一定会先受到伤害。既然知道情绪致病主伤心神，要谈情绪养生就必须先从保养心神开始。

三　调养心神之法

（一）恬淡虚无与清静寡欲

　　影响情绪的因素，除了因疾病产生气机紊乱的情形外，可大概分为"社会"和"自然"两个方面。所谓"社会"因素，主要是"脱营""失精"，正是因为社会地位的急速下降，导致人的情志抑郁，精神内伤之病。此病由于不是外邪所伤，故医生难以察觉，但病人却日渐消瘦，人之"意、志、思、虑、智"皆发于心，心又为五脏六腑之主，因此，心神失常其实才是志意恍乱的主因。以上所举之例，虽然和"脱营""失精"一样，皆因伤及志意而病，但仔细推敲，仍是因为所求不得，或是遭逢巨变，使得心神无法承受之故。

　　至于"心神"该如何涵养？《老子》曾举两大原则：一是寡欲，一是虚静。他说不见可欲，使民心不乱。欲望无穷则人心难安，故欲使心定，必先寡欲；至于"虚静"，通过"致虚""守静"的功夫，去掉内心无谓的杂质，可使心灵保持清明澄澈。如能把握这两个原则，便可治心。《管子》则将两者加以结合，他说：去欲则宣，宣则静矣。其认为静则得之，躁则失之，心"静"则能得"神"，心如何能"静"？《管子》进一步提出"去欲"的主张。《内业》和《心术下》都有勿以物乱官，勿以官乱心的说法，心为诸官之主，过多的欲望影响人体官能的正常运作，使心受到牵累，产生各种不必要的情绪。

　　人的心灵原本是平和的，由于物欲的干扰，如《内经》所说的"脱营""失精"，使人情绪起伏，难以平复。"养神"之法就在于调

---

　　① 河北医学院：《灵枢经校释》，人民卫生出版社1995年版，第53页。

理这些欲望，平复这些情绪，使心能保持平静，而"心能执静，道将自定"，心也就能恢复其本然的状态，去欲除了让人情绪平稳，心灵宁静之外，更有"虚"的作用。"去欲"的含意有二：通过清理物欲，使心有充裕的空间得以藏神，此为"虚"；通过调理物欲，平复情绪，使心能恢复平静，此为"静"。如此，"寡欲"与"虚静"就有了内在的联结。

《内经》也有同样的看法。关于"寡欲"，《素问·汤液醪醴论》说："嗜欲无穷，而忧患不止，精弛坏，荣泣卫除，故神去之而病不愈也。"[1] 无穷的欲望迫使人身心煎熬，精气过耗的结果造成营、卫二气失调，故神去而病不愈。关于"虚静"，《素问·痹论》说："静则神藏，躁则消亡。"[2] 心"静则神藏，躁则消亡"，若人"嗜欲无穷"，则心不安而神去。

此处所提到的"养神"之法，值得注意的有二：从真人"提挈天地，把握阴阳"、至人"合于阴阳，调于四时"、圣人"处天地之和，从八风之理"、贤人"法天则地，分别四时"来看，"养神"必须配合天地的规则。从真人"独立守神"，可"肌肉若一"；至人"积精全神"，可"行天地，视听八达"；圣人"内无思想之患，以恬愉为务，以自得为功"，可"形体不弊"等来看，《内经》有通过"心神"的修养，去调和生理之"气"的主张，例如恬淡虚无，真气从之；精神内守，病安从来。这种由"心理"影响"生理"的主张，和一般儒、道的养生理论，总是借由生理的健康顺畅，去保住精神的平和、愉悦不同，而与战国、秦汉以下的黄老养生理论有相当交集。

（二）顺应四时与调和情志

饮食养生的内涵主要包括饮食的重要性及其饮食致病的原因，同时亦含均衡饮食的养生之道。

1. 饮食的重要

俗话说："民以食为天。"关于饮食的重要，《灵枢·五味》曾

---

① 山东中医学院、河北医学院：《黄帝内经素问校释》，人民卫生出版社1995年版，第73页。

② 同上书，第221页。

曰：谷不入，半日则气衰，一日则气少矣。人为天地台气所生，天之五气人鼻，藏于心肺，上使五色修明，声音能彰至于地之五味，此处可有两层含义："五味人口，味有所藏"，乃五味入胃后，各归其所喜之脏，此容后述。至于饮食与"气""津液""神"的关系，《内经》说：血者，神气也。

2. 饮食与疾病

（1）饮酒之伤

关于"饮食"的消化过程，其实是有"食""饮"之分的，《素问·经脉别论》说："食气入胃，散精于肝，淫气于筋；食气入胃，浊气归心，淫精于脉；脉气流经，经气归于肺，肺朝百脉，输精于皮毛，毛脉合精，行气于府。府精神明，留于四藏饮入于胃，溢精气，上输于牌，脾气散精，上归于肺，蚰调水道，下输膀胱。水精四布，五经并行，合于四时五藏，阴阳揆度以为常也。"①

文中"食气入胃"与"饮入于胃"并举，可知两者分属不同的代谢过程，《灵枢·营卫生会》以"谷物与酒"作了说明："黄帝曰：人饮酒，酒入胃，谷未熟而小便独先下，何也？岐伯答曰：酒者，熟谷之液也，其气悍以清，故后谷而入，先谷而液出焉。"② 相较于谷物（即"食气入胃"），人体对酒（即"饮入于胃"）的吸收与排泄，速度较快。关于"食气入胃"的部分，暂且容后讨论；至于"饮入于胃"，仍是通过胃的吸收，将其精微上输于脾，经过脾的散精作用，替胃行津液至于肺，再由肺将之散布全身，多余的物质则由膀胱排出体外。至于"饮入于胃"所成的伤害，多半是因"饮酒过度"所引起，故此病多有口渴、身热、多汗而恶风等症状。

（2）五味之伤

关于"五味"伤人，《吕氏春秋·尽数》说："大甘、大酸、大苦、大辛、大咸，五者充形则害生矣。"③ 五味虽能滋养五脏，却也不能长期偏嗜某味，否则身体也会受到伤害。在《灵枢·五味论》

---

① 山东中医学院、河北医学院：《黄帝内经素问校释》，人民卫生出版社1995年版，第40页。

② 河北医学院：《灵枢经校释》，人民卫生出版社1995年版，第327页。

③ 王范之：《吕氏春秋选注》，中华书局1981年版，第153页。

中，"苦""咸"二味所入之部位，却无法以此解释，各家亦无特别解说。

心（火）需咸（水），肾（水）需苦（火）来调和。这也许是《灵枢·五味论》以人的生理情况为基础所得到的结论。但在《内经》中，谈到"五味"对人的伤害时，仍应从"人于本脏"的说法。当过度偏嗜某味，引起某脏之气偏盛时，其情形有二：除了自伤本脏，亦伤及其他来理解；此外，由于本脏之气偏胜，亦会伤害本脏所胜之脏及其"外合"，如"苦"伤气、"咸"伤血。以咸为例，多食咸则肾气盛，肾气盛则心伤（水克火），故面容变色而血凝涩。其他四味仿此，多食苦则心气盛，心气盛则肺伤（火克金），故皮肤枯槁而毫毛脱落；多食辛则肺气盛，肺气盛则肝伤（金克木），故筋节紧缩而指甲枯槁；多食酸则肝气盛，肝气盛则脾伤（木克土），故肌肉缩敛而嘴唇外掀；多食甘则脾气盛，脾气盛则肾伤（土克水），故骨头疼痛而头发掉落。如此一来，"苦"伤气、"咸"伤血，就有了合理的解释。

（3）甘美多肥之伤

饮食过度丰厚，则易引起消渴症，《素问·奇病论》说："夫五味人口，藏于胃，脾为之行其精气，津液在脾，故令人口甘也。此肥美之所发也，此人必数食甘美而多肥也，肥者令人内热，甘者令人中满，故其气上溢，转为消渴。"① 此病主伤脾、胃，肇因于久嗜肥美的食物，"消渴"之名来自其病情，食物既留于胃中，无法被人体吸收，故人日益"消"瘦，情况类似现今的"糖尿病"此"消渴"之病，根据发病情况之异，或有"热中""消中""消瘅"等不同的名称。

"膏粱"和"血食"就是《素问·奇病论》所说的"甘美而多肥"之食。由于王公贵族大多追求于口腹之欲，再加上他们总是恣意妄为，不肯听从医生的指示，长久下来，造成营养失衡，自然容易罹患此病。《素问·生气通天论》所说的高粱之变，足生大丁，受如持虚。各种疾病又经常在身体下部并发疮疡等一类的病症。综上所

① 山东中医学院、河北医学院：《黄帝内经素问校释》，人民卫生出版社1995年版，第146页。

说，不论是饮酒、日常五味或肥美的食物，原本都不至于成为致病之因，它们之所以使人生病，多半是因为人本身"饮食不节"所引起。因此，要谈养生，就必须从调节饮食开始着手。

3. 调节饮食之法

（1）谨和五味，调配饮食

《素问·五常政大论》常言病有久新，方有大小。医生治病的原则会依照病情的轻重及药的副作用，来衡量病人用药的时间，以免用药损害人体的正气。除此之外，还必须配合饮食调养，这才是真正的治本之法。因此，《素问·藏气法时论》说："有辛、酸、甘、苦、咸，各有所利，或散或收，或缓或急，或坚或奕，四时五藏，病随五味所宜也。"① 药物的作用仅止于治病驱邪，如果要完全康复，仍必须靠饮食来"补精益气"。食物有"气"与"味"的分别，"气"即"寒、热、凉、温"四种性质，属阳；"味"即辛、甘、酸、苦、咸五种味道，属阴。此处之"归"，有生成、滋养之意；"食"则有消耗的意思。此外，"气"含意有二：食物之气与人体的气化。这里含义为食物之味可以滋养人的形体，形体得到滋养，人体的气化才能正常运作（味归形与形归气）；食物之气则能滋养人的精气，人体精气充足，气化之运作也才能正常（气归精与精归化）。因此，人体的精气是由消耗食物之气所产生，形体则是靠消耗食物之味而来（情食气与形食味）。进一步说，人体之气化不但会促进精气的产生，也会促进形体的生长（化生精与气生形）。

如果饮食不当的话，食物之味会伤害人的形体，食物之气则会损伤人的精气（味伤形与气伤精）。此外，人体之精气来自人体气化的过程，人体之气化亦会受到食物之味的影响（精化为气与气伤于味）。由于食物之气可滋养人之精气，精气充足，人体之气化作用才能正常（气归精与精归化），因此促进形体的生长（气生形），故曰：形不足者，温之以气；由于食物之味可滋养人之形体，使得气化作用正常（味归形与形归气），同时也促进精气的产生（化生精），故曰：

---

① 山东中医学院、河北医学院：《黄帝内经素问校释》，人民卫生出版社1995年版，第81页。

精不足者，补之以味。总之，食物的功用，在于维持人体气化的正常运作，人体之气化一旦正常，自然形体健壮，精气充足。

所以，治疗的原则仍以饮食为主，药物为辅。在此，《内经》提出了心目中理想的饮食型态，也就是以谷物为主，以"水果""肉类""蔬菜"为辅的饮食模式。其中，植物性食品占了四分之三，肉类食品只有四分之一。这种观念一直延续至今，也成为了一般人的饮食习惯。此外，五味入胃后，除了各走其所喜之"脏"与该脏的"外合"之外，其发挥作用的方式也不同。因此，在饮食的时候要注意，配合季节且食用当令的食材；必须根据五脏的特性，谨慎调配食物。《素问·藏气法时论》说："肝苦急，急食甘以缓之心苦缓，急食酸以收之脾苦湿，急食苦以燥之肺苦气上逆，急食苦以泄之肾苦燥，急食辛以润之，开腠理，致津液，通气也。"①

由于五脏各有所苦，若能配合五味之特性加以调养，就能使五脏保持健康。《灵枢·五味》更详列食谱的内容，它说："肝色青，宜食甘，糠米饭、牛肉、枣、葵皆甘；心色赤，宜食酸，犬肉、麻、李、韭皆酸；脾黄色，宜食咸，大豆、猪肉、粟、藿皆咸；肺白色，宜食苦，麦、羊肉、否、薤皆苦；肾色黑，宜食辛，黄黍、难肉、桃、葱皆辛。"② 通过色、味的配合，即"白当肺，辛；赤当心，苦；青当肝，酸；黄当脾，甘；黑当肾，咸"，五脏各有适合的食物。相较于上说，不同之处在于"脾"所宜，此处为"咸"。人体排尿、排便的功能与肾有关，食物的代谢作用正常，脾、胃方能正常运作，故"咸"味主要在养肾。

（2）饮食欲适，保养脾胃

关于脾胃，《素问·灵兰秘典论》曰："夫五味入口，藏于胃，脾为之行其精气。"③ 食物入口，经过牙齿的咀嚼，通过食道而容纳于胃，故称胃为"仓廪"，《灵枢·胀论》称之为太仓，皆强调胃受

---

① 山东中医学院、河北医学院：《黄帝内经素问校释》，人民卫生出版社 1995 年版，第 73 页。

② 河北医学院：《灵枢经校释》，人民卫生出版社 1995 年版，第 192 页。

③ 山东中医学院、河北医学院：《黄帝内经素问校释》，人民卫生出版社 1995 年版，第 61 页。

纳食物的功用。由于"脾与胃以膜相连，而能为之行其津液"，食物经过胃消化后，所产生的精气，通过脾的转化、输送，以"散精于肝""浊气归心""上归于肺"等方式，分入各脏，人即赖此所养，以维持生命。当人饮食不节，五味虽然各有所伤之脏，但相对于情绪致病主伤"心神"，饮食致病则必伤脾，脾伤则影响胃消化的功能，《素问·太阴阳明论》说："今脾病不能为胃行其津液，四肢不得禀水谷气，气日以衰，脉道不通，肌肉筋肯皆无气以生。"①脾、胃一旦失去正常功能，即无法顺利将食物转化成人体所需之精气，精气不足则五脏皆衰，当脾、胃受损，使人得不到水谷（食物）精微的滋养时，生命也就危在旦夕。人的生命虽然源自父母的精气，但其生长、发育仍是依靠"水之"。胃有收纳、消化食物之功，脾则负责将此水谷精微分送各脏，以维持生命活动。脾、胃因此是人饮食养生的首要之脏。

保养脾胃首先饮食必须"适量"。《管子·内业》说食莫若无饱。常人总是难以克制口腹之欲，导致饱食过度，若饮食过盛，易使肠胃闷胀，进而体气不顺，不管是过饱或过饥，对人都有负面的影响。若饱食过度，易使肠胃之筋受伤，成下痢出血或痔疮等情形出现。至于人适宜的食量为何？《灵枢·平人绝谷》说："胃大一尺五寸，径五寸，长二尺六寸，横屈受水谷三斗五升，其中之谷，常留二斗，水一斗五升而满。上焦泄气，出其精微，慓悍滑疾，下焦下溉诸肠。小肠大二寸半，径八分分之少半，长三丈二尺，受谷二斗四升，水六升三合合之大半，肠大四寸，径一寸寸之少半，长二丈一尺，受谷一斗，水七升半；广肠大八寸，径二寸寸之大半，长二尺八寸，受谷九升三，合八分合之一。"② 健康之人，体内常留食物三斗五升。平常每天排便两次，每次二升半，七日之后已将所有食物之糟粕排出，此时再不进食，则会营养不足，精气耗竭而死。总之，不论是过饥、过饱，都会对人体造成伤害，因此，"适量"是饮食养生的第一步。

---

① 山东中医学院、河北医学院：《黄帝内经素问校释》，人民卫生出版社1995年版，第195页。

② 河北医学院：《灵枢经校释》，人民卫生出版社1995年版，第85页。

保养脾胃还需食用当令的食物，即"适时"。原因为何？以五行为基础，配合五季、五味、五脏所产生的饮食结构，其基本精神与《内经》的"食岁谷"相同。"食岁谷"即食用与大运王岁气化一致的食物，何谓"大运"？《素问·天元纪大论》说："甲己之岁，土运统之；乙庚之岁，金运统之；丙辛之岁，水运统之；丁壬之岁，木运统之；戊癸之岁，火运统之。"① 若以天干、地支纪年，则该年"天干"之五行属即为"大运"，岁谷配台大运五行之更迭，土运之年为稷，金运之年为黍，水运之年为大豆，木运之年为麻，火运之年为麦。《内经》认为"食岁谷"有旺盛精气、滋养心神的功效。

当食物的五行属性与大运相合时，其成熟过程得天地气化之助，为"天地之专精"，故质美而营养价值高。若推之于五季，则春、夏、长夏、秋、冬分属木、火、土、金、水，五季亦各有所适宜之"味""色"的谷物、肉类、水果，也各有适合调养的经与脏器。《内经》所说岁谷得天地之专精，承其泰而生者正是因为万物各有适合生长的季节，如"荠以冬美，荼以夏成"，此时因其生长条件充足，如果不是当令的食物，其质量功效相较之下，就有优劣、深浅的差异。因此，人把握天地"利人"的美意，大量摄取当令之食物以补身。可见食用当令食物以补身的观念，早为古人所认同。

此外，关于"适时"，《内经》曾论及病患之宜忌，如病人之忌口，人热病初之际，正气尚弱，此时若勉强食，则易使残留之邪气与谷气（两热）相合，引起热病复发，因为"肉本性热而难化"，故又以肉类为禁忌之首。总之，饮食欲"适"，除了求"适量"，即不要过饥过饱；再求"适温"，即冷热适中，热无灼唇，冷无冰齿，更求"适时"，即食用当令的食物。如此，除了脾胃得到保养，人也因此更加健康。

（3）针刺与养生

对于"未病先防"，《内经》有通过针刺来主动防病的方法。值得注意的是，针刺不应只被视为一种治疗之法，为了避免人的脏腑

---

① 山东中医学院、河北医学院：《黄帝内经素问校释》，人民卫生出版社1995年版，第280页。

因真气不足而受到外邪侵袭（神失位，恐邪干犯），可利用针刺来"补神固根"，使"精气不散，神守不分"，达到预防疾病发生的目的。《内经》认为，借由针刺五脏（心、肺、肝、脾、肾）、六腑（胆、胃、大肠、小肠、三焦、膀胱）与心包络之"原穴"，可以达到调整人体真气的功效，马莳说："（五藏）言五腧而不言原穴者，以阴经有输而无原，而阳经之原以输并之阳中之少阳，肺也，其原出于太渊……阳中之太阳，心也，其原出于大陵也。"① 这些穴道并不是一个孤立与静止之点，而是人体之气"输应"与"聚集"的地方，经脉之气血可以通过原穴到达脏腑，脏腑之精气亦得以通过原穴转注于全身，在正常的情况下，其过程应是平顺、流畅的，如果出现异常，就表示人体的某个部分已有疾病产生。脏腑的疾病，可以通过相应的原穴反映出来；此外，脏腑的疾病，亦可通过针刺相应之原穴加以治疗。这正是《内经》所说，可借由针刺来调整人体真气的理由所在。

对于体内之气不足的情形，可以循经找出穴位，然后用手切按穴位，使经气布散；并揉按肌肤，使经气通畅；再用手弹于穴位，使经气怒张；之后则掐着穴位准确下针，等到脉气已通畅之后再出针，此时要按闭针孔，不使经气外泄。从"如待所贵"、谨慎守护（适而自护），均可见经气之重要，故"候吸引以"，于吸气时出针，其目的也是避免呼气时出针，经气会随之外泄，导致前功尽弃。若能如此，就能气存而神全，故马莳曾论述言此《刺法论》中全神养真之旨，非仅有疾而始治之也，其要在修养和神而已。因此，针刺并不只是治病的方法，它更是养神、调气的养生之术。

（4）防疫与养生

《内经》在论述人们生病的原因时曾言邪之所凑，其气必虚。当人体抵抗力不足（气虚）的时候，外邪方能作乱；人体的抵抗力一旦足，外邪也就无法为害。因此，防疫的重点，在于强化本身之正气，古人所做的具体方法是在进入可能感染疫疠的地方之前，先想象

---

① 马莳：《黄帝内经素问注证发微》，田代华校，人民卫生出版社1998年版，第347页。

心中阳气充实，接着通过意念导引五脏之气护身。其方位以人坐北朝南为基准，左手为东，右手为西，前为南，后为北。肝属木，色青，化为树林，左行于东；肺属金，色白，化为戈甲，右行于西；心属火，色赤，化为火焰，南行于上；肾属水，色黑，化为水，北行于下；脾属土，色黄，化为土，存于中央，五气形成一个包覆全身的立体防护网之后，再想象头部如北斗星般闪耀，精神旺盛，正气充沛，即可不受邪气侵袭。其次，在"春分"日出之前，"用远志去心，以水煎之，饮二盏吐之"，可防疫；或是在"雨水"过后三日，用药物沐浴三次，使人汗出而邪去亦可。

（5）病后调养与养生

相较于"未病先防"，"既病早治"则着重在生病后应当积极调养身体，使人及早康复，防止病情加剧。在《素问·五常政大论》中，黄帝曾针对"久病者，气从不康，病去而瘠"的情形，询问岐伯该如何作病后调养、康复的工作。形与神俱，人方能终其天年而去。病人神气已调，却仍然无法康复，原因就在于未养形体。至于方法为何？《素问·五常政大论》阐述自然界五行的气化、四时的更替都是不可违逆的，故需"静以待时"，以养形体，也就是说春气属木，生肝，此时主养筋；夏气属火，生心，此时主养血脉；长夏气属土，生脾，此时主养肌肉；秋气属金，生肺，此时主养皮毛；冬气属水，生肾，此时主养骨髓。如能"谨守其气，无使倾移"，则形体得四时气化之养，自然日益强壮，生机旺盛。

第六节 《黄帝内经》养生文化的典范

《内经》除了是传统医学思想的源泉，还对养生作了广泛深入的探讨，本身亦成为传统养生思想的典范，也建立起相当完备的养生思想体系。

一 始建中国传统养生思想之体系

在《黄帝内经》之前，诸子对于"养生"其实早有论述，《论语·乡党》说："食不厌精，脍不厌细。食饐而餲，鱼馁而肉败，不食。

色恶不食，臭恶不食。失饪不食，不时不食。割不正不食，不得其酱不食。肉虽多，不使胜食气。唯酒无量，不及乱。沽酒市脯不食。不撤姜食，不多食。祭于公，不宿肉。祭肉不出三日，出三日，不食之矣。食不语，寝不言……君赐腥，必熟而荐之。"[1] 上述所言虽是孔子饮食之礼节，但从卫生观点来看，其实十分符合养生的标准。依据《论语·乡党》的说法，孔子之起居，"当暑，诊裕，必表而出之"，冬则"缁衣羔裘，素衣麑裘，黄衣狐裘"，穿着要配合季节更替而作改变；睡觉时"必有寝衣，长一身有半"以避免受寒；"寝不尸"以避免睡姿不良；"迅雷、风烈必变"是因为担忧气候致病；康子馈药，拜而受之，曰："丘未达，不敢尝。"这是因为不明药性，不敢随便试服，尤显现出孔子用药的谨慎。凡此，皆可代表儒家的养生观念。

道家尤重养生，其养生尤以"养神"为重，就"养神"而言，《老子》"致虚、守静"，《庄子》"心斋、坐忘"的功夫，亦为后世养生家所尊崇。此外，《管子》《吕氏春秋》更将"治身"与"治国"作了联结，认为两者是一体相通的。然而，诸子论养生并不以长寿为主要目的，儒家是为了实践理想与抱负，道家却是为了尊重自然，《管子》《吕氏春秋》中的黄老道家则进一步指出，希望执政者借由自身的修养，进而取得政治上的成功，其终极关怀在于治国。相较之下，《内经》除了提及饮食、居处、情绪（心神）等养生之法，甚至也有"治身""治国"之道相通的理论。虽然黄老思想"治身""治国"一体之理论亦为《内经》所接受，但《内经》毕竟是医学著作，其关注的焦点是如何使人健康无病，尽其天年，此与诸子的终极关怀有所不同。《内经》能从医学的角度建构出中国传统养生思想之体系，这正是其卓越而有别于诸子之处的特质。

《黄帝内经》的养生思想是以"天人关系"为基础的。因为养生的主体虽然是人，但借由"气"的联系，人与整个气化宇宙有不可分离的密切关系，《内经》阐述人以天地之气生，四时之法成。人是天地合气所生，与天地有相应的变化规律。也就是说，人的生命活

---

① 杨伯峻：《论语译注》，中华书局2006年版，第285页。

动，并不是一个孤立、封闭的过程，而是与天地形成一个相互影响的整体。因此，在"整体观"的生命模式下，人的一切行为都必须顺应自然，依循天地的规律而动。

未病先防的养生意义尤为深远，《素问·经弧别论》曾阐述生病起于过用，在"平衡观"的生命模式下，《内经》有"平人不病"的说法，医家治疗的准则，无非在帮助人体恢复原本平衡的状态。因此，为了避免破坏人体阴阳平衡的常态，凡事应有所节制，不可过度，也随之提出了以适为度，有所节制的养生原则。然而，凡事是否为"适"，因年龄、性别、体质的不同，每个人又有所差异，因此，养生原则又有"因人制宜，知所权变"的弹性调整。借由以上条件的分析，医家不但能精准地掌握每个人的情况，进而提供最适切的养生建议，这种"因人而异"的特色，亦对养生方法的多样化有着深远的影响。

既病早治对于病人来说尤为重要，人一旦生病，治疗的职责似都要全落在医生身上。但从养生的意义在于避免生命的伤害来说，由于疾病的形成来自"留而不去，息而成积"的过程，病邪一方面不断壮大，一方面逐渐深入，就养生而言，则是告诫人们，有病早治，不可延误病情。因为随着病情的加重，人体所受到的伤害也越大。因此，《内经》所说的"治其未成""治其未盛""治其未传"，以及强调"无不可治之病"，都是提醒病人，不可讳疾忌医；万一生病，也必须马上配合医生的治疗，以免身体遭受更多的伤害。

人致病的主因概括为"情绪""饮食""居处"，所有养生的具体方法基本上承此三方面加以开展。注重"整体观"的生命模式，人的一切行为都必须顺应自然，依循天地的规律而动。就"情绪"而言，则是"顺应四时，调和情志"，气候正常时，配合春、夏、秋、冬的变化，人的情志也有生、长、收、藏的调养；气候异常时由于容易引起人的情绪烦闷，则应注意适度宣泄情绪，不使郁积成病。

就"饮食"而言，则是食用当令的食物。因为当令的食物，量多质美，养分丰富，食用后有强精补气的功效；如果不是当令的食物，其质量、功效相较之下，就有优劣、深浅之别。因此，人应把握天地"利人"的美意，大量摄取当令之食物以补身。

就"居处"而言，就寝、起床的时间或活动量，同样要配合四季的更替作调整，穿着亦然，原则上是让人感到舒适，使"寒无凄怆，暑冬出汗"。同时要配合人体阳气的变化，一天的活动必须在傍晚前结束；入夜后，应避免劳烦筋骨，扰乱阳气的恢复。此外，从"五十营"的探讨中，可知卫气在夜晚时，由体表深入五脏，人的抵抗力也随之下降。因此，在夜晚时，起居更需防范外邪之侵袭，又营、卫二气在夜半寅时会合，此时人体阳气渐生，如果仍熬夜不睡，就会影响营、卫的正常运行，使人体精气不足而虚弱。此外，现代人由于生活紧张、压力太大，导致呼吸的频率过快，平常可试着调整呼吸，使其缓慢而深长以合乎天地的节奏。

"平衡观"的生命模式注重避免破坏平衡的常态。就"情绪"而言，情绪的适度宣泄，喜、怒、思、忧（悲）、恐（惊），为人情所不能避免；一旦过度，除了伤害五脏，又因"心者，君主之官"，为"五藏六府之大主"，最后心神均不免受伤。因此，要谈情绪养生，首从养神开始。至于养神之法，《内经》大体承继《老子》"寡欲""虚静"的两大原则，《内经》认为可通过"心神"的修养去调和生理之"气"。这种由"心理"影响"生理"的主张，和一般儒、道的养生理论，总是籍由生理的健康顺畅去保住精神的平和、愉悦不同，而与战国、秦汉以下的黄老养生理论有相当交集。

就"饮食"而言，饮食乃维持生命所必须，适当的饮食可产生人体所需之精气，以滋养五脏；一旦过度，除了同样伤害五脏，如同情绪过度主伤心神，饮食过度则主伤脾、胃。这是因为胃主受纳、消化食物；脾主转化、输送食物所产生之精气，两者为"仓廪之官，五味出焉"，一旦脾、胃失去正常的功能，即无法顺利将食物转化成人体所需之精气。故脾、胃为饮食养生首要之藏。因此，"谨和五味，调配饮食"，除了指出五味不可偏嗜之外，亦提出理想的饮食形态，应该以谷类为主，水果、肉类、蔬菜为辅。至于"饮食欲适"，《内经》认为不论过饥或过饱都有害人体，故首言"适量"；其次，热食伤骨，冷食伤肺，故饮食的温度要"寒温中适"。

就"居处"而言，一切活动皆以适量为原则，过度则伤身；此外，《内经》认为"房事"要有所节制，除了配合"七损八益"进行调养，更不能在饱足、醉后行房，以免汗出而受邪。

　　至于"因人制宜，知所权变"的养生原则，每个年龄阶段，因为生活习性的不同，容易发病的部位也有所差异，故需针对不同部位加强保养；其次，成年之女子有月事，男子有遗精，故在养生上，又有"男重精，女重血"之别。每个地区由于气候形态、水土环境、饮食习惯都不相同，所以，各地之人的体质、寿夭、性情、易发之病也因之而异。因此，适合不同的地区的养生方法各有不同，深具"因地制宜"之特色。

　　最后，就"未雨绸缪，及早预防"的养生原则而言，关于"未病先防"，《内经》提出"针刺养神"及"防疫之法"。其中，针刺、服药、导气护身，都是在增强本身之正气，以避免外邪侵袭；其次，对于"既病早治"则提出"病后调养"，病人的神气已调，病情却未见好转，原因就在于未养形体。《内经》认为，可配合季节的更替，春季养肝以生筋膜，夏季养心以生血弧，长夏养脾以生肌肉，秋季养肺以生皮毛，冬季养肾以生骨髓，如此形、神皆得其养，自然可以早日痊愈，避免身体遭受更多的伤害。

　　《内经》对中国传统养生思想最大的贡献，在于发展总括了传统养生理论，将原本零散、缺乏组织、缺乏理论根据的说法，去粗取精纳入医学体系之中，并运用中医的理论与方法，建构出一套体系完整、内容丰富的养生思想，除了赋予中国传统养生思想新的面貌，也使得养生学成为中医的重要内容。

二　树立中国传统养生思想的典范

　　中国古代记载养生思想的古籍要以《内经》最为全面而周备。以汉代而论，如《春秋繁露·循天之道》以"气"为核心，以"中和"为原则，由自然节令到居室卫生，再到作物的取食，直至男女房中保健，构成一套具体而精细的养生之术；此外，刘安的《淮南子》对于养生亦有深入的研究与丰富的论述，概括养生原则为节寝处，适饮食，和喜怒，便动静，所言与《内经》类同。检视其中有关养生的内容，虽与《内经》有若干符合之处，却都不及《内经》详尽全备。

因此，《黄帝内经》可以说是树立了中国传统养生思想之典范。

后世养生名著的思想内容，可说都只是在《内经》既有的理论架构上进行局部的增补。就此而言，《内经》无疑是后世养生思想所遵循的典范。《内经》的养生思想，特别是其思想体系之完整、内容方法之丰富、病理阐述之深刻，都是它超越前人而有所发展之处。这一方面得力于《内经》的医学传统，它对人体有正确而深刻的了解，能详细剖析病症，亦能提供确实有效的方法；另一方面也代表《内经》绝非尚在摸索草创阶段的理论，而是论述系统已大体完成。因此，《内经》将养生学纳入中医的体系之中，其养生思想，挟医学专业的优势，再加上理论体系的完整，对后世养生思想的发展，显然具有关键的主导作用，称《内经》为中国传统养生思想之"典范"可谓实至名归。《内经》虽贵为养生学的奠基之作，但对其自身的未来发展保持一定程度的开放性。因此，以《内经》养生思想为基础，外加后世医家理论的发展、修正、增补，使得中国传统养生思想有了更丰富、更多元、更深入的内容，也同时保持了无穷的生命力。

第八章 《黄帝内经》人观的
文化源流

第一节 《黄帝内经》人观形成的背景与根基

《内经》是周秦以来到西汉初年古代医学的总集。先秦著作中有不少关于著名医生的活动记载，也有一些关于中药性质的记载，但没有发现系统性医学理论著作。《内经》的价值和重要性，不仅在于总结了秦汉以前的医疗经验，还在于蕴含着科学因子，特别是生命的起源、疾病成因。

《内经》人观体系的形成，与当时政治体制及文化发展水平有很大的关系。随着社会的进步，使人们放弃了对巫医的迷信崇拜，转而相信专业的医疗人员，这是促使《内经》成熟的外因条件。加上人类长期医治疾病经验的累积，使得《内经》的内在形成条件亦趋成熟。以下分别由不同的层面，析论《内经》人观形成的背景，以全面掌握其意义。

一 社会背景

从公元前二千年左右起，中国原始社会逐渐崩解，作为这一时期的标志，是所谓夏禹"私天下"的建立。到了商代，经济、文化更进步神速。由于阶级社会的确立，统治者为了巩固政权，称自己是"天子"，是"受天之命"来统治世界的。因而，"敬天崇祖"的迷信思想代替了原始社会的"图腾"崇拜。统治阶级为了维护统治地位，也极力提倡敬天崇祖的思想，于是社会上出现了一批所谓"巫"的特殊阶层。他们自称是神人之间的媒介，可以传达上帝和祖先的意旨，大至国家大事，小至个人的遭灾患病，都要经过"巫"来向上帝或祖先请示。而具体请示的办法，就是所谓"占卜"。专门用占卜来治病的人就成为巫医。巫医的出现与兴盛，阻碍了真正医学知识的累积与进步。

春秋时期，在政治上，由于诸侯各国间严重的相互攻伐、吞并现象，使周天子的势力日益衰微。社会上的阶级关系发生了极大的变化，新兴地主阶级成为领导社会的主要势力，中国进入了早期的封建社会。此时期，由于农业生产的进步、手工业的逐渐转化、货物交换日渐频繁，因而出现了货币经济，商业也就日益发展起来。自然科学发展使人类对于自然的认识和控制逐渐深化和提高，同时有利于人类抵抗巫术等思想的侵扰。加上春秋后期，天子的威信扫地，对上帝的迷信不断动摇。于是巫医的势力也如日落西山，天文、历算以及对自然界的观察研究，逐步摆脱了迷信鬼神的色彩，当时的人不再那么相信鬼神和巫医能治病。随着巫医的日渐没落，专门以治病为职业的医者应运而生。

在此背景下，《内经》的作者冲破了封建迷信及神权思想的藩篱，旗帜鲜明地提出"拘于鬼神者，不可与言至德"的观点，重新把人将疾病寄托于未知力量的迷信，转回对人的信任，这不仅是医学上的进步，也是人文上的一大提升。总而言之，《内经》的问世是医巫分道扬镳的重要标志。

二　文化背景

春秋时期人们为了发展生产，加强了科学知识的探求，并对世界有了新的认识。当时的学者都企图从自然界本身所固有的现象去说明自然现象的变化，把整个宇宙看成是由某种具体之物质所构成的，从而和天创造世界与支配世界，及人类命运的神秘思想区隔开来。西周以来，统治者都宣扬事物变化的根本原因是"天命"，春秋时期，由于社会生产的发展，向科学提出了许多技术上的课题，如为了农业生产，就需要找出许多自然界运动变化、四时运行、作物生长的规律，及各种事物之间相互联系的规律等，都要求进一步探索自然界的秘密。这种生产的要求促进了科学的进步，而科学的发展对否定宗教迷信必然产生积极的作用。

此时期的天文学与历算学的发展，使占星术中的迷信部分被舍弃，容纳了更多的科学成分。当时的天文学家常用"天道"来表示天体运行的客观法则。还有一些思想家继承了殷周以来"五行"说的思想。宋国的大夫子罕曾说天生五材，民并用之，废一不可，谁能去兵。他所说的"五材"，就是金、木、水、火、土，认为这些元素都是自然而生的。易言之，万物都统一于五行中。可见这些自然物质对构成世界的作用更加被重视，人们依据自然知识来说明事物，这对后世影响深远。

当时的天文学家经常用阴阳说明日月运行和四时变化的过程，把自然界的变化称为"阴阳之事"，与人间的吉凶祸福没有任何关系。春秋末年的医和，认为疾病乃是由阴阳等"六气"对人体的影响而发生的，如果不注意调节六气对身体的影响，就会发生疾病。并且他否认死亡是出于"违礼"的结果或者神的惩罚。这些事例都说明，当时有些人已经把阴阳说成是事物的两种基本性质，并用此解释事物变化的原因。

到了秦汉时期，天文历算的知识有了更重要的发展。古代的天文学和历法含有神学和占星学思想，随着实际的观测、推算和采取科学的研究态度，人们逐渐认识到自然现象的客观规律，这成为反对神学的最佳利器。汉时，天文学已经形成体系，分为盖天说、浑天说和宣夜说三家。盖天说认为天圆地方，天在上，地在下，像棋盘；宣夜说认为天体乃元气所构成；浑天说则认为天地都是圆的，天在外，像蛋壳，地在内，像蛋黄，这种说法虽不完全正确，但比较接近实际状况。因此，秦汉时期的医学已经脱离了原始的巫术，由科学技术上对世界规则的进一步认知，以及长期治疗经验的总结，从而建立起完整的理论体系。《内经》即在这种背景下总结古代医学，阐明重要的医疗理论和总原则，从而成书。

三 医学背景

人在长期与疾病对抗的过程中，累积了大量的实践经验。《诗经》

即曾记载许多古代疾病的病名和病症，及防治疾病保健方面的知识。
《山海经》收录了一百多种药物及三十多种疾病名称。足见《内经》
成书前，医家们已经累积了相当丰富的经验。到了春秋时代，由于实
践知识比从前丰富，学术文化已有一定的发展，阴阳五行等学说亦初
步建立，再加上巫医日渐没落，以及专业医者的出现等情况，都促进
了《内经》医学理论的逐步形成。

　　战国时期，烽火连天，为解剖学的产生提供了一定的条件，人开
始有机会探索和了解人体内部的形态及结构，使《内经》在人体解
剖技术基础上，对各个器官也有了研究。再者，《内经》成书以前，
已经有很多医学文献问世，这些医学典籍为《内经》的产生奠定了
基础。据统计，《内经》引用的医学文献共二十余种，如《上经》
《下经》《大要》《本病》《奇恒》《揆度》等，可惜这些珍贵的资料
皆已散佚，无可稽考。

　　据《周礼》的记载，"医官"和"巫"有明确的区分，而且在医
官中，更有"医师""疾医""食医""疡医"及"兽医"的区别。
这说明当时不但已有专业医者，且已有初步的医学分科。《周礼·天
官冢宰下》云："医师，掌医之政令，聚毒药以共医事。凡邦之有疾
病者、疕疡者，造焉，则使医分而治之。……食医，掌和王之六食、
六饮、六膳、百羞、百酱、八珍之齐。凡食齐眠春时，羹齐眠夏时，
酱齐眠秋时，饮齐眠冬时。……疾医，掌养万民之疾病。四时皆有疠
疾，春时有痟首疾，夏时有痒疥疾，秋时有疟寒疾，冬时有嗽上气
疾。以五味、五谷、五药养其病，以五气、五声、五色眠其死生，两
之以九窍之变，参之以九藏之动。疡医，掌肿疡、溃疡、金疡、折疡
之祝，药、劀、杀之齐。凡疗疡，以五毒攻之，以五气养之，以五药
疗之，以五味节之。"① 这些记载说明了当时诊断、治疗的方法已达
较高水平，其中对于四时疾病的区别，五味药物不同作用的认识，都
已具有中医理论的特点。

　　当时以六气、四时、五节等气候变化为主要病因的理论已经形
成。除说明了《内经·素问》中寒、热、燥、湿、风、火的"六淫

----

① 《周礼》，黄公渚注，商务印书馆1936年版，第36页。

学说"乃受此六气影响而成之外,亦同时阐明当时阴阳五行学说及天人相应的思想已经被应用于医学上。总之,社会经济文化的发展、巫医的没落、专业医者的大量出现,使此时期的医学实践知识一日千里。在疾病的认识方面,亦已经有一定的诊疗法,特别是脉诊的发明,对中国医学的发展有重大意义。由于诊察方法的进步,对疾病的观察自然逐渐缜密起来,也就更能鉴别许多不同的疾病。不但如此,人们对疾病的认识,已经和气候、地域、人的生活习惯、饮食起居、精神状态,甚而至于身体构造、生理功能等联系起来,这些都是《内经》人观整体性特质得以形成与发展的一大助力。在治疗方面,药物和针灸的应用已经很普遍,方法也有很大的改进。从后来《内经》中记载所有疾病几乎都用针灸治疗,而穴位已有三百多个的情况来看,这时期医学水平的提升是显而易见的。

战国时代产生了大量的医学书籍,《汉书·艺文志》方技略中的一部分都产生于汉初以前。战国后期至汉末的数百年间,是中国传统医学的重要发展时期。在此期间,建立了中医学的理论体系,中医辨证论治的临床实践和对药物的认识也成就辉煌。《内经》汇集战国至西汉初的零散医学著作,形成了传世的《素问》和《灵枢》。其中《素问》以阴阳五行理论来阐述人体的生理、病理,而《灵枢》则偏重于针灸的理论与临床实践,二者揭示了自然科学的医学与当时学术环境的相互作用,开创了中国传统医学独特的理论体系,奠定了中国传统医学的发展基础。

四 思想背景

《左传》云:"鬼神非人实亲,为德是依。"[1] 由于对宗教迷信思想的动摇,人们也逐渐了解到吉凶祸福操之在己,与"天"没有关系。而自然界的各种现象,是由自然界阴阳失调所造成,人事的祸福是自己造成的。鲁国的闵子骞说祸福无门,为人所招,郑国的大夫子产亦说天道远,人道迩,这说明宗教的迷信思想开始没落。子产还认为疾病是由"饮食哀乐"造成的,与鬼神没有牵连。中医学和中国

---

[1] 杨华:《左传译注》,商务印书馆 2015 年版,第 156 页。

其他自然科学一样，在发展过程中，总是受到哲学发展的影响。春秋战国时代是中国社会形态转变的过渡时期，由于生产力的发展，学术思想非常活跃，出现了许多哲学家。他们都想按照自己的世界观改造世界，于是哲学不同派别应运而生，并不断地渗入医学领域，对中医学的形成与发展产生了深刻的影响。此些哲学理论后来都被医家用以说明人体的生理、病理变化以及人与自然的关系。到了秦汉时代，诸侯纷争的局面结束从而进入统一的政治时代，学术思想和哲学理论也就有了许多别开生面的发展。

先秦时期，百家争鸣，基本上都是围绕《老子·第四十二章》的宇宙观，但较简单，亦不太明确。例如：《吕氏春秋》有"十二纪"，一个月一纪，三个月一时，共有四时。各时都有不同的颜色、气味、声律等等，形成以四时为框架的宇宙论，虽有过变化，但基本上已经定型，那就是五行对应五色、五味、五方、五音等，此体系对后代影响很大。《春秋繁露·官制象天》云："天有十端，十端而止矣。天为一端，地为一端，阴为一端，阳为一端，火为一端，金为一端，木为一端，水为一端，土为一端，人为一端，凡十端而毕，天之数也。"[①]

汉代与过去不同，学者将先秦时道、气、阴阳、五行等学说加以相互融合，并系统化成新的体系，以阐述各自的宇宙观。因此形成了兼容并蓄的学术风气。每一个时代都有大致相近的思维方式和表达方式，成书于此时期的《内经》深受此种风气的影响，书中涵盖了天文、地理、气象、哲学、医学等多个领域，而它独具特色的天人相应宇宙观，便是时代产物的最佳明证。尤其重要的是，《内经》为中医学奠定了理论基础。它不仅使用哲学概念，也探讨哲学问题，这说明中国古代的哲学指导了《内经》人观的形成，亦成为了中医学理论体系所具有的特质。

第二节　《黄帝内经》人观中的人与气

《内经》以气作为人体生命的体现，而"精气"是一切生命的本

---

① 董仲舒：《春秋繁露》，中华书局1973年版，第264页。

第八章 《黄帝内经》人观的文化源流 281

质，是构成人的形体和精神的本原。气的运动与生化则构成了《内经》的宇宙观和方法论。它以气解释天、地、人的生成和运动变化，特别是人体的结构、功能和代谢规律、疾病原因、病理机制、诊断和防治、药性以及养生康复等，形成了以生理之气为核心的气论。气论将人与自然统一，从本质上呈现了《内经》的整体观。

一 人观中气的概念

气是构成人体和维持人体生命活动、运行不息、极其细微的精微物质。《内经》的生命理论是建构在道家"精气"论的基础上的。《内经》认为包括人在内的万物都是由物质性的气构成。它承袭前人对气的认知和分类，从医学的角度，将气分为自然之气（如天地之气、五行之气、四时之气等）、生理之气（如人气、阴阳之气、清浊之气、五脏六腑之气、营卫之气等）、病邪之气（如六淫之气、恶气、毒气等）和药物之气（寒、热、温、凉四气，酸苦甘辛咸五味等），从人体的生命运动和疾病现象分析气的具体表现形态。

人与天地万物一样，皆本源于气，都是天地形气阴阳交感的产物，是气有规律的运动变化的结果，《内经》以气说明人体的生命活动规律。《素问·天元纪大论》说："神在天为风，在地为木，在天为热，在地为火，在天为湿，在地为土，在天为燥，在地为金，在天为寒，在地为水，故在天为气，在地成形，形气相感而化生万物矣。"[①] 这里明显地告诉我们，气在天为风、热、湿、燥、寒等现象，在地为木、火、土、金、水的形态，天气与地形互相感应而生成万物，万物的产生是由于气之生化。了解气化的原理，即是了解万物存在状态的法则。《灵枢·营卫生会》言："人以天地之气生，四时之法成。""日入阳尽而阴受气矣。夜半而大会，万民皆卧，命曰合阴。平旦阴尽而阳受气，如是无已，与天地同纪。"人从出生到死亡的生命历程，是气之聚散所成；气聚则生，气散则死。

在气、血、精、津液组成的系统中，气是构成人体和维持人体生

① 山东中医学院、河北医学院：《黄帝内经素问校释》，人民卫生出版社1995年版，第69页。

命活动的最基本、最重要物质。《内经》中人体的气有多种名称，如有精气、真气、宗气、神气、血气等，名称不同但均指气。所谓"精气"有时也称"精"，它是一种更为精微的气，其义同于《管子·内业》说的精也者，气之精者也。气能化成精，所以《素问·阴阳应象大论》说气归精，精归气。《灵枢·经脉论》云：人始生，先成精，精成而后脑髓生。均把精看成是生命力的泉源。《管子·内业》说："精存自生，其外安荣。内藏以为泉原，浩然和平，以为气渊。渊之不涸，四体乃固；泉之不竭，九窍遂通。"[1] 说明人之四肢、九窍及内脏活动，无不是以精气为渊源的，有了这种精微之气充满人体，才使人体可以维持正常的生理功能。

关于"神气"（或称"神"），古人认为它与"气""精"都是同一类物质，表明"神"和"气"是一类东西。《内经》认为神气是血中的一种精气，《素问·八正神明论》说血气者，人之神。《灵枢·营卫生会》说血者，神气也。可知血与神有密切关系。《荀子·天论》也指出："万物各得其和以生，各得其养以成，不见其事，而见其功，夫是之谓神。皆知其所以成，莫知其无形，夫是之谓天功。"[2] 就是说神和精一样，可大至无边无际，也可小到极其细微，世上万物的生成变化都是神作用的结果。古人把"神"看成是事物发展变化的一种内在的、能动的物质力量。

基于此，《内经》确立了辩证的生命观，生命是物质的，生命现象或生命活动是物质之气运动的结果，以及人体脏腑经络功能活动的综合表现。"精气"是构成人体的原始物质，《灵枢·本神》说："故生以来，谓之精，两精相搏谓之神。"[3] 其中"两精相搏"的精，则是医学的具体物质概念，说明了生命的物质性及其起源。故气对人而言，生死攸关，它是维持生命活动的物质基础。但气可养人，亦可伤人，故又有"百病皆生于气"的说法。五脏六腑皆赖气为之用，所以气保持平衡，身体才不会产生疾病。气之为病，主要是气在人体内

① 黎翔凤：《管子校注》，中华书局 2004 年版，第 35 页。
② 王先谦：《荀子集解》，中华书局 1981 年版，第 152 页。
③ 河北医学院：《灵枢经校释》，人民卫生出版社 1995 年版，第 89 页。

的平衡失调之故。

气代表生命物质与生理功能的统一，一切疾病的发生都与气的生成和运行失常有关。在医学上，《内经》以气说明人体疾病发生及变化的过程；哲学上，气论强调气的运动性，强调气既是物质的存在，又有功能的意义，故气是物质与功能的统一。

二 气在《内经》人观中的运用

气是生命活动的基础。人食五味，吸取五味的精华以养形体，所以说味归形。形体充实了，则真气自然旺盛，所以说形归气。真气旺盛了，则精血生，所以说气归精。精血充盛了，则人身的气化也就产生了，所以说精归化，化生精。但是它们之间绝不是单纯的相生而已，还存在着互用关系，如形虽生于味，但如果形体极度衰弱，虽食五味，也不可能吸收其精华以供营养，也就等于味不发生作用。

《内经》所认识的人体是多个系统的整体，一个脏器就是一个系统。内脏分为五脏和六腑，各有自己的功能和属性。以心为例，心脏是生命的根本，有藏神和统率全身的功能，心主血，血充盛于脉中，使人面部的颜色具有光泽。五脏各自形成一个系统，心以外的其他脏器的功能，如肺主全身之气、肾以封藏精气为主、肝主要控管人的筋等。心、肝、脾、肺、肾五脏的作用是主持机体的一切功能，它们储藏精气是为了滋养机体，所以不泻于体外，而精气虽然需要充分的储备，却不能像物质那样聚成充实的体状，因此说它们是藏而不泻。六腑亦是一个系统，指胆、胃、小肠、大肠、三焦、膀胱，它们不像五脏那样经常储存充足的精气，而是经过吸收和排泄后即空虚。五脏六腑合起来又形成一个大系统，胆在十一脏腑中有着特殊的地位，全部十一脏取决断调平衡于胆，所以脏腑均听取于胆的决断。

整体而言，人的食物，皆先入于胃，经过胃消化之后再把营养供应给六腑，所以胃是六腑的本源。但是过程却不是直接供应的，必须先输到脾，再经脾输到肺，由于全身的经脉都通向肺，因此由肺分布到全身。由于肺本身又统管身体之气，所以五脏六腑的营养，借着肺气的分布输送而供应全身。故五脏六腑都要靠胃提供营养才能正常发挥功能。

　　由于经络系统的沟通，人体成为多个系统的组合整体。总结上述所言可知，《内经》以"气"作为生命的物质基础，以"脉"作为气与血的流通管道，呈现了内在的人观。接着，《素问·六微旨大论》云："上下之位，气交之中，人之居也。"① 指出天气在上，地气在下，天气下降，地气上升，天地上下之气之相交，人即在气交之中生存。《内经》以"气"为中介，将人与天地联系起来，说明天、地、人均统一于气，有共同的本源与属性。人的生命现象必然受天地自然界的规定和影响，基于这一认识，它提出了"人与天地相参"的观点。人与自然界关系密切，并且与日月的运行是常常相应的，日月的盈满会影响人的毛发和皮肤，进而影响人的气、血以及疾病的发生，表明人体的健康或疾病与自然环境密切关联。此外，《内经》广泛地论述了自然气候变化对人的影响。《素问·气交变大论》云本气位也，人事也。说明气在天为天文知识，在地为五行所代表的地理知识，人在气交之中的人体变化，是人体知识，知道此三者道理，才能健康长久且不生病。可知其在立论时是以天地人的整体概念为基础的。

　　《灵枢·逆顺肥瘦》云："圣人之为道者，上合于天，下合于地，中合于人事。"② 此段提到有关圣人施用针灸的方法时，圣人所用的针道须符合于天地自然与社会人事的变化规律。诊断也均以天地人来划分。"人与天地相参"的说法阐明了人与自然的有机联系。自然的循环是一个整体；人自身机体也自有一套完整的循环系统。《内经》将人体置于自然环境和社会环境之中，从天、地、人，即人与自然、社会环境之间的关系，考察生命的运动规律，将上述系统结合，完成其人观"统一性"的特质。这无疑是受哲学思想"天人相应"的影响，而这也是它在思想上最重要的贡献。《内经》的天人相应概念包含人与自然相应、人与四时相应及人与地理位置等所导致气候变化的相应关系等。

　　人体与天气是相应的。天气热，毛细孔打开，就产出汗；天气冷

---

　　① 山东中医学院、河北医学院：《黄帝内经素问校释》，人民卫生出版社 1995 年版，第 126 页。

　　② 河北医学院：《灵枢经校释》，人民卫生出版社 1995 年版，第 370 页。

时，毛细孔收缩，汗出不来，就下流到膀胱成为尿排出体外。天气冷暖随四季变化，人体要随着气候的变化而作适度的调整。《内经》认为，一年四季是一个大周期，一天昼夜是一个小周期。在大周期中，人体有相应的变化，在小周期中，人体也有相应的变化。一日分为四时，以应春、夏、秋、冬，即早晨与春天相应，中午与夏天相应，傍晚与秋天相应，半夜与冬天相应。而疾病有旦慧、昼安、夕加、夜甚的变化及其道理；同时也说明有些疾病不按上述规律发生变化的原因。

植物在一年四季中的变化则是春生、夏长、秋收、冬藏。人气在一天中也有类似变化。人得了病，人体中的正气与病气作对抗，春夏昼时人气在生长，病气就受到抑制，所以感到"旦慧昼安"。秋冬夜时人气已收藏入脏，病气就发作，病情似乎就严重一些，这就是"夕加夜甚"。因此，一个健康的人必须是：身体无异常变化，即"平人着不病也"；机体内部和谐，即"形与神俱"；与外界环境适应，即"顺四时而适寒暑，和喜怒而安居处"。简而言之，就是要身心内外和谐，人与环境和谐。

总而言之，气是构成万物的本源，人与天地万物一样，皆本源于气。万物因着气的作用而受到滋养；没有气也无以生养。所以必须保持气的调和及平衡。因为气有不调之处，即疾病所在之处，所以治气贵在于"调"。《素问·三步九候》云："必先度其形之肥瘦，以调其气之虚实，实则泻之，虚则补之。必先去其血脉，而后调之，无问其病，以平为期。"[1]"调"就是指"调其不调，以平为期"。《内经》以气阐述人体的整体性，并以气的协调与否作为指导疾病的防治原则，更以气为中介，将人与外在世界合而为一，完成了其人观"统一性"的特质。

第三节 《黄帝内经》人观中的人与阴阳

《内经》将阴阳学说与医学结合，主要以阴阳存在对立、统一、

① 山东中医学院、河北医学院：《黄帝内经素问校释》，人民卫生出版社 1995 年版，第 412 页。

消长、转化等特质，作为生命活动的方法论。生命长久的最佳原则，便是使阴阳达到平衡及和谐。

一 阴阳是万物的总纲

《内经》的阴阳概念有如下特点。

《阴阳应象大论》最能表现阴阳的特质，这点从篇名中即可看出，所谓"阴阳"，是有名而无形，必须依附于具体的事物或现象才能表现出来的一种因素。它根据人与天地相应的道理，自然界之阴阳与人体之阴阳，其象相应，故名曰"阴阳应象"。所谓"阴阳者，天地之道也"，张介宾解释说："道者，阴阳之理也。阴阳者一分为二也。太极动而生阳，静而生阴，天生于动，地生于静，故阴阳为天地之道。"王冰则注曰："谓生成变化之道。"

可见，阴阳是天地之道，万物的生长、变化、收藏都是根据阴阳消长的规律进行的，在阴阳互相消长的过程中，就会产生千变万化，所以说阴阳是变化的父母，也就是《素问·天元纪大论》所言："物生谓之化，物极谓之变。"它把"阴阳"引入医学领域，作为临床指导的思想，就是"治病必求于本"，亦即治病时须以阴阳为本。《阴阳应象大论》说明了《内经》阴阳概念最重要的特点：阴阳对立统一是宇宙的普遍规律，概括世界万物的总纲、一切变化的源泉，也是各种现象变化莫测的内在原因。

《素问·金匮真言论》云："平旦（清晨）至日中（中午），天之阳，阳中之阳也；日中至黄昏，天之阳，阳中之阴也；合夜至鸡鸣，天之阴也，阴中之阴也；鸡鸣至平旦，天之阴，阴中之阳也。"[①] 由清晨到中午，是阳气由初生以至极盛的时候，所以将它称为阳中之阳；日中至黄昏，此阶段虽仍属白天，但黄昏却是阴气始生之时，因此称作阳中之阴；黄昏到鸡鸣，此阶段虽属夜晚，是阴气由始生而至极盛的时候，因此叫它为天之阴，阴中之阴；鸡鸣至平旦，此阶段虽仍属夜晚，但平旦却是阳气始生之时，因此叫它天之阴，却是阴中之

---

① 山东中医学院、河北医学院：《黄帝内经素问校释》，人民卫生出版社 1995 年版，第 42 页。

阳。以一日中的时间变化阐明了同一事物中的阴阳关系。阴阳是宇宙万物的纲领,运用非常广泛,但演绎起来,虽数之可十,推之可百,以至不可胜数之多,但其主要精神是表示一切事物都处于对立和统一之中,所以说"其要一也"。

《素问·六微旨大论》云:"夫物之生从于化,物之极由乎变,变化之相薄,成败之所由也。故气有往复,用有迟速,四者之有,而化而变,风之来也…帝曰:迟速往复,风所由生,而化而变,故因盛衰之变耳。成败倚伏游乎中,何也?岐伯曰:成败倚伏生乎动,动而不已,则变作矣。"① 所谓"夫物之生从于化,物之极由乎变,变化之相薄,成败之所由也",意思同于《素问·天元纪大论》所说的:"物生谓之化,物极谓之变。"即万物的始生由于化,事物发展到极点即为之变,变和化的交互作用就是事物成败的根本原因。而"成败倚伏"则说明事物生成与衰败的根本原因在于阴阳相感相召而互动,由于不断互相运动才产生变化。

综上所述,此种阴阳对立之相互作用和不断的运动,形成宇宙万物之生成变化的原动力。人与天地相应,和宇宙一样,身体中也拥有这种相互作用的力量,这种力量决定生老病死等生命的循环。世上每一物都兼具阴阳,各为一太极,相对而统一。《内经》对阴阳概念的诠释,说明了人的生命和宇宙循环的运动现象,并以阴阳的相感将两者合为完整的一体。

二 阴阳观念在《内经》人观中的运用

《内经》将上述阴阳的动态人观用于医学上,说明了人体的组织结构、生理功能、疾病的发生规律,从而论述了生命健康及长寿之道。阴阳保持一定的平衡,人的形体得到充实,九候的脉象也协调一致,这就是正常的人。人体的物质与功能之间存在不停的阴阳消长运动变化,以保持正常的生理活动。人体的物质属阴,功能属阳。阴是功能活动的基础,阳是功能活动的外在表现。若一旦"阴阳离绝",

---

① 山东中医学院、河北医学院:《黄帝内经素问校释》,人民卫生出版社1995年版,第126页。

就意味着生命的终止。因此，疾病发生的根本原因，在于人体内部的矛盾性运动，即是体内阴阳的消长失调，简称阴阳失调。《内经》用气为生命找到了物质性的基础，接着以阴阳来阐述生命的运动模式，再以阴阳间的失衡来说明疾病的发生原因，进而用于疾病的诊疗与诊治，并将人体的阴阳现象与自然的阴阳现象相互模拟配合，说明人与自然是需要相互协调的，可知《内经》人观以阴阳思想作为认识人体生命活动的方法论。

第四节 《黄帝内经》人观中的人与五行

一 《内经》人观中五行的概念

五行学说与医学结合，成为中医学的理论基础。五行学说在和医学结合的过程中又不断丰富和完善了自己。世界上万物都按五行的法则运动变化。《内经》还对五行属性、五行生克乘侮规律及其在医学中的运用作了详细论述。《内经》中的五行思想同时用于解释自然气候的变迁和自然界的生态变化及人体生理、病理变化。

二 五行在《内经》人观中的运用

五行最初的语意是各自独立而互不相联的，后来在中医学里面有关五脏的功能，就用五行生克关系来说明其生长或制约。五行学说在《内经》医学上的运用，体现在如下方面。

（一）说明人与自然的关系。《内经》认为人与自然是密切相关的。且人体的五脏、六腑、五官、五体、五志、五声与自然中的五色、五味、五气、五方、五季、五化有一定的内在联系。人体只能不断地适应自然变化，保持与自然的统一，才能保持自身的健康。

（二）根据五行归类，用五行的特性解释五脏的功能。五行学说运用五行生克制化的理论，说明五脏的功能活动是密切相关的。这种五脏相互资生的联系，就是五行相生理论的具体应用。

（三）用五行之间的相克关系来解释五脏之间的关系。正常的功能活动除了五脏之间要有相生的联系，还必须要有相克的联系。故《素问·五脏生成》说："心之合脉也，其荣色也，其主肾也。肺之合皮也，其荣毛也，其主心也。肝之合筋也，其荣爪也，其主肺也。脾之合肉也，其荣唇也，其主肝也。肾之合骨也，其荣发也，其主脾也。"① 这里的"主"，就是制约，也即相克。肾水能制约心火，固肾为心之主。如肾水上交心火，可防止心火上炎。心火能制约肺金，故心为肺之主。如心火的阳热，可制约肺气清肃太过。肺金能制约肝木，故肺为肝之主。如肺气清肃下降，可制约肝阳上亢。肝木能制约脾土，故肝为脾之主。如肝气条达，可疏泄脾气的壅滞。脾土能制约肾水，故脾为肾之主。如脾的运化可防止肾水泛滥。可见，这就是五行相克理论对五脏之间相互制约关系的阐述。它包括相乘相侮两个方面，指出了病理情况下脏腑间的互相影响和疾病的传变规律。

三 运用五行学说的生克乘侮来解释五脏及病的传变过程。

《内经》对于五行的生克乘侮在多篇中进行了讨论，如《素问·玉机真藏论》中以外感病为例进行了描述："今风寒客于人，使人毫毛毕直，皮肤闭而为热，当是之时，可汗而发也；或痹不仁肿痛，当是之时，可汤熨及火灸刺而去之。弗治，病入舍于肺，名曰肺痹，发欬上气。弗治，肺即传而行之肝，病名曰肝痹，一名曰厥，胁痛出食，当是之时，可按若刺耳。弗治，肝传之脾，病名曰脾风，发瘅，腹中热，烦心出黄，当此之时，可按可药可浴。弗治，脾传之肾，病名曰疝瘕，少腹冤热而痛，出白，一名曰蛊，当此之时，可按可药。弗治，肾传之心，病筋相引而急，病名曰瘈，当此之时，可灸可药。弗治，满十日，法当死。"② 显然这里的肺传肝，即金克木；肝传脾，即木克土；脾传肾，即土克水；肾传心，即水克火。由于五行的相生关系还是"母子"关系，故在病理情况下，常有"母病及子"或"子病犯母"的传变。

生克乘侮的理论也可用来预测疾病的转换。如《素问·藏气法时论》说："五行者，金木水火土也，更贵更贱，以知死生，以成败，

① 山东中医学院、河北医学院：《黄帝内经素问校释》，人民卫生出版社 1995 年版，第 42 页。
② 同上书，第 279 页。

而定五藏之气，间甚之时，死生之期也。"① 贵贱即是盛衰，更贵更贱也就是五行各有盛衰，由于其盛衰的不同，故五脏六腑之间，甚至成、败、死、生都能由此而判断。由于五脏、五色、五音、五味等都归属于五行，所以五行学说也可在诊断上应用，如五脏在面部各有其所属的区域，各区域所表现出的色泽，就是五脏精气的反映，故能判断疾病所在脏腑及其性质。

五行生克乘侮的理论还能够指导临床治疗。治疗时除对本脏病的处理外，根据脏腑之间生克乘侮的关系，对太过者则要泻之，不及者则予以补之。这就是所谓的"实则泻其子，虚则补其母"。之后在此基础上，更是确立了"补土生金""滋水涵木""壮水制火""扶土抑木""补火生土""佐金平木""金水相生""泻南补北"等行之有效的具体治疗方法。此外，五行学说对针灸和心理疗法也起有指导作用。在心理治疗方面，《内经》根据悲、恐、怒、喜、思五种情绪与金、水、木、土、火五行相配的特点，提出了用悲胜怒，恐胜喜，怒胜思，喜胜忧，思胜恐的情绪疗法。可见《内经》把五行学说和阴阳学说放在同等重要的地位。阴阳和五行虽是各有特点的两种学说，但都是彼此印证，互为作用。由于受到历史条件的限制，阴阳和五行学说都存在局限性，但这些不足与五行学说对中国医学发展所起的作用相比，则显然是次要的。

第五节　《黄帝内经》人观中的文化价值

任何一种学说或思想在问世后，若能接受其时代或后代的适切检视和批评，必能使文化更上一层楼，通过检视和批评，不仅可以使后人避免重蹈覆辙，也可以借此获得更深刻的教训。是以本节即对《内经》加以缜密的检讨，期能深化对它的认识。

先秦诸子面对政治社会崩解纷乱的局面，所谈的是人安身立命的问题，重视的是人的主观道德价值。到了汉代，政治社会趋于安定，

---

① 山东中医学院、河北医学院：《黄帝内经素问校释》，人民卫生出版社1995年版，第172页。

加上学术思想的融合风气，哲学思想中不但有科学思想的成分，科学思想也受哲学的影响，学者将先秦时的学说加以相互融合，各自形成新的体系，《内经》受此影响，展现了在医学领域上兼容并蓄的可能，它所谈的人观，是一种崭新的人观，因为它运用哲学上比较、模拟、演绎、分析、综合等方法，结合医学经验来谈客观的主体。

古代医家在认识客观世界时，由于科学技术上的局限，对所生存的环境难以全面地掌握，所以只能从最初的观察及经验的累积中，慢慢勾勒出他们所认为的世界图像，这是一种由已知达到未知的推论方法，通过这种思维过程，慢慢形成一种形式和规律，以掌控人与世界的循环模式。

《内经》运用概念来反映疾病的存在，并用判断来表达对病症的思想，用推论来说明疾病的原因，通过抽象把事物的本来面貌反映出来。概念是反映事物本质的思维形式。每一个概念都有其明确的内涵和外延，这是进行判断和推论的基础。《内经》对病症的概念下的定义已非常明确，如《素问·评热病论》中给"风厥"下定义云："帝曰：有病身热汗出烦满，烦满不为汗解，此为何病？岐伯曰：汗出而曰风厥也，和出而烦满不解者厥也，病曰风厥。"① 它也注意到了概念内涵的变化，这些概念的定义和变化提供了判断和推论的依据。《内经》中对许多病症的判断，充分运用了古代语言中的各种判断表述方式。

判断是组成推论的要素，《内经》便用上述判断来推论临床病症。推论是由一个或几个已知判断得出另一个判断的思维过程。《内经》在推理论证方面，已注意到严密的逻辑及普遍性原理的运用是十分重要的，并据此逐渐形成了自己的体系。再加上"比类取象"的推论，这正体现了《内经》人观独特的整体性。《内经》的整体人观是相互联系，又由各个局部组成的。因此，在面对与人相关的各个层面时，把握住各个局部之间的统一性和完整性就是整体观。它指出，人体是自身及自然环境的有机整体。这种整体人观，体现在人体结构、生

---

① 山东中医学院、河北医学院：《黄帝内经素问校释》，人民卫生出版社1995年版，第42页。

理、病理及辨证论治等方面。就人体而言，人体是由五脏、六腑、五体、五官、九窍通过经络系统联成的一个整体。脏腑、组织、器官都是人体不可分割的一部分，脏腑之间，脏腑与组织、器官之间是相互联系、相互制约的统一体。组成人体的各个局部生理上相互联系，病理上相互影响，这是人自身的完整性。

在面对自然时，人体是一个开放系统，人在生命活动中，不断地与自然进行物质、能量和信息的交换。人与自然是相互联系的整体，因此，人与自然间相互作用及能量的相互转换，是人与自然的本质联系。人体的生理、病理变化无不受自然环境的影响。所以《内经》才指出了人要与天地相应相参。"天地"作为人的父母，或是人作为自然之子，并不能只从先天孕生的关系来了解，更重要的是，人必须透过"应四时""知万物"的后天实践作为响应，才能使天地成为其生命滋养的泉源。因此，打破了人与自然环境的统一，人才会产生疾病。

即使在面对疾病时，《内经》也掌握了整体性的原则，认为疾病的变化与人体整体及外界环境密切相关，只有从整体出发，才能把握疾病的发展和变化规律。疾病的发生一是由于内环境发生变化，二是由于自然环境、社会因素外环境的变化。外环境的变化如四季气候不同，常常会导致一些季节性的疾病和时令性的流行病。《内经》对疾病的整体观，还体现在局部病变可影响全身和疾病的表里、脏腑传变等方面。因此，在治疗疾病时更要以整体观来诊断疾病，将人体置于自然和社会环境的大条件下，来考察生命的运动规律。因此，《内经》才要求每位医者必须要"上知天文，下知地理，中知人事"。

永恒与本质是人类一直追寻的目标，古代哲学家在变化万千的世界中，努力寻找世界统一的物质基础，在精神上积极思索形而上学的永恒超越。先秦哲学家从道德判断揭示了人在主体自觉与伦理上对永恒追寻的可能，凸显了人的精神价值。《内经》吸取了它在方法论上的优点，从众多疾病发生中企图归纳出一个疾病发生的源头，即从个别病症中归纳、判断、进而推理整体，又由整体的概念，概括论述了其中各部分的相互连结关系，以实现其根除病源及防病于先的终极理想。一个生理上健康的人，才有追求精神上超脱的可能，《内经》

人观从生理上为人的存在提供了重要基础。然而，如同事物所潜藏的两个对立面，时代的自由氛围成就了《内经》在医学上的独特地位，却也局限了它在理论上的发展。

由此可知，《内经》将阴阳五行与气等思想融合使用于医学观念，这并非出于偶然，乃是受时代影响所致。它不仅有医药方面的知识，还将阴阳五行对比于人的五脏六腑，进而将人与自然相连结，建构出其医学上的宇宙论和人观。而当我们分析《内经》科学性的时候，实质上已经指出了它的不足，主要有如下方面。

其一，认识论方面的直觉性倾向。《内经》的思辨性很强，这只是它的形式。但思辨性并非就是理性，就它涉及的内容而言，在许多方面是靠直觉把握而非理性的。由于历史条件的限制，《内经》中多处用自然现象的某些特征模拟人体，达到认识人体生理活动的目的。还有以四时的自然规律，说明人体机能也有如四时春生、夏长、秋收、冬藏的现象，《灵枢·岁露》曾举出："月满则海水西盛，人血气积，肌肉充皮肤致，毛发坚，腠理郄"，相似例子在《内经》中屡屡可见。《内经》受时代和文化的制约，在认识论方面表现出的直觉性倾向直接导致了重功能、轻结构；重实用、轻理论；重先验、轻事实的弊病。

其二，方法论方面的模糊性倾向。由于中医药理论自然哲学的特质，使它总是试图用规律的普遍性代替对事物的分析。《内经》以阴阳观察一切现象，这是以宏观把握医学规律的智慧和高明之处。但是，越是宏观，就越容易模糊，这样的诊断是相当笼统而欠精确的。

其三，理论体系的排他性倾向。《内经》理论富于哲学思辨和人文精神，这是它的长处，但相对而言，其理论忽略科学的分析，这使后世的中医理论在一定程度上无法紧跟时代和科学进步的步伐，阻碍与包括西医学在内的现代科学沟通。究其根源，在于其缺乏实证和实验，主要依靠在临床实践中摸索积累经验，因而始终没有走上实证科学的道路。

其实，自然现象、生理现象和病理现象都是错综复杂的，远在两千多年以前，由于客观因素的限制，人当然不可能深刻地认识这些现象。但对于当时还不能解释的现象，《内经》也勉强地给予解释，甚至硬把自然现象和生理、病理现象作牵强附会的比拟。当然，我们今日没有必要掩饰它的缺失，因为这是古代的具体条件和历史局限所致。

第六节 《黄帝内经》人观的生命意义

《内经》在医疗技术上的辉煌成就是有目共睹的。它在思想上的宏观论点极具时代意义，不仅反映当时的宇宙观和天人观，也凸显医疗实践上的进步。其理论基础更为后世医家提供了稳固的基石，使中医学在中国历史及世界医学史上站稳脚跟。如其后的张仲景，便继承了《内经》的基本理论，再结合自己的临床实践，写成《伤寒杂病论》，为中医学的发展作出了重要贡献。当西方医学还处于天命、巫术等封建迷信笼罩之中时，《内经》就已提出了"拘于鬼神者，不可与言至德。……病不许治者，病必不治，治之无功矣"①的见解，表示医生治病时必须掌握病人的思想情况，如果病人迷信于鬼神，那么表示他是信巫不信医的，就不可以给予医药治疗，因为病人相信鬼神，不相信医生，那么病就治不好，可见《内经》思想的进步性。

《内经》阐述了在对人体进行解剖的基础上来认识人，《灵枢·经水》中对人体的记载，说明了人体是有限的，从外部可度量，看得见、摸得到，死后，还可以解剖开来。看内部脏腑，看骨脉血气，与正常人体大致情况都差不多。而对于生病的人在《灵枢·九针十二原》中则被认为内脏有病，就像刺扎入皮肉那样，是可以拔掉的；也像弄脏了的东西那样，可以洗干净；又像打了结似的，完全可以解开；还像水道被堵塞了一样，是能够疏通的。大多数疾病都是可以治的，即使时间久了，也一样能治。有些病被认为不能医治，那是因为没有得到治疗这种病的技术。在这里，科学和迷信的对立是显而易见的。《内经》从医学的角度，谈论对人体以及疾病、

① 山东中医学院、河北医学院：《黄帝内经素问校释》，人民卫生出版社1995年版，第436页。

治疗的认识，除发扬了人体可知的思想，在对抗迷信之风层面实具有重大的意义。

《内经》是中医理论体系的奠基之作。在其问世之前，中国医学还处在零星不成系统的医疗经验累积的阶段。《内经》吸收了同时代先进的哲学思想作为理论的支柱，且与医疗经验结合，形成独特的医学人观体系，为中医学术的发展奠定了理论依据和指导方法，后世医学都以它为典范。从历史与理论的发展来看，《内经》作为中国医学的"典范"之作，实具有多层意义：从历史发生的序位检视，《内经》无疑是首部对后世影响深远的集成之作，从理论形构的角度评断，它所代表的绝非理论模型尚在摸索草创的阶段，而是论述系统已大体完成的时期。其理论基本架构不仅为后世医籍立说所遵循，事实上，其后千百年来传统医学的发展，可说只是在《内经》既有的理论架构上，进行局部填补或演绎的工作，而不再有任何"典范"将其理论原型取而代之。正因如此，借着探讨《内经》的人观，我们不仅可以了解古代某一特定时期对医学与哲学双重观点的理解，更重要的是可以对整个文化传统人观的发展，从思想的本源上加以掌握。

近年来，西医将无法医治的疾病，转而向中医寻求治疗之道，也使世界产生了一股中医热。西方医学家发现，中医学在整体动态思维方式指导下的辨证论治，很少受疾病谱改变的影响，对某些难治的病往往可以收到良好的效果。当人们用还原论方法研究生命本质遇到不可逾越的障碍时，回过头来用中医系统整体方法，发现古老的中医，从来就以系统方法指导着医疗实践，行之有效，于是从中医的方法论中获得了很多启示，用以调整其诊疗方法。因此，我们应该努力将中医里许多模糊不清的理论从科学的角度加以厘清，并从各个方面对中医加以提升。

《内经》晓谕世人，生命要能阴阳平衡，才能长久，但要如何才能调和阴阳，就是要"顺应自然"。古人能适应天地阴阳的变化规律，调整各种养生的方法，饮食有一定的规律和节制，起居作息有一定的时间，不做过分劳累的活动，所以能使形体与精神都相互协调健康，安享天年。反观现代人，则常常饮食不节制，缺乏运动，生活作息日夜颠倒，在很多方面都与自然背离，所以出现了很多现代医学不能医治的文明病，追根究底，在于现代的人，为了讲求快速，往往只注重事物的某个局部或者表面，鲜少用整体的概念去详细思考这种选择所带来的后果，如我们为了赶时间选择食用快餐，或者为了完成某项工作，彻夜不眠，结果填饱了肚子、完成了工作，长期下来，却赔上了健康甚至性命。我们必须了解，除了自己的身体是一个整体，此外，我们与生存的世界也是一个整体。

《内经》虽然是一本医学的著作，但涉及领域相当广泛，尤其对现今环保和生态的问题，早有先见之明。当全球暖化现象持续恶化，南北两极冰冻层融化，海平面因为暖化持续升高；天气型态异于以往循环规律的现象已经屡见不鲜。环境的破坏，让生存于其中的人类身与心都蒙受其害，很多心理与身体上的疾病也相应而生。《内经》人观中所揭示的：人与自然是统一整体中对立的两方观念，这给现今从事环境保护的工作者提供了一个更加宽广的省思空间；因为环境遭到破坏的问题不仅造成人与自然之间的断裂，更重要的是造成心和身的冲突、失衡。所以我们必须了解：伤害自然，就是伤害自己；毁灭自然，就是毁灭自己。《素问·生气通天论》说："静则神藏，躁则消亡。"① "静"并非让人无所事事，而是提倡人应保持平和心境，尽可能减少杂念，亦非教人超尘脱世，去世离俗，而是能面对现实生活中各种诱惑，心神不为所动，恬淡虚无不是一种消极的养生思想，它需要积极主动地调节自己的"精神情志"和"喜怒"，从而"形体不敝，精神不散""度百岁乃去"。由此可见，情志活动与人身脏腑有密切的关系，情志失调多伤于内。《老子》谓："祸莫大于不知足，咎莫大于欲得。"② 人皆有情欲，但求中和而已。倘若嗜欲无穷，忧患不止，则使荣泣卫除，精神弛坏，虽大医亦难治。

生命文化的智慧之处在于在生活文化应用中游刃有余。苏格拉底

---

① 山东中医学院、河北医学院：《黄帝内经素问校释》，人民卫生出版社 1995 年版，第 32 页。

② 陈鼓应：《老子今注今译》，商务印书馆 2003 年版，第 265 页。

说："未经检视的人生不值得活"，生命的诞生何其伟大与不易，集大自然一切的精华，诸如精、神、气、阴阳五行和肉身父精母血而成。生命的意义与目的不外就是为了升华与转化，生命质量的提升关键在于身心情绪的协调、心灵的祥和，故现代生命文化的意义乃在于天人相应与先贤智慧的落实应用。

结语 《黄帝内经》生命思想的
文化开新

　　生命，是生物体所表现出来的自身繁殖、生长发育、新陈代谢、遗传变异以及对刺激等产生反映的复合现象。但这个定义却抹杀了生命和生物现象的差别，混淆了生命和生物的概念。纵观当下学界有关"生命文化"的学术研究思维大致有三：一为"插花"，二为"盆栽"，三为"植树"。"插花"快疾而美丽，但过不多时便自行凋零；"盆栽"颇见雅致之型，虽然可延长多日但蕴含的生机却十分有限；惟有"植树"，栽者默默，涵育成林亦需久待时日。学问的理论层面如此，学问的实践层面亦然，就生命文化价值而言：插花者，实为文化知识的消费拼凑而已；盆栽者，只能看到医学知识演进的具体细微步骤，但很难期待其后续延展的宽广深平；植树者，一方面能汲中医之气，另一方面则能涵文化之德，日滋夜长，生命文化的价值方能长效显现。反观当下研究生命文化价值的学术视域，插花者成风，盆栽者少，植树者稀，轻浮于上，噪噪于下，亦故，《黄帝内经》生命思想的文化开新实为学界亟待上下求索的焦点之一。

　　中医认为，生命中最重要的"精、气、神"，是人体生命活动的根本，古语曰："天有三宝，日、月、星；地有三宝，水、火、风；人有三宝，精、气、神。"所以保养"精、气、神"是人体健康的主要原则。《黄帝内经》主张静则神藏，躁则消亡。"静"并非让人无所事事，而是提倡人应保持平和心境，尽可能减少杂念，亦非教人超尘脱世，去世离俗，而是能面对现实生活中的各种诱惑，心神不为所动。恬淡虚无不是一种消极的养生思想，它需要积极主动地调节自己的"精神情志"和"喜怒"，从而"形体不敝，精神不散"。《内经》

历来将"行医"称为"仁术","行医"与"行善"实为"文化同域性"作为。生命文化历来是具体实践上的反思，不同于西医文化知识体系的由分而合，它是思行合而为一的生命学问；生命文化的实践层面注重病患之间的身心调息与生命关怀，彰显着慷慨面对他人并超乎"沟通"的对等型态；生命文化的演进动力在于儒道汇融的照会，既含摄有儒家文化泛爱众而亲仁的恻隐之心，又胸怀着道家文化慈悲悯人的善心情怀，在此范型情境下，《黄帝内经》生命思想的文化开新不单是医学知识与客体对象逻辑结构相符应的单一价值向度，而是医者之心用智者之虑对当代生活的全方位关怀。

后　记

　　"为人不易，为学实难"，幸福生活与研读经典互为融通，因为二者有着共通的特质——体会。《内经》涵括着生命智慧的源头活水，读之可洗涤身心、滋养筋骨，让自身"人之生也直"地得以长养。研读《内经》不离生活之心，解读的过程也是"问心"，"问心"不是将心得悉数纳入囊中，而是开启生命的文化之门。读《内经》并非教《内经》，这如同自身与长辈在一起，自会有所受益，但不能造次去说教长辈，更多的体会应是长辈对自己的关爱与叮咛。

　　《内经》有其永恒的追求，追求着存在生命的文化本源。"史"则是诸多生命事实的历程，善解史者经由此历程直溯其源；"论"则是一种生命言说的构造，善析论者经由此构造直契内核。小书一方面经由"史"与"论"上遂于《内经》，另一方面则由《内经》下贯于"史"，因之而有"论"。《内经》，本也；"史论"，末也；本末融汇，通而为一，此为小书起名《〈黄帝内经〉生命文化源流史论》的缘由所在。

　　在做了上述冗长而杂沓的回溯之后，最应声明的是：若没有良师们在各阶段的扶助，鲁钝的我不可能渐自成长；荆棘之路有着益友们的支持与抚慰才得以扬帆继续前行。也感谢中国社会科学出版社的赵丽编审所付出的种种辛劳，虽未曾谋面，但其却始终倾注关心之情，感激之心，难以言表。近不惑之年有感小文一首："文化入户气清新，《内经》语似皑雪深；儿时苦日棘院忆，休让不惑属流尘。莫畏流年催发短，真情常笑便是春；余生勤做园丁语，漫步杏林释吾心。"最后，愿将此本小书献给含辛茹苦的父母、体贴达理的爱人与聪慧明理的女儿。

己亥年白露时节谨志于长清湖畔